INGO WILHELM MÜLLER

DIE ANFÄNGE
DER BLUTEGELTHERAPIE

2. AUFLAGE

WOLFENBÜTTEL 1986

Titel der 1. Auflage: Zur Geschichte der Blutegeltherapie
von den Anfängen bis zum 16. Jahrhundert.
Diss. Giessen 1983

© Dr. Ingo Müller
   alle Rechte vorbehalten
   Gesamtherstellung: Druckerei Kotulla, Wolfenbüttel

Inhaltsverzeichnis

Einleitung	1
China und Japan	12
Indien	15
Griechisch-römische Medizin	
Der Blutegel als Parasit	22
Nikander	31
Methodiker	33
Plinius	47
Pneumatiker	52
Galen	64
Spätantike	83
Mittelalter	
Arabische Medizin	92
Rhazes	92
Abulkasim	1o7
Avicenna	115
Schule von Salerno	124
Arnald von Villanova	135
Guy de Chauliac	146
Johannes Aktuarios	15o
Medizin der Renaissance	152
Mercado	154
Fernel, Joubert, Houllier	166
Foreest, Krafftheim	169
Cesalpino, Trincavella, Badilius	18o
Massaria	183
Fabricius ab Aquapendente	189
Diverso, Theodosius	196
Botalli	2o2
Argenterio, Cardano, Augenio	2o6
Zusammenfassung	216
Literaturverzeichnis	224

Einleitung

Blutegel - wenige kennen sie heute überhaupt noch. Vor allem die meisten jüngeren Menschen, die in der Stadt aufgewachsen sind, haben sie noch nie in ihrem Leben gesehen. Würmer, die Blut saugen, mehr wissen sie darüber nicht zu sagen. Vielen gilt der Blutegel nur als ein Symbol für Ausbeutung oder Geldgier. Die einen vergleichen Finanzbeamte, andere die bösen Kapitalisten mit Blutegeln. Und ohne daß es ihnen bewußt ist, befinden sie sich in bester Gesellschaft, denn solche Vergleiche sind fast so alt wie die Kenntnis der Blutegel selbst. Seit der Antike wird der Blutegel zum Vergleich herangezogen, wenn es gilt, eine gewisse parasitäre Anhänglichkeit zu charakterisieren. Für Cicero (Att.1,16,11) ist der Pöbel, der die Volksversammlung füllt, der Blutegel des Staatsschatzes, Theokrit vergleicht den Eros (αἰαῖ Ἔρως ἀνιαρέ, τί μευ μέλαν ἐκ χροὸς αἷμα / ἐμφὺς ὡς λιμνᾶτις ἅπαν ἐκ βδέλλα πέπωκας; 2, 55 f.), Horaz einen aufdringlichen Versemacher mit einem Blutegel: quem vero arripuit, tenet occiditque legendo, non missura cutem nisi plena cruoris hirudo (ars 475 f.).

Blutegel?! - Ekel ist oft die Reaktion bei denen, die ihn kennen, wenn man das Gespräch auf dieses Thema bringt. Kalt, glitschig schlängelt er sich in unheimlicher, gefährlicher Weise auch durch die Phantasie, ruft verdrängte Ängste wach. "Iiiii...! - Einmal mußte ich bei Professor Voßschulte Blutegel setzen - nie wieder! - Lieber möchte ich sterben!!" - dies ist die spontane Antwort einer altgedienten Krankenschwester an der Giessener Universitätsklinik auf die Frage, ob sie Blutegel kenne.

Blutegel!! - Begeisterung löst dieses Wort bei manchen anderen aus, die bereits am eigenen Leib den therapeutischen Nutzen der Blutegel erlebt und die Angst überwunden haben. Von selbst verlangen sie immer wieder nach dieser Behandlung, als seien sie süchtig.

Blutegeltherapie? – Wo gibt es das denn noch? Ist das nicht ein Verfahren aus dem finsteren Mittelalter, das unsere moderne fortschrittliche Medizin zum Glück längst überwunden hat? Welcher Arzt kann denn heute so rückständig sein, daß er diese unberechenbaren Tiere verwendet? Nicht einmal desinfizieren kann man die Würmer. Wer weiß, was für Schaden sie anrichten können?[1] Einreibungen mit Blutegelsalbe (Hirudoid^R) zur "hochdosierten perkutanen Venentherapie"[2], zur Thromboseprophylaxe, darüber läßt sich noch reden. Das hört sich sauber an. Man weiß, woran man ist: Der Wirkstoff ist ein Mucopolysaccharidpolyschwefelsäureester, ähnlich dem allseits bekannten Heparin. Das klingt wissenschaftlich! – Aber Blutegel?

Nun – die Blutegeltherapie ist noch nicht völlig ausgestorben, und sie ist auch nicht unbedingt als Domäne von Heilpraktikern zu bezeichnen. Vereinzelt kann man immer wieder hören, daß hier und da der eine oder andere ältere praktische Arzt hin und wieder Blutegel verordnet. Und auch vor den Toren von Universitätskliniken macht der Blutegel nicht immer halt, dient nicht nur als Versuchstier von Zoologen, sondern wird auch zu therapeutischen Zwecken gebraucht. Ich selbst konnte in Wetzlar auf der urologischen Station des "Akademischen Lehrkrankenhauses der JLU" erleben, daß einzelnen Patienten bei Epididymitis Blutegel gesetzt wurden. "Sie helfen doppelt so schnell wie die übliche Therapie", so hieß es. Eine Bestätigung dafür läßt sich immerhin in dem wohl verbreitetsten deutschsprachigen Uro-

---

[1] Zu diesem Problem vergleiche die Arbeiten von Breuseghem, Gut, Hecht, Kartje, Mootz, Mühling, Schweizer, Skinner, Steffenhagen und Andrejew.
(Aus Platzgründen werden in der Einleitung nur wenige Arbeiten vollständig zitiert. Der interessierte Leser möge im Literaturverzeichnis nachschlagen.)
[2] Aus der Werbung der Firma Luitpold-Werk, München.

logie-Lehrbuch finden.[3] Im Kapitel über Entzündungen der Hoden und Nebenhoden steht geschrieben: "Im Stadium der akuten Anschoppung, also nur innerhalb der ersten 24 bis 48 Stunden, hat sich die Blutegelbehandlung sehr gut bewährt. 5 bis 6 Blutegel werden auf die entzündliche Geschwulst verteilt. Nach kurzer Zeit tritt bereits eine merkliche Schmerzlinderung ein, die Spannung läßt nach, die ziemlich starke und erwünschte Nachblutung aus den Bißstellen führt zur weiteren Abschwellung ... Die mit Blutegeln behandelte Epididymitis klingt meist in 6 bis 8 Tagen vollkommen ab. Bei der sonst üblichen Therapie dauert es oft 2 bis 4 Wochen, bis sich der Entzündungstumor zurückgebildet hat."

Aber woher stammt dieses Wissen, das nicht im Gegenstandskatalog verlangt, nicht im Staatsexamen abgefragt wird? Daß es sich nicht um neueste Errungenschaften der modernen Medizin handelt, dürfte ja von vorneherein klar sein. Befragt man die "Blutegeltherapeuten", so erfährt man, schon ihr Lehrer habe damals diese Methode verwendet, es sei schon immer so gemacht worden, man habe sich an die guten Erfahrungen erinnert und die Therapie später selber mit Erfolg ausprobiert. Literatur weiß nur äußerst selten einer dieser Ärzte anzugeben. Und moderne Literatur zu diesem Thema ist so selten, daß sich auch mit Hilfe der einschlägigen Bibliographien nur wenig finden läßt. Im Buchhandel sind noch die beiden "Standardwerke" erhältlich, das eine von Bottenberg[4] (1.Aufl.1935!), das andere von Kuppe[5] (1. Aufl. 1955). Daneben existieren weltweit einige kleinere

---

[3] Carl-Erich Alken und Jürgen Sökeland, Urologie. Leitfaden für Studium und Praxis mit Schlüssel zum Gegenstandskatalog. Stuttgart 1976[7]. 175 u. 178.

[4] Heinz Bottenberg, Die Blutegelbehandlung. Ein vielseitiges Verfahren der Biologischen Medizin. Stuttgart 1948[2].

[5] Karl-Otto Kuppe, Der Blutegel in der ärztlichen Praxis, Stuttgart 1971[2].

Arbeiten zur eigentlichen Blutegeltherapie oder zur Wirkung des Hirudins, die aber alle nur eine höchstens lokale Verbreitung gefunden haben, sowie einige Zeitschriftenaufsätze und einige Bemerkungen bei Autoren, die sich der Naturheilkunde gewidmet haben und den Blutegel für ihre Richtung in Anspruch nehmen.[6] Treffend umreißt der Titel eines kurzen Aufsatzes von Damerau die Situation: "Ein fast vergessener Helfer, Wissenswertes von der Blutegelbehandlung"[7]. Die Quellen für die neueren Arbeiten liegen größtenteils in der Zeit etwa zwischen 1925 und 1945, wo sich eine deutliche Häufung von Untersuchungen und Erfahrungsberichten zur Blutegeltherapie feststellen läßt, nachdem es in den vorausgegangenen Jahren schon einmal sehr still um die Blutegel geworden war. Zahlreiche Arbeiten erscheinen plötzlich zur Blutegeltherapie im allgemeinen,[8] zur Verwendung bei bestimmten Indikationen oder in einzelnen Teilgebieten der Medizin,[9] und besonders wird die Thrombose- und Thrombophlebitisbehandlung und -prophylaxe propagiert.[10]

Liest man dann auch Titel wie "Deutsche Egel und ihre Beziehung zum Menschen"[11], so kann man sich des Verdachts nicht erwehren, es handle sich bei dem Aufblühen dieser Therapieform um die Wiederbelebung eines "tief im germanischen Volkstum verwurzelten Brauches", entsprechend der in

---

[6] S. z.B. Christen, Derganc u. Zdravic, Despotov, Evrard, Kenel, Mironow und Despotov, Nebel, Nickl, Oostheer, Piening, Scharfbillig, Shchegolev u. Fedorova, Viard, Westfall, Zick.

[7] Zeitschrift für ärztliche Fortbildung 54, 1960, 719-721.

[8] S. z.B. Albach, Bottenberg, Brück, Heisler, Lehfeldt, Leuze, Moebius, Oberheid, Rüdiger, Schittenhelm, Schulze, Vorster.

[9] S. z.B. Aschner, Dahlhaus, Klapp, Lauber, O. Meyer, Schreiner, Schuhmacher, Soucek.

[10] S. z.B. E. Meyer, O. Meyer, Oden, Wimhöfer.

[11] Konrad Herter, Medizinische Klinik 28, 1932, 1037 - 1040.

diesem Zeitraum vorherrschenden Ideologie. Dieser Eindruck aber ist falsch. Es soll nicht bestritten werden, daß auch jene Ärzte, die sich um die nun nicht mehr ganz der Schulmedizin angehörende Methode bemühten, von solchem Gedankengut beeinflußt wurden, für die Renaissance der Blutegeltherapie war jene Ideologie jedoch nicht von ausschlaggebender Bedeutung. Schon die Tatsache, daß sich die Blutegeltherapie einer weit über das Deutsche Reich hinausgehenden Verbreitung erfreute, spricht dagegen.[12] Der entscheidende Anstoß ging wohl von Termier aus, der wegen der blutgerinnungshemmenden Wirkung der Blutegel ihre Verwendung bei Phlebitis empfahl.[13] Vor allem "Neohippokratiker" wie Bottenberg und Aschner griffen diese Anregung auf und besannen sich verstärkt auf das altbewährte Heilmittel.[14] Man redete von "Ausleitung" und "Umstimmung"[15], von naturheil-

---

[12] S. z.B. Chambron, Chavannaz u.Magnant, Denis, Dias, Donno, Ducuing, Ducuing u.Miletzky, Gonnet, Hamm u.Schwartz, Ichok, "Indicazioni", Konings, Kretter, Macciotta, Magenc, Mahorner u.Ochsner, Margulies, Mouzon, Muresano, Pace, Petri, Remijnse, Romano, Rosales, Rouhier, Tibbles, Vidal.

[13] Termier, Traitement abortif des phlébites chirurgicales avec lever précoce, 31.Congrès français de Chirurgie, 1922, 949; Du traitement abortif des phlébites chirurgicales et obstétricales par l'hirudinisation (piqûres de sangsues), 34.Congrès français de Chirurgie, 1925, 434-436; Hématologie dans les Phlébites, application au traitement par l'hirudinisation, 36.Congrès français de Chirurgie, 1927, 883-886.
Vgl. auch Ezio Valeriano Bolli, Il metodo Termier nella cura delle flebiti puerperali e postoperatorie: rassegna bibliografica e contributo personale, Archivio di ostetricia e ginecologia 42, 1935, 475-504.

[14] Vgl. Bernhard Aschner, Die Krise der Medizin. Lehrbuch der Konstitutionstherapie. Stuttgart u. Leipzig: Hippokrates-Verlag, 1932⁴, 73-75.

[15] Vgl. z.B. Heinz Bottenberg, Ausleitung und Umstimmung durch Blutentziehungen. b) Die Blutegelbehandlung, Biologische Therapie 1936, 235-244; Der Ausleitungsbegriff als fruchtbares Prinzip naturheilerischen Denkens und Handelns, Münchener Medizinische Wochenschrift 83, 1936, 1046-1049.

kundlichen Verfahren, sah sich im Gegensatz zur Schulmedizin, war auf der anderen Seite aber auch bemüht, neuere Erkenntnisse der schulmedizinischen Forschung in irgendeiner Weise zur Legitimation der neuen alten Methode heranzuziehen,[16] sprach von Beschleunigung des Lymphstroms, von Spasmolyse der Gefäße, von örtlicher Immunisierung und sogar von psychotopischer Wirkung des Blutegels, vor allem aber von der antithrombotischen Eigenschaft des Hirudins. Die Entdeckung des gerinnungshemmenden Sekretes des Blutegels durch Haycraft[17] hatte eine rege Forschungstätigkeit ausgelöst,[18] begünstigt vor allem dadurch, daß man bald den möglichen Nutzen des Hirudins für die Bluttransfusion und schließlich auch für die Dialyse erkannte.[19]

Einige erfolgreiche pharmakologische und physiologische Experimente und eine gewisse Unzufriedenheit mit der sogenannten Schulmedizin erklären alleine aber längst nicht das weltweite Aufblühen eines mit dem Geruch verstaubten Mittelalters behafteten und schnell mit Scharlatanerie assoziierten Mittels. Eine "Renaissance" setzt schließlich auch vor-

---

[16] Vgl. z.B. Heinz Bottenberg, Wissenschaftliche Grundlagen für die Wirkung der Blutegelbehandlung. Behandlungsanzeigen. Praxis 24, 1935, 332-335; Wissenschaftliche und praktische Fragen zur Blutegelbehandlung, Hippokrates 7, 1936, 677-685; ferner Bruns, Claude, Dinand, Gillmann, Kretter und Seidler, Patrono, Ducuing et al., Riebes, Weil und Boye, Wurzler.

[17] John B. Haycraft, Ueber die Einwirkung eines Secretes des officinellen Blutegels auf die Gerinnbarkeit des Blutes, Archiv für experimentelle Pathologie und Pharmakologie 18, 1884, 209-217.

[18] S. z.B. Apáthy, Barcroft und Mines, Blobel, Bodong, Claude, Cowie, Dimitriu, Dorogova, Franz, Hata, Jakobj, Josserand und Jeannin, Jürgens, Loeffler, Luzzatto, Marshall, Sahli, Schultze, Rimann und Wolf, Vera und Loeb, Wendelstadt.

[19] Vgl. Georg Haas, Über Blutwaschung, Klinische Wochenschrift 7, 1928, 1356-1362.

aus, daß etwas dagewesen ist, was nun aus irgendeinem Grunde wiedergeboren wird. Und damit sind wir bei der Frage nach der Geschichte der Blutegeltherapie angelangt: Wo liegen ihre Ursprünge? Wer hat sie verwendet und wie hat er es gemacht? Bei welchen Krankheiten wurden Blutegel gebraucht und mit welcher Begründung? War die Anwendung immer einheitlich oder läßt sich eine Entwicklung nachweisen? Welche Unterschiede bestehen zu anderen Ausleerungsverfahren wie blutigem Schröpfen oder Aderlaß? Welche Stellung hatte der Blutegel in der medizinischen Theorie der jeweiligen Epoche oder der medizinischen Systeme? Warum schwand seine Bedeutung um die Jahrhundertwende, und warum versank diese Therapie schließlich nach einem kurzen Aufflackern in Vergessenheit? - Wenn wir nach Literatur suchen, die uns erschöpfend Auskunft über unsere Fragen gibt, dann müssen wir feststellen, daß die große Monographie zur Geschichte der Blutegeltherapie noch nicht geschrieben ist. Zwar hat es nicht an Versuchen gefehlt, wenigstens einen allgemeinen Abriß von der Geschichte der Blutentziehungen zu geben oder von einzelnen Epochen in der Geschichte des Aderlasses,[20] denn über 2000 Jahre lang hat die Blutentziehung als therapeutisches Verfahren eine ebenso große Bedeutung gehabt wie Pharmakotherapie, Chirurgie oder Diätetik. In diesen Überblicken, deren Umfang von einigen wenigen bis zu mehreren hundert Seiten reicht, fand die Blutegeltherapie jedoch, ebenso wie das Schröpfen, nie einen angemessenen Platz, wurde meist nur mit ein paar kurzen Sätzen abgetan, wenn sie überhaupt erwähnt wurde.
Auch unter Berücksichtigung sämtlicher bibliographischer Hilfsmittel lassen sich keine ernstzunehmenden Arbeiten

---

[20] S. z.B. Bauer, Benninghaus, Bock, Butry, Castiglioni, Esser, Fahraeus, Krüger, Mezler, Schneider, Simon, Stern, Walbaum.

über die Geschichte der Blutegeltherapie ausfindig machen. Die wenigen existierenden Aufsätze genügen nicht im geringsten den heutigen Anforderungen, sind bestenfalls dem medizinischen Feuilleton zuzurechnen. Hempel[21] hat auf seinen drei Seiten nicht viel zu sagen, Thorndike[22] bringt auf fünf Seiten die gesamte Geschichte des Aderlasses mit unter, und Hubers Aufsatz[23] zur Geschichte der Blutegel im Altertum, eine der meistzitierten Veröffentlichungen in der späteren Blutegelliteratur, ist nichts weiter als eine sehr unvollständige Zitatensammlung aus antiken Autoren. Ansonsten sind wir auf die wenigen Angaben in den bis vor kurzem obligatorischen historischen Einleitungen zu medizinischen Werken angewiesen, die alle nach dem Strickmuster verfaßt sind "Schon Hippokrates hat gesagt...", nur daß in der Blutegelliteratur Nikander die Stelle des Hippokrates einnimmt. Die umfangreichste Darstellung stammt von Bottenberg[24]. Sie ist in üblicher Manier aus älteren medizinhistorischen Vorwörtern zusammengeschrieben, zu einem großen Teil z.B. aus dem Buche von J.R.Johnson.[25]

---

[21] Curt Hempel, Die medizinische Anwendung des Blutegels im Wandel der Zeiten mit neueren Daten aus Zoologie, Physiologie und Pharmakologie, Die Medizinische Welt 8, 1934, 210-212.

[22] Townsend W. Thorndike, A History of Bleeding and Leeching, Boston Medical and Surgical Journal 197, 1927, 473-477.

[23] J.Chr.Huber, Über die Blutegel im Altertum, Deutsches Archiv für clinische Medizin 47, 1891, 522-531.

[24] Bottenberg, Blutegelbehandlung, 45-74.

[25] James Rawlins Johnson, A Treatise on the Medicinal Leech Including its Medical and Natural History with a Description of its Anatomical Structure; also, Remarks upon the Diseases, Preservation and Management of Leeches, London 1816.

Vom derzeitigen Stand der medizinhistorischen Forschung zu sprechen, wäre ein Euphemismus, denn die Forschung ignoriert dieses Thema. Dies dokumentiert sich auch in der neuesten Publikation zur Geschichte der Blutegel im Mittelalter.[26] Daems weiß für das Mittelalter nur Bartholomaeus Anglicus, Jacob van Maerlant, Konrad von Megenberg und Thomas von Cantimpré anzugeben und übersieht vollkommen die medizinischen Autoren wie z.B. Rhazes, Avicenna, Arnald von Villanova oder die Salernitaner, bleibt also noch weit hinter dem Kenntnisstand von Bottenberg oder Johnson zurück. Wenn er für Sekundärliteratur nur auf das HWDA verweist, so bringt er damit ausschließlich seine eigene "moderne" Einschätzung dieser Therapieform zum Ausdruck.

Ziel meiner Arbeit ist es, die Lücke in der medizinhistorischen Forschung zu schließen. Theorie und Praxis der Blutegeltherapie sollen, soweit das gegenwärtig möglich ist, im Rahmen der medizinischen Theorie der jeweiligen Epoche oder der medizinischen Systeme in ihrer geschichtlichen Entwicklung und ihren Beziehungen zu Aderlaß, Skarifikation und Schröpfen dargestellt werden. Die Methodik besteht in systematischer Sammlung, Auswertung und Interpretation der zugänglichen literarischen Quellen. Auf die Untersuchung bildlicher Quellen wird zunächst verzichtet, um die Arbeit nicht ausufern zu lassen.

Ursprünglich sollte der Titel meiner Arbeit lauten "Die Geschichte der Blutegeltherapie". Während der näheren Beschäftigung mit diesem Thema stellte sich dann heraus, daß die wichtigste Sekundärliteratur, insbesondere die Darstellungen zur Geschichte des Aderlasses, von zu mangelhafter Qualität ist, als daß man auf solche Forschungsergebnisse guten Gewissens aufbauen könnte. Selbst die neueste und aus-

---

[26] W.F.Daems (mit Ch.Hünemörder), Art. Blutegel, in: Lexikon des Mittelalters 2, 1981, 289.

führlichste Gesamtdarstellung - von Bauer[27] aus dem Jahre
187o! - vermag nur einen sehr oberflächlichen Überblick zu
gewähren, versagt, wenn man sie nach Hintergründen oder
Details befragt, ist zu unkritisch und unzuverlässig. Untersuchungen zur Geschichte der Blutegeltherapie setzen
aber die vermißten Kenntnisse voraus, können ohne sie nicht
zu sicheren Ergebnissen gelangen. Es war darum notwendig,
die Darstellungen der Sekundärliteratur ständig durch intensives Quellenstudium zu überprüfen und zu ergänzen.
Natürlich war es nicht möglich, die gesamte Geschichte aller Blutentziehungsverfahren von Grund auf neu zu bearbeiten; das wäre mehr als ein Lebenswerk. Die Überprüfung
mußte sich also notgedrungen auf einige besonders wichtig
erscheinende Punkte beschränken, sollte nicht das ganze
Vorhaben aufgegeben werden. Die Ergebnisse meiner Untersuchung bleiben deshalb mit einer gewissen Unsicherheit behaftet, vielfach können nur Einzelfakten mitgeteilt werden,
die Deutung muß etwas zurücktreten, das Aufzeigen größerer
Zusammenhänge erscheint häufig zu ungewiß. Der Titel der
Arbeit wurde darum vorsichtiger formuliert: "Zur Geschichte
der Blutegeltherapie". Spätere Generationen mögen vielleicht
dieses oder jenes korrigieren oder ergänzen, aber es muß
ein Anfang gemacht werden.
Eine weitere Schwierigkeit lag in der unerwartet großen
Fülle des Materials. Die bibliographischen Nachschlagewerke
vermitteln den falschen Eindruck, es handle sich bei der
Blutegeltherapie um ein kleines, leicht überschaubares Gebiet, denn sie erfassen fast ausschließlich die Literatur,
die den Blutegel im Titel führt, unter diesem Stichwort,
nicht aber die unzähligen medizinischen Werke, in denen

---

[27] Josef Bauer, Geschichte der Aderlässe, München 187o,
    repr. 1966.

der Blutegel irgendwo unter vielen anderen Dingen im Text verborgen ist. Die Suche war also weit über den von den Bibliographien abgesteckten Rahmen hinaus auszudehnen, wenn die Untersuchung nicht allzu bruchstückhaft bleiben sollte. Die Folge war, daß sich eine zeitliche Beschränkung ergab, um den Rahmen einer Dissertation nicht zu weit zu sprengen: die Blutegeltherapie von den Anfängen bis etwa zur Renaissance. Es dürfte sich von selbst verstehen, daß nicht die gesamte medizinische Literatur dieses Zeitraumes berücksichtigt werden konnte; eine Auswahl war unumgänglich. Selbst jetzt mußten noch etliche zigtausend Seiten meist lateinischer Texte durchgearbeitet werden, denn die Indices fast aller untersuchten Werke sind, falls überhaupt vorhanden, so unvollständig, daß sich auf Grund der wenigen verzeichneten Stellen kein auch nur halbwegs sicheres Bild der Blutegeltherapie skizzieren ließe. Die Probleme, die die Literaturbeschaffung bereitete - viele Werke sind auch über Fernleihe nur äußerst schwer oder gar nicht zu besorgen - veranlaßten mich, die Originaltexte des öfteren in Auszügen als Fußnoten hinzuzufügen, soweit es sinnvoll erschien, als Beleg oder auch als Illustration oder Ergänzung. Für die klassischen antiken Autoren wurde weitgehende Vollständigkeit angestrebt, bei anderen konnten nur besonders charakteristische oder originelle Stellen berücksichtigt werden, die über das bis dahin Übliche hinausgehen, neue Gedanken vermitteln oder wegweisend für spätere Entwicklungen sind. Um dem Leser ein Stück entgegenzukommen, habe ich mich in diesen Fällen bemüht, bei den wichtigsten Gedankengängen meinen eigenen Text an den Wortlaut der Quellen anzunähern, soweit mir das vertretbar schien. Die Lektüre der Fußnoten ist deshalb nicht unbedingt erforderlich. Auch sonst wurde alles, was für ein Verständnis unabdingbar ist, in den Text integriert.

Es ist geplant, den verbleibenden Zeitraum bis zur Gegenwart in zwei weiteren Bänden abzuhandeln.

China und Japan[28]

Berichte über Blutegeltherapie scheinen in der umfangreichen medizinischen Literatur Chinas und Japans selten zu sein, was nicht verwundert, da die chinesische Medizin ja auch das Aderlassen ablehnte[29] und überhaupt eine Scheu vor allen Eingriffen in den menschlichen Körper entwickelte, die auch die Entstehung der Chirurgie praktisch ganz verhinderte.[30] Die in der Akupunkturbehandlung gelegentlich gebrauchte Methode des Stechens kleiner Blutgefäße der Haut[31] hat nichts mit dem gemein, was wir unter Aderlaß verstehen.

Wie in der europäischen Literatur wird der Blutegel offenbar zuerst als Parasit erwähnt. Chia I (2o1-16o v.Chr.) erzählt, daß der König von Ch'u beim Essen einen Blutegel ver-

---

[28] Da die Originalquellen hier praktisch unzugänglich sind, muß sich dieser Abschnitt leider ausschließlich auf die spärlichen Angaben der Sekundärliteratur stützen, insbesondere auf: R.Hoeppli und C.C.Tang, Leeches in Old Chinese and European Medical Literature, Chinese Medical Journal 59, 1941, 359-378.

[29] S. Bauer, Geschichte der Aderlässe, S. 7. - Chinesische Abbildungen von Schröpfköpfen und Aderlaßlanzetten sollen nicht chinesischen Ursprungs, sondern aus tibetischen Werken übernommen sein. S. Pierre Wong und Ming Wu, Chinesische Medizin, München 1968, S. 113 f.

[30] Hübotter schreibt, daß es eine chinesische Chirurgie eigentlich nicht gab. Er vermutet, daß der berühmte chinesische Chirurg Hua T'uo (um 2oo n.Chr.) sein Wissen aus Indien erworben hatte.
(Franz Hübotter, Die chinesische Medizin zu Beginn des XX. Jahrhunderts und ihr historischer Entwicklungsgang, Leipzig 1929, S. 316 f.)

[31] Vgl. Ling Kü King: Klassische Akupunktur Chinas. Ling Kü King (Ling-Shu Ching). Des gelben Kaisers Lehrbuch der inneren Medizin, 2. Teil. Übersetzt von Dr.med Claus C. Schnorrenberger und Kiang Ching-Lien mit Kommentar von Frau Kiang und Claus C. Schnorrenberger. Stuttgart 1974. S. 82, 142, 183, 284, 38o, 419 u.5o2.

schluckte und davon krank wurde.[32] Als Mittel gegen verschluckte Blutegel empfiehlt Li Shih-chen, der Kompilator des Pen Ts'ao Kang Mu, Schlamm von einem Reisfeld zu trinken.[33]

Blutegel wurden, wenn auch selten, vereinzelt doch zur Blutentziehung verwendet, was möglicherweise auf indische Einflüsse zurückzuführen ist.[34] Im 8.Jahrhundert läßt Ch'en Tsang-ch'i, der Autor des Pen Ts'ao Shih Yi, zur Behandlung des Erysipels Blutegel verwenden. Mehr als zehn Blutegel werden mit Hilfe einer Bambusröhre an die zuvor mit klarem Wasser gesäuberte kranke Stelle gesetzt. Dort läßt man sie so lange saugen, bis die Stelle blaß und runzlig geworden ist.[35] Auch in Japan wurden während der Heian-Periode (794-1191) Blutegel gegen Entzündungen eingesetzt.[36] Aus neuerer Zeit berichten Whitman [37], Blanchard[38], Harant[39], Fermond[40] und Moquin-Tandon[41] über die Verwendung des Blutegels zu Blutentziehungen in China und Japan.

---

[32] S. Hoeppli und Tang, Leeches, S. 360.

[33] S. Hoeppli und Tang, Leeches, S. 372.

[34] Seit dem 3./4. Jh.v.Chr. wurden in der Medizin Anleihen aus Indien gemacht. S. Wong u.Wu, Chinesische Medizin, S. 12.

[35] S. Hoeppli und Tang, Leeches, S. 366.

[36] S. Pierre Huard, Zensetsou Ohya und Ming Wong, La médecine japonaise, Paris 1974, S. 23.

[37] C.O.Whitman, The Leeches of Japan, Quarterly Journal of Microscopical Science, n.s., 26, 1886, 357 f.

[38] Raphael Blanchard, Hirudinées, in: Dictionnaire encyclopédique des sciences médicales, Paris, 14, 1888, 149.

[39] Herve Harant, Essai sur les hirudinées, Archives de la Société des sciences médicales et biologiques de Montpellier et du Languedoc Méditerranéen 1o, 1929, 669.

[40] Ch. Fermond, Monographie des sangsues médicinales, Paris 1854, S. 61.

[41] A. Moquin-Tandon, Monographie de la famille des hirudinées, Paris 1846², S. 259.

Interessant ist, daß im Gegensatz hierzu die Blutegelsubstanz in der Pharmazie in China und Japan eine wesentlich größere Rolle spielte als in Europa. Ebenso wie in Europa wurde sie zu kosmetischen Zwecken verwendet. So gibt es im Sheng Chi Tsung Lu, Sheng Chi Tsung Lu Ch'uan Yao, P'u Chi Fang und im Pen Ts'ao Kang Mu Rezepte zum Haarefärben und Lockenwickeln. Das Blutegelpulver wird dabei immer gemischt mit Quecksilber, Tusche, Schildkrötenurin, Eulenblut und ähnlichen Substanzen.[42] Die Frage, ob diese Verwendungsart sich in China unabhängig entwickelt hat oder ob sie aus der arabischen oder indischen Medizin Eingang in die chinesische gefunden hat, ist noch gänzlich ungeklärt.[43]

Außer zu kosmetischen Zwecken wurde die Blutegelsubstanz in China aber auch innerlich verwendet. Bei Han Pao-sheng und Ch'en Tsang-ch'i findet sich z.B. eine Reihe von Rezepten. Die Blutegel werden meistens erhitzt, getrocknet und pulverisiert und in Wein verabreicht oder in Wasser, oft vermischt mit Pulver von Tabanusfliegen, Myrrhe, Moschus, Rheum und anderen Substanzen. Indikationen sind Hämorrhagien, Schock oder Ohnmacht nach Blutverlust bei einer Geburt, Schmerzen nach Traumata, innere Blutungen, ferner werden im Shen Nung Pen Ts'ao Amenorrhoe und Sterilität genannt, das Wasserlassen soll erleichtert werden und auch zur Abtreibung soll die Blutegelsubstanz brauchbar sein.[44] In Japan wurden Blutegel ebenfalls pulverisiert und in Reiswein eingenommen zur Linderung von Schmerzen nach Knochenbrüchen und bei rheumatischen Beschwerden.[45]

---

[42] S. Hoeppli und Tang, Leeches, S. 369 f.
[43] S. Hoeppli und Tang, Leeches, S. 375.
[44] S. Hoeppli und Tang, Leeches, S. 368.
[45] S. Hoeppli und Tang, Leeches, S. 368; C.O. Whitman, The Leeches of Japan, S. 357 f.

Indien

Eine wesentlich größere Bedeutung hatte der Blutegel in der indischen Medizin, in der alten ebenso wie in der heutigen wiederbelebten ayurvedischen Medizin.[46] Die Bedeutung des Blutegels wird schon aus der mythologischen Darstellung vom Ursprung des Ayurveda ersichtlich. In einer der nichtklassischen Ayurvedaschriften heißt es, in frühester Zeit, bevor die Welt zur Ruhe kam, sei das Milchmeer von Göttern und Gegengöttern mit dem Berg Mandara gequirlt worden. Dadurch seien eine Reihe kostbarer Dinge entstanden, zum Schluß Dhanvantari, eine Inkarnation Visnus, der als Arzt der Welt den Ayurveda offenbarte. In der einen Hand trug er Nektar, in der anderen Hand hielt er einen Blutegel.[47]

Blutentziehungen waren ein wichtiges therapeutisches Verfahren,[48] und die Anwendung des Blutegels stand durchaus gleichberechtigt neben Aderlaß und Schröpfen, wobei es für die verschiedenen Formen der Blutentziehung unterschiedliche Indikationen gab, welche sich aus der Tridosa-Lehre[49] herleiteten.

Es gibt drei Dosas, Körperelemente, nämlich Wind, Galle und Schleim, die als Wurzeln des Körpers bezeichnet werden. Sie fördern die normalen Körperfunktionen, solange sie sich im Gleichgewicht befinden. Ein Ungleichgewicht durch über-

---

[46] S. Julius Jolly, Medicin. Grundriss der indo-arischen Philologie und Altertumskunde. Strassburg 1901, S. 35 f.

[47] S. Chandragiri Dwarakanath, Die Grundprinzipien der ayurvedischen Heilkunde, bearbeitet von Jan-Erik Sigdell u.a., hrsg. Institut für Phänomenologie und Ganzheitswissenschaft, Renningen 1977, S. 1.

[48] Vgl. Bauer, Geschichte der Aderlässe, S. 6.

[49] Vgl. Reinhold F.G. Müller, Grundlagen altindischer Medizin, Nova Acta Leopoldina, n.F. 11, 74, Halle 1942, S. 63-67.

mäßige Zunahme oder Abnahme eines Dosa erzeugt Krankheiten. Ein Zuviel an Wind erzeugt z.B. Abmagerung, dunkle Farbe, Verlangen nach Wärme, Zittern, Verstopfung, Stuhlverhaltung, Verlust von Kraft, Schlaf und Sinnesorganen, Phantasieren, Schwindel und schlechtes Befinden. Ein Zuviel an Galle bewirkt Gelbheit von Stuhl, Urin, Augen und Haut, Hunger, Durst, Brand und Schlaflosigkeit. Schleim erzeugt Nachlassen der Verdauung, Übelkeit, Trägheit und Schwere, Blässe, Kälte und Schlaffheit des Körpers, Atembeschwerden und übermäßigen Schlaf.[50] Die Nahrung, die aus den fünf Grundelementen (Erde, Wasser, Feuer, Wind und Psyche) zusammengesetzt ist, wird mit Hilfe der inneren Hitze verdaut und bildet den Chylus. Der Chylus wird, durch die gesunde normale Wärme des Körpers gefärbt, zu Blut, dem Lebensprinzip des Organismus.[51] Auch das Blut kann übermässig zunehmen, kann durch die Dosas verdorben werden. Dann ist es nicht mehr süß, etwas salzig, lauwarm und rot wie Lotus,[52] sondern dünn, kalt, durchsichtig, schwarz, wenn es durch Wind verdorben ist, blau, gelb, grün oder braun, nach Fisch riechend, wenn es von Galle und kalt, glänzend, dick, schleimig, wenn es von Schleim verdorben ist.[53] Dann verursacht es Rose, Abszesse, Milzkrankheit, Unterleibstumoren, Verdauungsschwäche, Fieber, Krankheiten von Mund, Augen und Kopf, Tollheit, Durst, salzigen Geschmack im Munde, schwarzen Aussatz, "Windblut", "Blutgalle",

---

[50] Vāgbhata's Astāngahrdayasamhitā. Ein altindisches Lehrbuch der Heilkunde. Aus dem Sanskrit ins Deutsche übertragen...von Luise Hilgenberg und Willibald Kirfel, Leiden 1941, S. 64 f.

[51] Sushruta Samhita. An English Translation of the Sushruta Samhita Based on Original Sanskrit Text, transl. and ed. Kaviraj Kunjalal Bhishagratna, The Chowkhamba Sanskrit Studies XXX, Varanasi 1963, Bd.1, S. 1o6-1o8.

[52] S. Vagbhata, S. 139.

[53] S. Vagbhata, S. 112.

Erbrechen von Scharfem und Saurem, Abszesse am Zahnfleisch, Gelbsucht, Flecken im Gesicht, Verlust der Verdauung, Schwindel, Verwirrung, Röte von Haut, Augen und Urin.[54]

Die Therapie besteht in erster Linie aus diätetischen Maßnahmen, Schwitzen, Erbrechen, Abführen usw.; ist aber das Blut verdorben, so wendet man auch Blutentziehungen an, wobei nur das verdorbene Blut beseitigt werden soll. Durchdringt dieses den ganzen Körper, so wird es durch Aderlaß entfernt, das stockende oder in Knoten enthaltene Blut wird durch Blutegel, das in der Haut sitzende durch Flaschengurke, Topf oder Horn entzogen.[55] Dem Kuhhorn werden erhitzende, zähflüssige und süße Qualitäten zugeschrieben, Eigenschaften, die dämpfend auf den Wind wirken. Es ist darum indiziert, wenn das Blut durch Wind verdorben ist. Blutegel gelten wegen ihrer süßen Qualität bei galleverdorbenem Blut als wirksam, und Flaschenkürbisse sollen wegen ihrer scharfen und trocknenden Eigenschaften bei schleimverdorbenem Blut appliziert werden.[56]

Die umfangreichste Darstellung der Blutegeltherapie in der indischen Literatur findet sich bei Sushruta[57], der den Blutegeln ein ganzes Kapitel widmet.[58] Die anderen indischen Autoren und auch arabische Ärzte scheinen auf Sushruta zu fußen.[59]

---

[54] S. Vagbhata, S. 64; 139 f.
[55] S. Vagbhata, S. 139.
[56] S. Sushruta, S. 98 f.; Vagbhata, S. 138 f.; Dwarakanath, Grundprinzipien, S. 116.
[57] Sushruta lebte vermutlich zwischen 1ooo und 6oo v.Chr. Zur Datierung des Werks s. Gerrit Jan Meulenbeld, The Mādhavanidāna and its Chief Commentary, Diss.Utrecht, Leiden 1974, S. 431 f.
[58] Sushruta, S. 98-1o5.
[59] Jolly, Medicin, S. 9 f.

Großen Wert legt Sushruta auf die richtige Auswahl der Blutegel, da er neben den sechs ungiftigen und für die Therapie geeigneten Spezies Kapilás, Pingalás, Shankhamukhis, Musikás, Pundarimukhis und Sarávikás[60] noch sechs giftige Spezies kennt, Krishná, Karvurá, Alagardá, Indráyudhá, Sámudriká und Gochandaná genannt, welche eine Anschwellung der Bißstelle, Juckreiz, Fieber, Erbrechen, Schläfrigkeit und sogar Delirium hervorrufen sollen. Der Biß von Indráyudha soll gewöhnlich tödlich sein. Nach Vagbhata sind diejenigen Blutegel giftig, die in verdorbenem Wasser oder aus der Fäulnis von Fisch-, Frosch- und Schlangenleichen entstanden sind, ferner rote, weiße, ganz schwarze, bewegliche, grobe, schleimige, mit einem regenbogenfarbigen Strich gezeichnete und behaarte. Die ungiftigen Blutegel stammen aus reinem Wasser, sind rund, schwarzbraun, mit einem blauschwarzen Strich gezeichnet oder haben einen gelbroten Rücken, einen dünnen Körper und gelben Bauch. Aber auch unter den ungiftigen Blutegeln gilt es noch, eine Auswahl zu treffen. Wenn sie matt sind und nicht richtig erbrochen haben, beißen sie nicht gut an, man hält sie noch für blutberauscht.[61] So wie man sich im 19. und 2o. Jahrhundert in Deutschland überlegte, ob wohl die deutschen oder die ungarischen Egel besser zum Saugen geeignet seien,[62]

---

[60] Diese Blutegelart läßt Sushruta auch bei Tieren ansetzen. Es ist eine der sehr seltenen Literaturstellen, die zeigt, daß Blutegel auch in der Veterinärmedizin zu therapeutischen Zwecken verwendet wurden. Im allgemeinen ist der Blutegel für die Veterinärmedizin nur als Parasit von Bedeutung.

[61] S. Vagbhata, S. 137. - Nach Sushruta leben die ungiftigen Blutegel in süßschmeckendem Wasser, wo sie auf den Blättern von blühenden Wasserpflanzen liegen. Sie entstehen aus verfaulten pflanzlichen Stoffen, insbesondere aus den Stengeln verschiedener Wasserpflanzen.

[62] Vgl. z.B. C.Kluge, Versuche über die medicinische Wirksamkeit des sogenannten ungarischen Blutegels im Verhältnisse zum deutschen, Medicinische Zeitung 6,1837,5-7;11-14.

machte man offenbar auch in Indien geographische Unterschiede. Sushruta schreibt, daß die Blutegel aus Turkestan, aus dem Dekkan, aus Pautana und aus dem Gebiet, das von den Ghautbergen durchzogen wird, kommen, besonders geeignet seien. Dieser Hinweis erscheint nur sinnvoll, wenn man davon ausgeht, daß es in Indien bereits einen Handel mit Blutegeln gab.[63]

Die Aufbewahrung der Blutegel soll in einem großen, neuen Krug erfolgen, der mit Wasser und Schlamm aus einem Teich gefüllt ist. Pulver aus getrocknetem Fleisch und aus Wasserpflanzen wird als Nahrung hineingeworfen. Das Wasser soll man alle zwei bis drei Tage, den Krug jede Woche wechseln.

Bevor die Blutegel angesetzt werden, nimmt man sie aus ihrem Gefäß heraus, besprenkelt sie mit Wasser, das Senfsaat oder Curcuma enthält. Dann gibt man sie kurz in ein Gefäß mit Wasser, bis sie ihre natürliche Lebendigkeit und Frische wiedererlangt haben. Die Stelle, an der sie appliziert werden sollen, wird mit einer Mischung aus Erde und pulverisiertem Kuhdung aufgerauht. Wenn die Blutegel nicht anbeißen wollen, wird die Stelle mit Milch oder Blut besprenkelt oder es werden leichte Einschnitte in die Haut gemacht. Während des Saugens werden die Blutegel mit einem Stück nassen Leinens bedeckt.

Die Blutegel saugen zuerst das verdorbene Blut.[64] Jucken oder ziehender Schmerz an der Bißstelle zeigt an, daß rei-

---

[63] Nur diese Stelle kann als ein Hinweis auf einen Blutegelhandel aufgefaßt werden. Wenn Schaal von Blutegelhandel spricht, so verwechselt er βδέλλιον mit βδέλλα Im Περίπλους τῆς Ἐρυθρᾶς θαλάσσης ist immer die Pflanze bzw. das aus ihr gewonnene wohlriechende Harz gemeint. (H. Schaal, Vom Tauschhandel zum Welthandel, Leipzig 1931, S. 149.

nes Blut gesogen wird. Die Blutegel müssen dann abgenommen werden. Wollen sie nicht freiwillig loslassen, so kann man sie mit Steinsalz bestreuen. Nach dem Saugen wird das Blut mit den Fingern aus den Blutegeln wieder herausgestrichen, um Erkrankungen der Blutegel zu verhindern und eine baldige Wiederverwendbarkeit zu gewährleisten. Ulcerationen nach Blutegelbehandlung sollen mit Honig eingerieben, mit kaltem Wasser gewaschen oder mit adstringierenden, süßen, kühlen Pflastern verbunden werden.

Die Bdellotomie wird in den klassischen Schriften nicht erwähnt. Erst Nadkarni gibt den Rat, Blutegel mit einer Nadel am Schwanz zu stechen, wenn sie zu wenige sind, um genügend Blut auszusaugen. Möglicherweise hat Nadkarni dieses Verfahren aus der europäischen Literatur übernommen; er gibt nämlich auch spezielle Indikationen für die Blutegeltherapie an, die eher für die europäische als für die ayurvedische Medizin charakteristisch sind, akute Drüsenentzündungen wie Parotitis und Mastitis, beginnende Abszesse, Furunkel, Quetschungen, blaue Flecken, Verstauchungen, Entzündungen von Haut und Knochen, heftige Kopfschmerzen, Applikation an die Innenseite der Oberschenkel bei unterdrückter Menstruation, an den Anus bei Fülle des Kopfes, akuter Dysenterie und Kongestionen der Leber.[65] In den älteren ayurvedischen Texten sind außer den bereits erwähnten allgemeinen Indikationen, denen nur noch die besondere Eignung der Blutegeltherapie - als der sanftesten Form der Blutentziehung - bei Alten, Geistesschwa-

---

[64] Bei Vagbhata (S. 138) heißt es:
"Ist schlechtes und reines Blut gemischt, nehmen die Blutegel zunächst das schlechte Blut heraus, wie eine Gans die Milch aus einer Mischung von Milch und Wasser."

[65] S. K. M. Nadkarni, The Indian Materia Medica, Bombay 1927, S. 1097 f.

chen, Frauen, Kindern, an Wohlleben Gewöhnten und Menschen mit schwächlicher Konstitution hinzuzufügen wäre, nur bei Vagbhata Schlangenbisse und Kukuna, eine Lidkrankheit, als spezielle Indikationen angegeben.[66]

Zur internen Verwendung der Blutegelsubstanz konnten keine Hinweise gefunden werden, nur Vagbhata verwendet sie als Bestandteil einer Salbe, mit der abgeschnittene Ohren wieder zum Anwachsen gebracht werden sollen.[67]

---

[66] S. Vagbhata, S. 137; 560; 695.
[67] S. Vagbhata, S. 603.

Griechisch-römische Medizin

Der Blutegel als Parasit

Die ersten Erwähnungen des Blutegels in der europäischen Literatur betreffen den Parasiten, wobei zu bemerken ist, daß hier unter "Blutegel" alle blutsaugenden Egel verstanden werden, ohne Unterscheidung der vielen verschiedenen Spezies. Wenn etwa Herodot (Hist.2,68) im 5.Jh. vom Krokodil berichtet, sein Rachen sei inwendig voller Blutegel und nur der ägyptische Regenpfeifer lebe mit ihm in Frieden, da er ihm den Dienst erweise, in seinen aufgesperrten Rachen zu schlüpfen und die Blutegel zu verschlucken, so ist mit βδέλλα offensichtlich nicht Hirudo medicinalis gemeint, sondern Limnatis nilotica, wie Moquin-Tandon und Shipley festgestellt haben.[68]

Auch im Corpus Hippocraticum wird der Blutegel nur ein einziges Mal erwähnt - als Parasit im Nasenrachenraum.[69] Zwar sind sicher nicht alle hippokratischen Schriften erhalten; dennoch erscheint die Aussage als gesichert, daß Blutegel nicht zu therapeutischen Zwecken verwandt wurden, weil kein einziger antiker Autor Hippokrates in Zusammenhang mit dieser Therapieform erwähnt. Es finden sich aber auch keine Hinweise, warum der Blutegel nicht therapeutisch eingesetzt wurde, obwohl doch der Aderlaß eine nicht

---

[68] Moquin-Tandon, Monographie, S. 351. - Arthur E. Shipley, Historical Preface, in: The Fauna of British India Including Ceylon and Burma. W.A.Harding and J.Percy Moore, Hirudinea, London 1927, S. XVII f.

[69] Hipp. Prorrh. 2, 17:
Ὧν δὲ ἐμπίπλαται αἵματος ἡ φάρυγξ, πολλάκις τῆς ἡμέρης τε καὶ τῆς νυκτὸς ἑκάστης, οὔτε κεφαλὴν προαλγήσαντι, οὔτε βηχὸς ἐχούσης, οὔτε ἐμέοντι, οὔτε πυρετοῦ λαμβάνοντος, οὔτε ὀδύνης ἐχούσες οὔτε τοῦ στήθεος οὔτε τοῦ μεταφρένου, τούτων κατιδεῖν ἐς τὰς ῥῖνας καὶ τὴν φάρυγγα· ἢ γὰρ ἕλκος τι ἔχων φανεῖται ἐν τῷ χωρίῳ τούτῳ, ἢ βδέλλαν.

unbedeutende Stellung in der Medizin jener Zeit einnahm, wie man aus der Vielzahl von Indikationen für den Aderlaß im Corpus Hippocraticum ersehen kann.[70] Über die Gründe kann man - ebenso wie bei vielen anderen antiken Ärzten - nur spekulieren. Wandte man die Blutegel nicht an, weil man sie für giftig hielt? - Hierfür könnte sprechen, daß man sie in späterer Zeit einer Reinigungsprozedur unterwarf, um das vermeintliche Gift aus ihnen zu entfernen. - Erschien das Verfahren im Vergleich zum Aderlaß zu umständlich, wegen der schwer bestimmbaren Blutmenge zu unsicher oder wegen der nur schwer stillbaren Nachblutung zu gefährlich? Lag der Grund vielleicht in den anatomischen und physiologischen Vorstellungen von den Blutgefäßen, ihrem Verlauf und ihren Beziehungen zu den Organen? Gab es vielleicht auf Kos und Knidos keine Blutegelart, die man hätte verwenden können? Oder soll man wie Landsberg annehmen, daß der Aderlaß erst kurze Zeit vor Hippokrates erfunden wurde und andere Formen der Blutentziehung erst später als noch relativ unbedeutende Modifikationen hinzukamen, zuletzt der Blutegel als Surrogat der Schröpfköpfe und der Skarifikation?[71] War also zur Zeit des Hippokrates noch nicht genügend Zeit verstrichen, um die Blutegeltherapie erfinden zu können?

Landsbergs Vermutung ist nicht ganz unwahrscheinlich, wenn man bedenkt, daß der Aderlaß zwar ein bedeutendes therapeutisches Mittel, aber trotzdem im Grunde nur ein drittrangiges war. Nach den pathophysiologischen Vorstellungen

---

[70] Z.B. Schmerzen in der Seite, Lungenentzündungen, Pleuritis, hitzige Krankheiten, Halsbräune, Wassersucht, Milztumor, Harnleiden, plötzlicher Sprachverlust, Schädelfrakturen, Augenleiden u.v.a. S. Bauer, Geschichte der Aderlässe, S. 15-25 und Karl Blume, Der Aderlaß bei Hippocrates, Diss. Würzburg 1931.

[71] Landsberg, Ueber das Alterthum des Aderlasses, Janus 1, 1851, 161-192; 2, 1853, 89-141. S. 94.

der Hippokratiker gibt es mehrere Möglichkeiten, in einen Krankheitsprozeß einzugreifen, wobei wichtigster Grundsatz ist, die Physis, die Naturheilkraft zu unterstützen. Im Beginn einer Krankheit, wenn es infolge von Dyskrasie zur Bildung einer materia peccans kommt, gilt es, durch sorgfältig geregelte Diät die Kräfte des Kranken zu erhalten und so die Pepsis zu fördern. Erst nach erfolgter Kochung werden nötigenfalls Medikamente gegeben, um die Ausscheidung der unverkochbaren Schlacken in der Krisis zu unterstützen. Demselben Zweck dienen auch Aderlaß, Skarifikation und Schröpfen, gewissermaßen als Mittel zweiter Wahl. Denn aus dem obersten Prinzip "zu nützen oder wenigstens nicht zu schaden" folgt, daß man versuchen sollte, mit den am wenigsten eingreifenden Mitteln auszukommen, d.h. mit der Diät und in zweiter Linie mit den Medikamenten.[72] War der Aderlaß also nur ultima ratio, so bestand auch keine Notwendigkeit, viele Modifikationen zu entwickeln, und es blieb späteren Zeiten vorbehalten, den Blutegel in die Therapie einzuführen.

Während wohl bei allen Autoren Einigkeit darüber besteht, daß Hippokrates keine Blutegel verwendet hat, wurde wiederholt bezweifelt, daß das Wort "Blutegel" überhaupt in den hippokratischen Schriften vorkommt. So behauptet Langguth, jene Stelle im Prorrhetikon sei nicht so zu übersetzen: "Bei wem sich der Rachen öfter mit Blut füllt jeden Tag und jede Nacht, ohne vorausgehenden Kopfschmerz, ohne Husten, ohne Erbrechen, ohne Fieber, ohne Schmerz in Brust oder Rücken, bei dem muß man in Nase oder Rachen schauen, ob er sich als einer erweist, der eine Wunde an dieser Stelle hat oder einen Blutegel." Langguth meint, es liege eine Homonymie vor, βδέλλα könne nicht nur "Blutegel"

---

[72] Vgl. Paul Diepgen, Geschichte der Medizin, Berlin 1949, Bd.I, S. 83-89; und Bauer, Geschichte der Aderlässe, S. 15-21.

heißen, sondern auch "variköse Vene"[73].[74] Schon im Altertum bestanden Meinungsverschiedenheiten über diese Stelle, wie wir von Galen (19, 88 K.) erfahren können, der sich hier für den Blutegel entscheidet und gegen die Ansicht des Dioskurides, es sei eine variköse Vene gemeint.[75] Celsus (2,7,1o) dagegen übersetzt nur: "huius aut in naribus aut in faucibus ulcus reperietur". Er erwähnt den Blutegel also überhaupt nicht. Landsberg weist darauf hin, daß βδέλλα bei Hippokrates ein ἅπαξ λεγόμενον sei. Auch sei es auffallend kurz und zusammenhanglos an den Satz gehängt, und eine solche Zusammenstellung heterogener Begriffe sei nicht der hippokratischen Brachylogie eigen, da Hippokrates niemals die Kürze auf Kosten der Deutlichkeit suche.[76] Langguth führt darüberhinaus - ähnlich wie später Landsberg - sachliche Argumente ins Feld. Er gibt zu, daß ein Blutegel beim Trinken in den Rachen gelangen könne, aber wenn er dort sauge, müßten weitere Symptome vorhanden sein, ein plötzlicher Schmerz zu Beginn, Atem- und Schluckbeschwerden, wenn er vom gesogenen Blut anschwillt, Husten- und Brechreiz, wenn er den äußerst sensiblen Rachen berührt. Blutegel saugen nur kurze Zeit, fallen dann gesättigt ab und sind längere Zeit nicht mehr fähig zu saugen. Wie soll sich also wiederholt über Tage hinweg der Rachen mit Blut füllen?[77]

---

[73] Eigentlich

[74] Georg August Langguth, Ad loc. Hippocr. Praedict. II. xxvii pauca praefatus, Wittenberg 1766, S. 4-9.

[75] Die von Galen erwähnte Dioskurides-Stelle war nicht zu finden. Vermutlich ist der Grammatiker gemeint, vgl. Gal.19,1o6 K.

[76] Landsberg, Alterthum des Aderlasses, S. 91-93.

[77] Langguth, Ad loc. Hippocr., S. 7-9.

Diese Argumentation gründet in der täglichen Beobachtung
bei der therapeutischen Verwendung des Blutegels und in
der Unkenntnis der vielen Blutegelarten, die in so nördlichen Regionen nicht vorkommen. Die Argumente treffen zu
auf Hirudo medicinalis, nicht aber auf andere Spezies,
wie sich an Hand von vielen Fallbeispielen nachweisen
läßt.[78] Schon Galen konnte sich auf eigene Beobachtungen

---

[78] So berichtet z.B. Baizeau aus seiner Zeit am Militärhospital in Toulon von einem Soldaten, der blaß und abgemagert aus Afrika zurückgekommen war und sechs Monate lang Blut ausgespien hatte. Zur Überraschung der Ärzte fand sich kein Anzeichen für eine Lungenerkrankung, die Atmung war normal, es bestand fast kein Husten, kein Schmerz der Brustwand oder des Kehlkopfes, die Stimme war unverändert. Nur bei der Inspektion des Halses wurde nichtschaumiges, rotes Blut bemerkt, das aus dem Pharynx zu kommen schien. Ohne Kenntnis der Ursache wurde das Trinken von starkem Essig und eine tonisierende Behandlung verordnet. Sofort ließ die Menge des expektorierten Blutes nach, und am dritten Tag spie der Kranke einen großen Blutegel aus. Von da an kam es nicht mehr zu einer Hämoptysis, und der Kranke erholte sich rasch.
Baizeau, Des accidents produits par des sangsues avalées et de leur fréquence en Algérie, Archives générales de médecine, 6.ser. 2, 1863, 161-170.

Dieses Beispiel kann stellvertretend für viele gleichartige stehen. Vgl. auch:
Carly Seyfarth, Tropische und subtropische Süsswasserblutegel als Parasiten im Menschen, Centralblatt für Bakteriologie, Parasitenkunde und Infektionskrankheiten 79, 1917, 89-96;
Giovanni Fornari, Su tre casi di sanguisughe in laringe e tre casi di sanguisughe nella rinofaringe, Archivio italiano di otologia 44, 1933, 489-498;
J. C. Engelen, Hirudiniasis, Geneeskundig tijdschrift voor Nederlandsch-Indie 75, 1935, 989-998;
Poirier, Fausses hémoptysies observées chez les Sénégalais ayant dégluti des sangsues, Bulletin de la Société de pathologie exotique et de ses filiales 35, 1942, 213-215;
J. N. Achkar, Sangsues dans les voies aeriennes superieures, Journal Médicale Libanaise 14, 1961, 231-233.

stützen. Wenn ein sonst Gesunder an vielen Tagen Blut ausschneuzt oder ausräuspert ohne Schmerz oder Schweregefühl des Kopfes oder auch wenn jemand Blut erbricht, muß man seiner Meinung nach an Blutegel denken, insbesondere, wenn sich gewisse anamnestische Hinweise ergeben. Für diesen Fall fordert er eine sorgfältige Untersuchung des Patienten, da der Blutegel am ersten Tage wegen seiner Kleinheit nicht wahrgenommen werden könne. Erst Tage später könne er unter Umständen gut erkannt werden, nachdem er sich allmählich vergrößert hat. In einem Falle mit der erwähnten Symptomatik habe er unter anderem erfahren, daß der Patient eines Nachts gedürstet und Wasser getrunken habe, das ihm ein Sklave aus einer nicht ganz sauberen Quelle gebracht hatte. Auf gezieltes Befragen konnte sich der Patient erinnern, in dieser Quelle manchmal Blutegel gesehen zu haben. Indem er daraufhin Erbrechen auslöste, konnte Galen einen Blutegel zu Tage fördern. In einem anderen Fall habe er gehört, daß ein Patient im Sommer auf dem Lande in einem gewissen Teich mit anderen Jugendlichen zusammen gespielt hatte. Da ihm bekannt gewesen sei, daß in diesem Teich Blutegel leben, habe er den Patienten im Sonnenlicht untersucht und im Rachen den Schwanz eines Blutegels gesehen, der im Nasengang verborgen war.[79]

Das Verschlucken von Blutegeln muß - auch in der Veterinärmedizin - ein recht alltägliches Ereignis gewesen sein, wie man aus der Vielzahl von erhaltenen Rezepten gegen Blutegel schließen kann. Wirksames Prinzip aller empfohlenen Maßnahmen ist Säure-, Salz- oder Temperaturreiz oder auch Rauch. Man kann wohl wegen der grundsätzlichen Übereinstimmung aller Autoren davon ausgehen, daß diese Mittel im Altertum allgemein bekannt waren, so daß es sich

---

[79] Gal. 8, 264-266 K.; S.a. Gal. 16, 477 K.

in den meisten Fällen erübrigen dürfte, nach dem Ursprung und der Überlieferung der Rezepte zu fragen.

Nikander von Kolophon (Alex.495-52o) empfiehlt, becherweise verdünnten Weinessig zu trinken oder gleichzeitig auch Schnee oder Eis, man kann auch einen schlammigen Heiltrank aus einer salzreichen Erdscholle bereiten oder erhitztes Meerwasser geben, reichlich aufgelöstes Steinsalz oder Salzschaum. Auch Scribonius Largus gibt möglichst viel Essig, allein oder mit Salz, Soda, Saft oder Schneeklümpchen in großen Mengen (Compos.199). Apollonius Mys fügt zu möglichst scharfem Essig, der mit Salz und Schnee getrunken wird, noch ein Abführmittel hinzu.[80] Celsus (5,16) beschränkt sich auf Essig und Salz. Bei Rindern oder anderem Großvieh gibt es nach Columella (r.r.6,18,1) auch die Möglichkeit, mit einem Rohr heißes Öl auf den Blutegel zu gießen oder Rauch von verbrannten Wanzen in den Schlund zu leiten.

Die bisher erwähnten Autoren bedienen sich einer durchaus rationellen Therapie, die sich bis in unsere Zeit hinein bewährt hat. Etwas seltsam mutet dagegen ein möglicherweise auf Asclepiades zurückgehendes Verfahren an. Asclepiades empfiehlt, zu baden und einen weichen Schwamm, der mit kaltem Wasser getränkt ist, in den Schlund hinabzulassen, damit man den Blutegel, wenn er sich am Schwamm festhält, herausziehen kann; außerdem werden kalte Umschläge am Hals gemacht.[81] Dieses Verfahren wurde von späteren Kompilatoren in modifizierter Form übernommen, so von Dioskurides, der ein heißes Bad nehmen und dabei kaltes Wasser im Munde halten läßt. Daneben verordnet Dioskurides auch, Salzlake zu schlürfen, kyrenaischen Saft zu trinken, Sil-

---

[80] Nach Gal. 14,143 K.
[81] Nach Gal. 14,143 K.

phionblätter oder Mangoldblätter mit Essig zu nehmen oder Schnee mit Essiggemisch oder zu gurgeln mit Kupferviriolwasser und Essig oder mit Sodawasser. Auch die Wanzen sind ihm als Mittel gegen Blutegel bekannt, aber nicht in geräucherter Form, sondern mit Wein oder Essig genommen.[82]

Plinius erwähnt die alleinige Verwendung von Essig, Raute in Essig durch die Nase gegossen, eine mit einem Eisen erhitzte Mischung von Essig und Butter, ferner die Nachteule, die Räucherung von Wanzen oder Wanzen im Trank gegeben.[83]

Galen kennt zwar ebenfalls den Trank von Wanzen in Essig und das Räuchern von Wanzen, sagt aber, er habe nie Wanzen nötig gehabt. Er zieht das Essen von Knoblauch vor. Darüberhinaus beschreibt er das direkte Beträufeln des Blutegels mit Fischbrühe, das Bestreuen mit Aristolochia, das Gurgeln mit Meerwasser, das Trinken von unvermischtem Wein mit Öl, kyrenaischem oder syrischem Saft, Gauchheilsaft, Essig alleine oder mit Thymian oder in einer Mischung mit Butter, in der ein glühendes Eisen gelöscht worden ist, Salzwasser und Schnee, und auch die Bademethode vergißt er nicht zu erwähnen: bis zum Bart soll der Patient in heißes Wasser gesetzt werden, eine Schale mit kaltem Wasser in die Hand bekommen, aus welcher er aber nicht trinken darf.[84]

Bei Oribasios sind die bekannten Mittel Meerwasser, Sodawasser, Essig mit Kupfervitriol, Thymian oder Salzlake, verbunden mit Abführen, Gauchheilsaft, Knoblauch und heisses Bad noch um Senf, Ysop und Oregano ergänzt. Dem Knoblauch wird hier der Vorzug vor allen anderen Mitteln gegeben.[85]

---

[82] Diosc. Mat.med.2,36; de venenis 32.
[83] Plin.hist.nat. 20,143; 23,55; 28,160; 29,62 u.92.
[84] Gal. 12,363; 14,440.143.538.576 K.
[85] Oreib. Eunap.3,67; Ecl.med.133.

Die von den auf Oribasios folgenden Kompilatoren Marcellus Empiricus (de medicamentis 16,95 f.), Aetius (4,1,56 C.), und Paulos von Aegina (5,37) überlieferten Rezepte ergeben keine neuen Gesichtspunkte. Gleiches gilt für die mittelalterlichen Autoren, für die arabischen ebenso wie für die europäischen.

Nikander

Der erste Hinweis auf die therapeutische Verwendung des Blutegels findet sich bei Nikander von Kolophon (ca. 2oo - 13o v.Chr.) in dessen Lehrgedicht "Theriaka".[86] Nikander empfiehlt hier gegen den Biß giftiger Tiere neben dem Auflegen von Medikamenten auf die Wunde, der Kauterisation und dem Aufsetzen von Schröpfköpfen auch das Ansetzen von Blutegeln an die Wunde, offenbar in der Annahme, die Blutegel könnten das eingedrungene Gift wieder heraussaugen ebenso wie der Schröpfkopf, von dem Nikander sagt, er entferne mit dem angesammelten Blut auch das Gift. Es ist aber auch denkbar, daß er den Blutegel für giftig und sein Gift für ein geeignetes Gegengift hielt.

Der Grammatiker, Dichter und Arzt Nikander hatte anscheinend ein Priesteramt am Apollontempel von Klaros inne. Apollon war der Gott, der die Krankheit, das Übel abwehrte, in Klaros speziell das Ungeziefer, die giftigen Tiere.[87] Nikanders Priestertätigkeit an dieser Orakelstätte sowie die Tatsache, daß er auch sonst andere Autoren für seine Dichtungen verwertet,[88] machen es unwahrscheinlich, daß

---

[86] Nik.Ther. 915-924 u. 93o:
"Ἢν δέ σ' ὁδοιπλανέοντα καὶ ἐν νεμέεσσιν ἀνύδροις
νύχμα κατασπέρχῃ, βεβαρημένος αὐτίκα ῥίζας
ἢ ποίην ἢ σπέρμά παρ' ἀτραπιτοῖσι χλοάζον
μαστάζειν γενύεσσιν, ἀμελγόμενος δ' ἀπὸ χυλὸν
τύμμασιν ἡμίβρωτα βάλοις ἐπὶ λύματα δαιτὸς
ὄφρα δύην καὶ κῆρα κατασπέρχουσαν ἀλύξῃς.
Ναὶ μὴν καὶ σικύην χαλκήρεα λοιγέι τύψει
προσμάζας ἰόν τε καὶ ἀθρόον αἷμα κενώσεις,
ἠὲ κράδης γλαγόεντα χέας ὀπόν, ἠὲ σίδηρον
καυστείρης θαλφθεῖσαν ὑπὸ στέρνοισι καμίνου.
δήποτε καὶ βδέλλας κορέσαις ἐπὶ τύμμασι βόσκων."

[87] S. Adler, Art. Klarios, RE 11, 1921, 548-552.

[88] S. A.S.F. Gow und A.F. Scholfield, Nicander - The Poems and Poetical Fragments, edited with a translation and notes, Cambridge 1953, S. 7.

er der Erfinder der Blutegeltherapie war.[89] Vielmehr ist zu vermuten, daß die Blutegeltherapie bereits im 3. Jahrhundert v.Chr. in Alexandria - vielleicht aus indischen Quellen[90] - bekannt war und daß die von Nikander beschriebene Indikation auf Apollodor von Alexandria zurückgeht, der das maßgebende Werk auf iologischem Gebiet verfaßte.[91]

---

[89] Huber meint ebenfalls, Nikander könne nicht als Erfinder der Blutegeltherapie gelten. Es sei wahrscheinlich, daß die Schüler des Erasistratos und Herophilos diese Art der topischen Blutentleerung schon übten, da ja auch die Schröpfköpfe schon längst bekannt waren. J.Ch. Huber, Die Blutegel im Altertum, Deutsches Archiv für clinische Medizin 47, 1891, 523 f.

An dieser Stelle sei noch angemerkt, daß Hubers Behauptung, Aristoteles sage von Blutegeln nirgends ein Wort (Huber, Blutegel, S. 523), falsch ist. Aristoteles berichtet zwar noch nicht von der medizinischen Verwendung, beschreibt aber sehr treffend in De incessu animalium (7o9 a) ihre Fortbewegung:...τὰ δ' ἰλυσπάσει χρώμενα, καθάπερ τὰ καλούμενα γῆς ἔντερα καὶ βδέλλαι. ταῦτα γὰρ τῷ μὲν ἡγουμένῳ προέρχεται, τὸ δὲ λοιπὸν σῶμα πᾶν πρὸς τοῦτο συνάγουσι, καὶ τοῦτον τὸν τρόπον εἰς τόπον ἐκ τόπου μεταβάλλουσιν.

[90] Vgl. Iwan Bloch, Beziehungen der indischen Medizin zur griechischen und arabischen Heilkunde, in: Handbuch der Geschichte der Medizin, bgr.v. Th. Puschmann, hrsg. v. Max Neuburger und Julius Pagel, Jena 19o2, repr. Hildesheim 1871, Bd.1, S. 124.

[91] Vgl. Max Wellmann, Philumenos, Hermes 43, 19o8, 378 f.

Methodiker

Zu wirklicher Bedeutung gelangte die Blutegeltherapie jedoch erst bei der methodischen Ärzteschule, die sich – um 5o v.Chr. von Themison von Laodikeia gegründet – zum einflußreichsten aller medizinischen Systeme im römischen Reich entwickelte und so wohl auch zur Verbreitung der Blutegeltherapie beitrug. Themison arbeitete die Theorien seines Lehrers Asclepiades[92] zu einer praktischen Heilmethode aus, konnte aber sein System noch nicht konsequent in der Praxis durchführen. So traf er verschiedentlich einander widersprechende Maßnahmen wie etwa Aderlaß und zusammenziehende Umschläge. Er wurde daher von seinen Nachfolgern heftig kritisiert.[93] Durch eine solche kritische Anmerkung bei Caelius Aurelianus können wir erfahren, daß Themison Blutegel verwandte.[94] Die Stellung des Blutegels im medizinischen System der Methodiker wird deutlich, wenn wir uns näher mit dieser Stelle auseinandersetzen.

---

[92] Es ist nicht bekannt, ob Asclepiades ebenfalls Blutegel verwandte.

[93] S. Theodor Meyer-Steineg, Das medizinische System der Methodiker, eine Vorstudie zu Caelius Aurelianus "De morbis acutis et chronicis", Jena 1916, S. 18-21; (Jenaer medizin-historische Beiträge Heft 7/8); und Bauer, Geschichte der Aderlässe, S. 43 f.

[94] Cael.Aur.chron.1,47-49: (De capitis passione)... item Themison primo libro Tardarum passionum, quas chronias vocant, phlebotomat atque constrictivis fomentis utitur ad laxamentum phlebotomiae, frustratus errore sequenti ex fomentis incongruis. item imminente augmento duas praecavens horas, unctiones adhibet acerrimas et durissimam fricationem atque constrictionem articulorum; tunc sinapismum adhibet ultimis membrorum partibus sive summitatibus articulorum ob avertendam materiam. plurimas etiam fronti sanguisugas apponit atque humeris et temporibus capitis, quod est contra sectae rigorem. affectandam igitur corporis laxationem, non aversionem materiae eius dicimus: quippe cum non concurrat neque

Der chronische Kopfschmerz ist die einzige überlieferte Indikation Themisons für die Blutegeltherapie. Dies kann aber nicht bedeuten, daß es auch seine einzige Indikation war. Wir müssen uns vor Augen halten, daß es für die Methodiker im Grunde keine speziellen Krankheiten und Krankheitsursachen gibt. Zwar unterscheidet Caelius Aurelianus zwischen causae antecedentes (Verletzungen, Abkühlung, Erhitzung, Überanstrengung, Verdauungsstörungen, Traurigkeit, Schlaflosigkeit usw.) und causae operantes (Alter, Geschlecht, Körperanlage, Gesundheitszustand, Witterung, Jahreszeit usw.), wobei letzteres fortwirkende Ursachen sind, die während der ganzen Krankheitsdauer gegenwärtig sind, das erste dagegen Ursachen, die die Krankheit vorbereiten, die zur Krankheit führen können, aber nicht müssen, die jeweils die Ursache für die verschiedensten Krankheiten sein können. Die Kenntnis dieser Krankheitsursachen ist aber nur von theoretischem Interesse, für die praktische Krankenbehandlung ist sie ohne Bedeutung. Als Grundlage für die Therapie genügt die Beobachtung gewisser allgemeiner sichtbarer Krankheitserscheinungen (Kommunitäten). Bei Themison gibt es zwei Grundformen der Krankheiten, den status strictus und den status laxus. Der status strictus ist gekennzeichnet durch Dichtmachung des ganzen Körpers, Anhaltung der Ausscheidungen, Behinderung seiner sämtlichen sichtbaren Absonderungen, heftiges Fieber usw., der status laxus durch Auflockerung der ganzen Körperoberflä-

---

conveniat quod faciendum putat, ut eodem tempore articulorum constrictione et sanguisugarum appositione utamur, praeservatis horis duabus antequam passionis implicent augmenta, cum illo tempore sit requies adhibenda; et saepe contingat ut praeveniens corpori occupato querela accessionem denuntians ipsum quoque tempus quod elegisse videtur turbare noscatur; sitque nocens appositio sanguisugarum, ex quibus perfrictio atque commotio vel ex earum morsibus amentia aut si aliquo sanguinem detrahunt gravis aegros vexatio consequitur.

che bei Vermehrung aller sichtbaren Absonderungen. Bestehen beide Zustände gleichzeitig, so liegt ein status mixtus vor. Bei Caelius Aurelianus sind die entsprechenden principales passiones: stricturae passio, gekennzeichnet auch durch Härte (durities), Trockenheit (siccitas), Schwere (gravedo), Starrheit (torpor), Spannung (tensio), Schwellung (tumor), Schmerz (dolor), Besinnungsstörungen, Krämpfe, Blutungen usw., solutionis passio (runzlige, faltige Hautbeschaffenheit, unfreiwillige Entleerung von Kot und Urin, Kälte und Steifheit, Zittern, schwacher und langsamer Puls) und complexae passiones, die die Mehrzahl der Krankheiten stellen.[95]

Wenn es keine speziellen Krankheiten gibt, kann es natürlich auch keine spezifisch wirkenden Heilmittel geben. Die Therapie besteht einfach darin - nach dem Grundsatz contraria contrariis - der Kommunität, beim status mixtus der vorherrschenden Kommunität etgegenzuwirken. Die Heilmittel lassen sich ebenso einfach wie die Krankheiten einteilen. Sie wirken entweder erschlaffend oder zusammenziehend, entspannend oder anspannend und können demzufolge ein jedes bei jeder beliebigen Krankheit angewandt werden, sofern sie der Kommunität entgegengesetzt wirken.[96]

Dies gilt selbstverständlich auch für die Blutegel, denen eine relaxierende Wirkung zukommt. Bei Caelius Aurelianus finden sich ausdrücklich als Indikationen erwähnt: Wahnsinn, allein (chron.1,16o) oder in Verbindung mit einer fieberhaften Allgemeinerkrankung (acut.1,76), Schlafsucht (acut.2,29), Synanche (acut.3,21), Satyriasis (acut. 3,183), chronischer Kopfschmerz (chron.1,13), Epilepsie (chron.1,91), Ohrenschmerzen (chron.2,67), Speiseröhrenerkrankungen (chron.3,25), Krankheiten von Leber und Milz

---

[95] S.Meyer-Steineg, Das medizinische System der Methodiker, S. 16-3o; 45-51.
[96] S. Meyer-Steineg, Das medizinische System der Methodiker, S. 25 f.

(chron. 3,53), Hämorrhagien (chron.2,174), Kolonerkrankungen (chron.4,97), Schmerzen in Hüfte und Gesäß (chron. 5,12), Arthritis und Podagra (chron.5,36), Blasenerkrankungen, insbesondere Harnverhaltung (chron.5,75). Da wir wissen, daß Themison Blutegel überhaupt verwandte, können wir mit Sicherheit davon ausgehen, daß er sie auch bei den meisten anderen Krankheiten gebrauchte, die zum status strictus gerechnet wurden, vielleicht sogar in größerem Umfange als Caelius Aurelianus bzw. Soranus von Ephesos. Denn seit dem 1.Jh.n.Chr., als Thessalos von Tralles Themisons Lehren weiter ausbaute, wurden die allgemeingültigen Behandlungsnormen für jede Einzelbehandlung modifiziert und damit die Indikation wohl wesentlich enger gestellt.[97]

Caelius Aurelianus tadelt den Zeitpunkt, zu dem Themison die Blutegel setzt: zwei Stunden vor einem zu erwartenden Anfall. Die neu hinzugekommenen Modifikationen der methodischen Lehre lassen es nicht mehr zu, ein für den status durchaus passendes Heilmittel in jedem Stadium der Krankheit anzuwenden. Die Einteilung des Krankheitsverlaufes ist kompliziert geworden. Dem Beginn einer Erkrankung (initium) geht ein zunächst noch uncharakteristisches Prodromalstadium voraus (declivus in passionem). Die Krankheit beginnt aber eigentlich erst, wenn charakteristische Symptome die Zuweisung zu einem status ermöglichen (in passionem constitutus). Die Symptome nehmen zu (augmentum), bis sie im Höhepunkt der Krankheit voll ausgebildet sind, einen Stillstand erreicht haben (status).[98]

---

[97] Vgl. Meyer-Steineg, Das medizinische System der Methodiker, S. 31-37.
[98] S. Meyer-Steineg, Das medizinische System der Methodiker, S. 51-53.

Bis zu diesem Stadium ist das Verhalten des Arztes im wesentlichen exspektativ. Die Therapie beschränkt sich meist auf Allgemeinmaßnahmen wie die Wahl günstiger äußerer Bedingungen für den Kranken, richtige Lagerung, Diät, Fernhaltung aller schädlichen psychischen Einflüsse usw.[99] Nur in Ausnahmefällen wird in diesen Stadien, und dann im ersten diatriton, bei sehr schweren Zuständen von status strictus ein Aderlaß vorgenommen als besonders wirksames Laxativum. Dies geschieht aber auch nur im ersten diatriton, weil im späteren Verlauf der Krankheit die Kräfte zu sehr geschwächt sind, um einen Aderlaß noch ertragen zu können.[100] Ein aktives Behandeln der Krankheit erfolgt erst in den folgenden Stadien, wenn die Krankheit nachläßt, im Stadium des Abfalls (declinatio) und in der Zeit der Erholung (tempus resumptionis). Der Krankheitsverlauf kann auch wellenförmig von Anfällen überlagert sein. Der Anfall heißt accessio, sein Nachlassen remissio oder dimissio. Von den akuten werden die chronischen Krankheiten unterschieden, die wellenförmig verlaufen, wobei Anfälle (accessio oder superpositio) und mehr oder weniger beschwerdefreie Intervalle miteinander wechseln. Der einzelne Anfall wird genauso eingeteilt und behandelt wie eine akute Erkrankung, jedoch verwischen sich die Stadien. Die eigentliche Therapie erfolgt im intervallum und hat den Zweck "umzustimmen", ist metasynkritisch.[101]

---

[99] S. Meyer-Steineg, Das medizinische System der Methodiker, S. 76 f.

[100] Vgl. Caelius Aurelianus acut. 1, 7o:
At si sola atque vehemens strictura aegros in phreniticam extemplo passionem perduxerit, designat, adhibendam esse phlebotomiam, permittentibus viribus: atque si passio cogit, intra diatriton; si minus, in ipsa prima diatrito, ultra numquam... S.auch acut.2,28.1o4; 3,58. 76.127.147 f. 181 u.a.

[101] S. Meyer-Steineg, Das medizinische System der Methodiker, S. 53-56; 77.

Caelius Aurelianus bemängelt auch die falsche Lokalisation für die Applikation der Blutegel bei Themison. Themison setzt sie an Stirn, Schläfen und Schultern, offenbar mit der Absicht, irgendein Zuviel vom Kopfe abzuleiten. Nicht Ableitung aber, sondern Entspannung des Körpers müßte das Ziel sein. Richtig wäre es gewesen, wenn Themison bei nicht nachlassenden Kopfschmerzen zur Zeit der declinatio nach Abscheren des Kopfhaares kreisförmig Blutegel um den Kopf und diesem so Erleichterung verschafft hätte.[102] Natürlich kommt nicht nur der Kopf als Applikationsort in Frage, sondern jeder Körperteil, der sich im status strictus befindet. Werden die Blutegel als allgemein entspannendes Mittel verwendet, so werden sie über den ganzen Körper verteilt.[103]

Der Blutegel ist also einerseits eines der zahlreichen Mittel zur allgemeinen Veränderung des vorherrschenden status, andererseits ist er aber auch, ebenso wie Aderlaß, Skarification, Schröpfen und Kauterisation, ein speciale adiutorium, d.h. ein Mittel zur symptomatischen Lokaltherapie, das als besondere Maßnahme - cum generali curatione congrua - die allgemeine Behandlung ergänzt, das an

---

[102] Vgl.Cael.Aur. acut. 1, 76:
Alia dehinc diatrito rasis partibus cucurbitam apponimus occipitio mitiganter, atque sub ipsa fronte sanguisugas facimus inhaerere quatuor vel quinque, ut non ex una parte detractio fieri sanguinis videatur, sed veluti circulatim, ut totum spiret atque relevetur caput.
chron. 1, 91: si aliqua in parte capitis gravedo vel dolor aut punctio aut torpor occurrerit, erunt sanguisugae circulatim apponendae.

[103] Vgl. Cael.Aur. chron. 4, 97:
cucurbita apponenda adiuncta scarificatione; vel hirudines admovendae omnibus partibus in tensione constitutis.
chron. 1, 160: ac si vultus vel ora fuerint affecta plurimum, totum corpus erit sanguisugis relevandum, quas hirudines appellamus.

sich in dieser Form keine Heilwirkung hat, aber günstigere Bedingungen für die allgemeine Therapie schafft oder dem Kranken wenigstens Linderung bringt.[104]

Die verschiedenen Arten der Blutentziehung, Aderlaß, Schröpfen, Blutegel und Skarifikation, obwohl alles relaxierende Mittel und durchaus bei derselben Krankheit anwendbar, sind für den Methodiker doch klar zu unterscheidende Maßnahmen, die nicht beliebig austauschbar sind. Im Gegensatz zum Aderlaß, der, wie schon erwähnt, nur im ersten diatriton eingesetzt werden kann und nur ausnahmsweise bei ungeschwächten Kräften später (Cael.Aur.acut. 3,12.76), werden die Blutegel nie in den ersten Stadien einer Krankheit verwendet und auch nicht im Intervall, d.h. sie sind auch kein metasynkritisches Mittel. Nur die Zeit der declinatio (Cael.Aur.acut.1,29;chron.3,25) bzw. dimissio,[105] seltener auch der status einer Krankheit (Cael.Aur.chron.1,16o; 2,67; 5,36) kommen in Frage.

Bei den Schröpfköpfen sind drei Anwendungsformen zu unterscheiden, das milde trockene Schröpfen (cucurbitae leves), das blutige Schröpfen (cucurbita cum scarificatione) und das metasynkritische Schröpfen (cucurbita recorporativa). Die erste Form kann als Allgemein- und Lokaltherapeutikum gegen den status strictus während des Anfalles verwendet werden (Cael.Aur.acut.2,151; 3,79; chron.1,13 u.a.), in den Anfangsstadien (acut.2,1o6) ebenso wie im status (acut.3,183) oder zur Zeit der declinatio oder dimissio (acut.1,84; 2,8o). Der Schröpfkopf wird nur wenig

---

[104] Vgl. Meyer-Steineg, Das medizinische System der Methodiker, S. 79.
[105] Vgl.Cael.Aur.chron. 3, 127:
habet praeterea paracentesis aptissimum tempus...sicut cucurbita scarificatione adiuncta atque hirudinum appositio, quae non in accessione aut lenimento sed in dimissione superpositionis recte adhibenda probantur.
Vgl.a.Cael.Aur.acut.3,2o f.183; chron.1,13; 4,97.

erhitzt, saugt demzufolge nur schwach und wirkt daher milde und entspannend. Erhitzt man ihn aber stark, so ist seine Saugwirkung auch wesentlich stärker und seine Wirkung wird geradezu ins Gegenteil verkehrt, ist jetzt gegen den status laxus bei chronischen Krankheiten gerichtet (cucurbita constrictiva), hat eine umstimmende Wirkung (Cael.Aur. chron.1,33.167; 2,31.1o7; 3,27 u.a.). Wenn die Krankheit ihren Höhepunkt erreicht oder überschritten hat, wird das Schröpfen mit der Skarifikation verbunden. Dies ist die am häufigsten angewandte Form des Schröpfens. Die nach trockenem Schröpfen oder warmem Dämpfen gerötete oder geschwollene Haut wird skarifiziert. Dadurch wird die durch die Schröpfköpfe hervorgerufene Erschütterung (quassatio) gemildert und der Blutfluß erleichtert. Anschließend werden wieder Schröpfköpfe aufgesetzt zur Blutentziehung.[106] Mit diesem Verfahren ist die Blutegeltherapie in etwa gleichzusetzen. Sie kann das blutige Schröpfen in vielen Fällen ersetzen oder ergänzen,[107] insbesondere wenn die vorgesehene Lokalisation wegen ihrer Unebenheit oder Kleinheit nicht für den Schröpfkopf geeignet ist[108] oder wenn der Patient Angst vor dem Skarifizieren hat, z.B. am Hals.[109]

---

[106] Vgl. Cael.Aur.acut. 1, 77 f.
[107] Vgl. Cael.Aur.chron. 3, 25:
   his autem partibus quae fuerint in tensione constitutae cataplasmata conveniunt laxativa...tunc cucurbita adiuncta scarificatione, sive hirudinum appositio, quas vulgo sanguisugas appellant.
   chron. 3, 53: in his igitur communiter oportet superpositionum tempore...tunc cucurbitae atque scarificationes et sanguisugarum convenit appositio, quas hirudines appellant.
   S. auch Cael.Aur. chron. 4, 97; 5, 36.
[108] Vgl.Cael.Aur.chron. 1, 13:
   tunc novacula radendum caput; atque cataplasmatibus et levi cucurbita in accessione, cum scarificatione autem in dimissione, relevandum, ex illis scilicet partibus quae plus patiuntur vel fortiore dolore vexantur. atque

Wohl kann man Blutegeltherapie und blutiges Schröpfen gleichsetzen, nicht aber Blutegel und Skarifikation. Die Skarifikation alleine wirkt sanfter als die beiden anderen Verfahren. Sie ruft keine Erschütterung hervor, wie solche beim Schröpfen immer erfolgt. Blutegel haben der einfachen Skarifikation gegenüber den Nachteil, daß ihr Beißen und Saugen von einem ziehenden, stechenden Gefühl (consensus) begleitet ist, das nicht unbedingt der Beruhigung und Entspannung des Patienten dienlich ist; es resultiert eine gewisse Reibung, eine Aufregung (perfrictio atque commotio), die eben im ersten Stadium eines Kopfschmerzanfalles schädlich sein muß für den Patienten, die bis zum Wahnsinn führen kann.[110]

---

ita sanguisugae apponendae, quas hirudines appellamus, et magis si locorum inaequalitas cucurbitae non fuerit capax, quo inhaerere minime possit.

[109] Vgl. Cael.Aur. acut. 3, 2o f.:
sed post clysteris usum erunt etiam cucurbitae cum scarificatione apponendae dimissionis tempore...apponendae aliae igitur collo tenus vel gutturi, quae loca anthereona Graeci vocaverunt, item cervici sive nervis maioribus, quos tenontas appellant, item singulas ex utraque parte sub aurium lacunis, quibus in locis etiam faucium positio esse perspicitur. at si passio perseverarit et aeger ad perferendam curationem fuerit mollis, ut ferri cuspide metu se contingi prohibeat, sanguisugas, quas Graeci bdellas appellant, apponemus iisdem locis quae supra memoravimus.

[110] Vgl. Cael.Aur. chron. 5, 36:
atque ita totius passionis statu accepto ut inflata vel tumentia loca videantur, scarificatio adhibenda, et ubi permiserint partes cucurbita figenda vel hirudines admovendae. est autem omnium levior praeter cucurbitam scarificatio, siquidem nulla quassatio partium fiet, quae necessario cucurbitae coniuncta est. item hirudinum morsibus consensus adiungitur, et propterea, ut supra dictum est, simplex scarificatio lenius probatur.

Bei Caelius Aurelianus finden sich nur spärliche Angaben über das Vorgehen beim Blutegelsetzen. Durch Oreibasios ist uns aber ein Fragment des "Methodikers" Menemachos erhalten geblieben, das es gestattet, die Angaben zu ergänzen und ein doch recht vollständiges Bild der damaligen Praxis zu entwerfen.[111]
Vor der Applikation der Schröpfköpfe wie der Blutegel werden die betreffenden Stellen, sofern es nötig ist, rasiert, wobei dem Rasieren allein schon eine entspannende Wirkung zukommt.[112] Dann werden die Blutegel an die schmerzenden Stellen selbst angelegt·oder in deren Nähe an fettfreien Stellen, weil ihnen angeblich das Fett den Appetit verdirbt. Ihre Anzahl richtet sich nach der Schwere des Leidens und nach der Größe des Ortes, an den sie gesetzt werden sollen. Um das Ansetzen zu erleichtern, d.h., um zu verhindern, daß die Blutegel an anderer als genau an

---

[111]Oreib. coll. med. 7, 22:
Προσβάλλονται τοῖς πεπονθόσι τόποις αἱ βδέλλαι ἢ τοῖς σύνεγγυς ἀλιπέσιν· ἀποστρέφει γὰρ αὐτῶν τὴν ὄρεξιν τὸ ἔλαιον· εἰς στεγνότητα δὲ καλάμου στενοῦ μὴ διανταίως τετρημένου καθιέμεναι ἢ πῶμα καλαμίσκου ἤ τι ὅμοιον. τὸ δὲ πλῆθος αὐτῶν ληπτέον ἐκ δύο μεγεθῶν, τοῦ τε τόπου καὶ τοῦ πάθους. ἀφαιροῖντο δ' ἂν ἐλαίου θερμοῦ τοῖς χείλεσιν αὐτῶν παρασταχθέντος· τὸ δὲ δηκτικὸν τῶν ἁλῶν ἐπὶ τῶν ἑλκουμένων ἐκκλιτέον. τὸ δὲ μετὰ τὴν ἀφαίρεσιν ἐπιρρέον ἐπιτεθεὶς ἐπέχει δάκτυλος. τὸ δὲ πλῆθος τῆς ἐκκρίσεως ἐμφαίνεται μὲν καὶ τῇ διορθώσει τῶν βδελλῶν· ἐναργέστερον δὲ γίνεται συναχθέν, ὅταν χωρισθεῖσαι τῶν σωμάτων ἀπεμέσωσι τὸ αἷμα. στραγγῶς δ' αὐτῶν ἐμφυομένων, ἀμυκτέον ἐπιπολαίως τοὺς τόπους, οἷς προσάγονται· γευσάμεναι γὰρ αἵματος ὀρέγονται μᾶλλον αὐτοῦ.

[112]Vgl. Cael.Aur. acut. 2, 29:
tunc sicut in phreniticis, tondendum caput atque radendum et apposita cucurbita scarificandum et sanguisugis relevandum.
acut. 3, 183: tunc etiam cucurbitas apponemus sed in accessionis statu leves, in dimissione autem cum scarificatione, clunibus atque pube tenus praerasis capillis. apponimus etiam sanguisugas.

der gewünschten Stelle anbeißen oder einfach das Weite suchen, verwendet man ein röhrenförmiges Gefäß, das nur an einer Seite offen ist, z.B. ein enges Schilfrohr, in das man die Blutegel, offenbar einzeln, hineinsteckt. Wollen sie trotzdem nicht an der vorgesehenen Stelle anbeißen, so wird die Haut dort aufgeritzt, damit die Egel Blut schmekken können und der Appetit geweckt wird. Zur Zeit des Menemachus waren, wie oben dargelegt, Salz- Säure- und Temperaturreize allgemein bekannt als Mittel, verschluckte Blutegel zum Loslassen zu bewegen. Und sicher wandte man diese Mittel auch bei Blutegeln an, die sich auf der Haut festgebissen hatten, sei es als Parasit, sei es als therapeutisches Mittel. Ein methodischer Arzt konnte natürlich diese Reize nicht bedenkenlos anwenden, denn jede Maßnahme am Kranken mußte ja mit der allgemeinen Behandlungsnorm übereinstimmen. So erklärt es sich, daß Menemachus das Salz (und sicher auch den Essig) wegen seines beißendes Charakters ablehnt. Blutegel werden verwandt beim status strictus, also muß auch statt eines adstringierenden ein entspannend wirkendes Mittel verwendet werden, um die Blutegel von der Haut zu lösen; Menemachus läßt heißes Salböl auf ihren Kopf träufeln. Die Menge des entleerten Blutes wird nach der Schwellung der Blutegel geschätzt oder bestimmt, indem man die Blutegel veranlaßt, das Aufgenommene wieder auszuspeien. Zur Blutstillung komprimiert man die Wunde mit dem Finger. Im Gegensatz zu Menemachus ist bei Caelius Aurelianus nirgends von Blutstillung die Rede, Caelius Aurelianus scheint sogar großen Wert auf eine ausreichende Nachblutung zu legen. Nach dem Abnehmen der Blut-

---

chron. 1, 13: at si passio duraverit, erit tondendus aeger usque ad cutem. hinc etiam patientes partes levantur cum ex alto reflatio quaedam viarum nuditate permittitur, et localibus interea adiutoriis praeparantur.

egel werden, wenn diese nicht genug Blut gesogen haben, Schröpfköpfe auf die Blutegelwunden gesetzt, um die Blutung zu fördern.[113] Unter Umständen kann es erforderlich sein, ein zweites oder gar ein drittes Mal Blutegel anzusetzen, besonders wenn ein zu bekämpfender Schmerz nicht nachläßt.[114]

Deutlich unterscheidet sich die Blutegeltherapie des Cassius Felix, den Orth[115] klar der methodischen Schule zuordnen zu können glaubt, von der des Caelius Aurelianus und Menemachus.[116] Cassius Felix läßt beim Empyem, das man zu Beginn wegen des geschilderten Schmerzes dem status strictus zuordnen könnte, bevorzugt Blutegel setzen.

---

[113] Vgl. Cael.Aur. chron. 1, 91:
quae si sufficientem fecerint detractionem adiutorium modum dabunt; sin minus, his detractis, cucurbitas infigemus, ut per earum vulnera detractio procuretur.
acut. 3, 21: Tunc post earum casum, si minime factam sanguinis detractionem viderimus, cucurbitae apponemus, ut praefecta sanguisugarum vulneratione raptu cucurbitae detractio compleatur.

[114] Vgl. Cael.Aur. chron. 5, 12:
ac si permanserit dolor, adhibenda scarificatio. hirudines etiam adhibendae, quas Graeci bdellas appellant; hoc quidem secundo vel tertio faciendum si causae poposcerint.

[115] Hermann Orth, Der Afrikaner Cassius Felix - ein methodischer Arzt? Sudhoffs Archiv 44, 1960, 193-217.

[116] Vgl. Cassius Felix De Medicina 21:
propter ea curationis tempore in ipso initio si in uno loco fuerit confixus dolor, erit festinandum ut ante quam saniet apostema diaforeticis adiutoriis de altitudine levatum ad superficiem cutis spargatur. id est in primis patienti loco sanguisugas appones hoc modo. intra cucurbitam medicinalem latum linteolum mittes usque ad scapulas cucurbitae, ita ut labia ipsius cucurbitae operias. in quo linteolo sanguisugas quam plures proicies, et loco dolenti cucurbitam supervertes, et leviter ac sufficienter in circuitu linteolum trahes, quo possint sanguisugae corio vel cuti applicari. hoc vero moderate facies, ne iterum nimia angustia opprimantur. et cum morsibus adhaeserint, cucurbitam

Die Anwendung von Blutegeln bei status strictus stünde ja in Einklang mit der methodischen Lehre, und das Wort initium wird häufig von Methodikern verwandt, aber Cassius Felix setzt eben nicht Blutegel, um einen status zu verändern, sondern mit dem Ziel, etwas aus der Tiefe an die Oberfläche zu ziehen und zu zerstreuen. Dazu kommt, daß er die Blutegel am Anfang der Krankheit setzt statt zur Zeit der dimissio. Und indem er die Blutegel mit Salz wieder entfernt, handelt er in einem dritten Punkte ganz eindeutig contra sectae rigorem. Interessant ist seine Variante des Blutegelsetzens. In einen Schröpfkopf wird ein breites Leinentuch gelegt, so, daß es über dessen Rand hinausragt. In das Leinen werden möglichst viele Blutegel getan, und der Schröpfkopf wird über die erkrankte Stelle gestülpt. Durch kreisförmigen Zug am Leinen wird der freie Raum verengt, die Blutegel der Haut genähert. Mit Caelius Aurelianus stimmt Cassius Felix darin überein, daß nach dem Abnehmen der Blutegel ein Schröpfkopf auf die Blutegelwunden gesetzt wird, um ein ausreichendes Quantum Blut zu entziehen. Diese geringfügige formale Übereinstimmung kann es aber - zumindest in diesem Falle - nicht rechtfertigen, die Behandlungsweise "methodisch" zu nennen.

---

cum linteolo auferes, et sines donec supra dicta animalia sanguine repleantur. tunc aspero sale trito sanguisugas removebis et locum perungues et in eodem loco cucurbitam adiecta flamma figes, et sanguinem detrahes quantum causae sufficere fueris arbitratus. et post detractionem sanguinis butyrum tritum cum nitro inlines et lana sucida cooperies et ligabis. sed si forte temporis ratio vel loci qualitas fecerint ut inveniri minime sanguisugae possint, levibus plagis scarificabis, et duobus vel tribus interpositis diebus diaforetico cataplasmate uteris.
Bemerkenswert ist auch die Verwendung des Blutegels bei Bissen tollwütiger Hunde (Cassius Felix De Medicina 67): Ad canis rapidi morsum. In primis, hoc est in praesenti, morsum ipsum medicinali scalpello circum incides competenter et sale contrito asperges et sanguisugas et cucurbitulas appones. attrahunt enim venenum sanguini canis commixtum.

Über die Häufigkeit der Blutegelanwendung bei den Methodikern läßt sich keine genaue Aussage machen. Nur so viel kann als sicher gelten, daß die Blutegel nicht gerade selten zur Anwendung kamen. Hierfür spricht zum einen die bei Caelius Aurelianus doch recht häufige Erwähnung dieser Tiere, zum anderen ist für diese Feststellung ein bedeutsames Indiz der Hinweis, sie nicht an die Ohrmuschel zu setzen.[117] Dem liegt die Beobachtung zu Grunde, daß Blutegelwunden an Stellen, wo sich dünne Haut direkt über Knorpel oder Knochen befindet, manchmal nur äußerst schwer heilen. Da so detaillierte Hinweise bei Caelius Aurelianus relativ selten sind, kann man schließen, daß die Blutegeltherapie doch wohl häufig genug war, um eine solche Warnung zu rechtfertigen.

---

[117] Vgl. Cael.Aur. chron. 2, 67:
et cum dolor sumpserit statum, erunt admovendae sanguisugae, quas hirudines appellant, circa finem auriculae, hoc est circulatim auditoriam cavernam habentes, cartilagine praetermissa.

Plinius

Es überrascht etwas, daß Celsus kein einziges Mal die therapeutische Verwendung des Blutegels erwähnt, obwohl er mit der methodischen Lehre vertraut ist, die Schriften des Themison und Menemachus kennt, und obwohl er ausführlich über Aderlaß und Schröpfen berichtet (De Medicina 2, 1o f.). Aus dem Schweigen muß wohl geschlossen werden, daß zu seiner Zeit die Blutegeltherapie, auch wenn einzelne methodische Ärzte sie häufiger anwandten, noch nicht allgemein Eingang in die Therapie gefunden hatte, daß sie noch nicht so verbreitet war wie schon wenige Jahrzehnte später. Wir können ferner vermuten, daß diese Therapieform noch nicht lange in Rom bekannt war, daß sie wahrscheinlich zuerst von den Methodikern nach Rom eingeführt wurde.

Anders sieht es schon bei Plinius aus, der in seiner Naturalis Historia ein Kapitel der Blutegeltherapie widmet[118] und sich auch sonst wiederholt mit Blutegeln beschäftigt. Wir müssen annehmen, daß zwischen Celsus und Plinius, also um die Mitte des 1. Jh. n. Chr., eine große

---

[118] Plin.nat.hist. 32, 123 f.:
diversus hirudinum, quas sanguisugas vocant, ad extrahendum sanguinem usus est. quippe eadem ratio earum, quae cucurbitarum medicinalium, ad corpora levanda sanguine, spiramenta laxanda iudicatur, sed vitium, quod admissae semel desiderium faciunt circa eadem tempora anni semper eiusdem medicinae. multi podagris quoque admittendas censuere. decidunt satiatae et pondere ipso sanguinis detractae aut sale adspersae; aliquando tamen relinquunt adfixa capita, quae causa volnera insanabilia facit et multos interemit, sicut Messalinum e consularibus patriciis, cum ad genu admisisset, in veneni virus remedio verso. maxime rufae ita formidantur; ergo sugentes forficibus praecidunt, ac velut siphonibus defluit sanguis, paulatimque morientium capita se contrahunt, nec relinquuntur. natura earum adversatur cimicibus, suffitu necat eos.

Blüte der Blutegeltherapie einsetzte. Blutegel müssen in großem Ausmaß verwendet worden sein, denn sonst könnte Plinius nicht schreiben, daß viele Menschen durch die Blutegelanwendung getötet würden. Als Grund für die Todesfälle gibt Plinius die unheilbaren Wunden an, die entstehen sollen, wenn die Blutegel ihre Köpfe in den Bißstellen zurücklassen. Diese Vorstellung entbehrt allerdings jeder Grundlage,[119] besonders wenn, wie vorher beschrieben, die Blutegel gesättigt von alleine loslassen oder wenn sie durch Bestreuen mit Salz zum Loslassen bewegt werden. Wahrscheinlich handelt es sich um - bei Blutegelanwendung äußerst seltene - nachträgliche Wundinfektionen, die vielleicht einmal zum Tode geführt haben könnten oder aber um Patienten mit einer hämorrhagischen Diathese, die aber wohl damals wie heute nicht so häufig war, um bei einer nur gelegentlichen Blutegelanwendung viele Todesfälle erklären zu können. Auch die Bemerkung des Plinius, daß ein Nachteil der Therapie darin bestehe, daß, wenn man die Blutegel einmal angesetzt habe, das Begehren entstehe, sie zur selben Jahreszeit immer wieder anzusetzen, deutet darauf hin, daß die Blutegeltherapie in dieser Zeit geradezu eine Modeerscheinung war. Dies würde auch gut in die kulturelle Situation einer Epoche passen, in welcher der Aberglauben zunehmend an Bedeutung gewann und magisch - sympathetische Mittel verstärkt Eingang in die Therapie fanden.[120] Auch die Bemerkung des Plinius, man beginne

---

[119] Vermutlich werden Beobachtungen an anderen Parasiten im Analogieschluß auf den Blutegel übertragen. Vgl. Plin.nat.hist. 11, 34 (116).

[120] Vgl. Fridolf Kudlien, Untersuchungen zu Aretaios von Kappadokien, Akad.Mainz, Abh.d.Geistes- u. Sozialwiss. Kl. 1963, 11, S. 1171 f.
Aus späterer Zeit ist uns auch für den Blutegel ein Beispiel für eine magische Verwendung überliefert. Bei Schmerz des Zäpfchens soll man einen Blutegel lebend

allgemein, den Blutegel sanguisuga zu nennen, zeigt die
wachsende Bedeutung der Blutegeltherapie.[121] Der Blutegel
wird nicht mehr mit dem seit Plautus (Epid.188) nachweis-
baren zoologischen Fachausdruck bezeichnet, sondern nach
seiner Funktion benannt.[122]

---

    in eine Nußschale einschließen, ihn in ein purpurrotes
    Tuch wickeln und um den Hals binden.
    Marcellus 14,25:
    Laboranti uvae diuturno labore haec cura succurrit: He-
    rudinem vivam testo avellanae includes eamque phoenicio
    involitam lino circa collum subligabis intraque diem
    nonum omni molestia liberabis.
[121] S. Plin.nat.hist.8,1o (29):
    cruciatum in potu maximum sentiunt hausta hirudine,
    quam sanguisugam vulgo coepisse appellari adverto.
[122] Die Beliebtheit des Blutegels kommt auch darin zum Aus-
    druck, daß er als Kosmetikum benutzt wird. Blutegel-
    asche in Essig wird als psilotrum verwandt, d.h. als
    ein äußerlich angewandtes Mittel gegen unerwünschtes
    Haarwachstum, z.B. an den Augenbrauen:
    Plin.nat.hist.32,7 (76): Meges psilotrum palpebrarum
    faciebat...idem praestare sanguisugarum cinis ex aceto
    inlitus putatur - comburi eas oportet in novo vaso.
    Plin.nat.hist.32,1o(136): sanguisugae quoque tostae in
    vase fictili et ex aceto inlitae eundem contra pilos
    habent effectum.
    Ferner dienen die Blutegel zum Schwarzfärben der Haare.
    Zu diesem Zwecke müssen sie erst längere Zeit in dunk-
    lem Wein oder Essig in einem Bleigefäß verfaulen. Bei
    Sonnenlicht werden die Haare mit diesem Mittel bestri-
    chen. Während des Färbens soll man Öl im Munde halten,
    da sich sonst die Zähne ebenfalls schwarz färben. Über
    den als eine seiner Quellen genannten Sornatius ist
    nichts bekannt.
    Plin.nat.hist.32,7 (67 f.): capillum denigrant sangui-
    sugae, quae in vino nigro diebus XXXX computuere. alii
    in aceti sextariis II sanguisugarum sextarium in vase
    plumbeo putrescere iubent totidem diebus, mox inlini
    in sole. Sornatius tantam vim hanc tradit, ut, nisi
    oleum ore contineant qui tinguent, dentes quoque suco
    earum denigrari dicat.
    Marcellus gibt die Rezepte des Plinius fast unverändert
    wieder:
    De Medicamentis 7,11: Sanguisugarum sextarius duobus
    sextariis nigri vini miscetur et XL diebus in vasculo

Zur Vermeidung unerwünschter Zwischenfälle schneidet man - Plinius ist unsere erste Quelle für die Bdellotomie - die Blutegel vorne ab, das Blut fließt wie durch einen Siphon weiter, und die Blutegel lassen allmählich sterbend mit ihren Köpfen los. Da in späterer Zeit dieses Verfahren nur dazu diente, mit wenigen Blutegeln eine große Blutentziehung zu erreichen, muß Plinius' Darstellung in diesem Punkte bezweifelt werden. Bemerkenswert ist, daß Plinius die roten Blutegel als besonders gefürchtet erwähnt wegen der oben genannten Komplikationen. Da es kaum möglich gewesen sein dürfte, in Europa solche Erfahrungen zu sammeln, mangels exotischer Blutegelarten, und weil Plinius sich in merkwürdiger Übereinstimmung mit indischen Quellen wie Vagbhata befindet(s.o. S.18),[123] kann dies als ein Indiz für den möglichen indischen Ursprung der Blutegeltherapie gewertet werden.

Von größtem Interesse ist für uns auch die Information, die Blutegel würden ebenso wie die Schröpfköpfe auf ver-

---

plumbeo diligenter clauso maceratur; postmodum cum ipso vino conteruntur erudines, et in sole calido capiti deraso ad permutandos capillos earum sucus inponitur oleo, ne dentes inficiantur, donec siccetur medicamen, in ore detento.
De medicamentis 8,184: Sanguisugarum in olla conbustarum tritus delicatissime cinis et vulsis pilis palpebrarum inpositus vel inspersus renasci eos non sinit.
  Ebenso Quintus Serenus Liber medicinalis 34 (670-673): (pilis quibuscumque internecandis) - nec non e stagnis cessantibus exos hirudo/ sumitur et vivens Samia torretur in olla:/ haec acidis unguit permixta liquoribus artus/ evulsamque vetat rursus procrescere silvam.
Quelle für Quintus Serenus ist Plinius ebenfalls in 41 (784): (podagrae depellendae) - sunt quibus apposita siccatur hirudine sanguis.
Für eine dritte Stelle (22 (407)) ist die Quelle unbekannt: (Spleni curando) proderit exsucto fluvialis hirudo cruore.

[123] Hierauf weist auch Daremberg hin. S. Oribasius, Oeuvres, ed.u.transl. Ch.Daremberg u. C.Bussemaker, Paris 1851-1876, Bd.II, S. 790-792.

schiedene Arten angewandt, zum einen, um dem Körper Blut zu entziehen, zum anderen, um die Poren zu erschlaffen. Hieraus geht eindeutig hervor, daß zu Plinius' Zeit nicht nur die methodischen Ärzte (spiramenta laxanda) Blutegel benutzten, denn die Methodiker hatten ja nicht das Ziel, den Körper vom Blut zu erleichtern (corpora levanda sanguine). Von den außer den Methodikern existierenden Schulen finden sich nur in den überkommenen Schriften der Pneumatiker und der aus ihren Reihen hervorgegangenen Eklektiker Hinweise auf die Blutegeltherapie. Daß aber nicht nur Pneumatiker und Methodiker sich der Blutegel bedienten, klingt in dem "multi" an. Die Blutegeltherapie hatte eine weitere Verbreitung gefunden, auch bei jenen, die ohne den theoretischen Hintergrund eines medizinischen Systems empirisch Therapie betrieben, sie war offenbar in die Volksmedizin aufgenommen worden.[124]

---

[124] Zu Plinius ist noch anzumerken, daß er der einzige bekannte antike Autor ist - sofern der Text richtig überliefert ist - der nicht nur den Rauch von verbrannten Wanzen als Mittel gegen Blutegel empfiehlt, sondern umgekehrt auch berichtet, daß Blutegelrauch Wanzen tötet.

Pneumatiker

Um die Mitte des 1.Jh.v.Chr. gründete Athenaios aus Attaleia unter dem Einfluß des mittelstoischen Philosophen Poseidonios die pneumatische Schule. Aber erst im 1.Jh.n.Chr. hatten die pneumatischen Ärzte überwiegend Kontakt zu Rom. Aretaios, der einzige vollständig erhaltene Pneumatiker, lebte um die Mitte des 1.Jh.n.Chr.[125] Bei ihm finden sich drei Stellen, die sich mit der therapeutischen Verwendung des Blutegels befassen.[126] Bevor wir näher darauf eingehen, müssen wir uns zunächst noch kurz mit der Lehre der Pneumatiker beschäftigen, denn "ihre pathologischen Principien, ihre therapeutischen Grundsätze lassen sich nur aus den physiologischen Grundanschauungen ihres Systems verstehen."[127]

---

[125] S. Kudlien, Untersuchungen zu Aretaios, S.1151-1176, und Fridolf Kudlien, Art. Pneumatische Ärzte, RE Suppl. 11, 1968, 1o97-11o8.

[126] Aretaeus 6, 6, 3-4: (Θεραπεία τῶν κατὰ τὸ ἧπαρ ὀξέων παθῶν) ἐπὴν δὲ τουτέοισι πρηΰνης, σικύην προσβάλλειν μέζονα, ὡς ἀμφιλαβεῖν πάντη τὸ ὑποχόνδριον, ἐντάμνειν δὲ βαθύτερα, ὡς πολλὸν ἑλκύσειας αἷμα. μετεξετέροισι δὲ αἱ βδέλλαι (ἢ) σχάσαι κρέσσον. παρεισδύεται δὲ τοῦ ζώου ἡ δῆξις, ἀτὰρ ἠδὲ μέζονας διαβρώσιας ποιέεται. τῆδε καὶ δυσεπίσχετος ἡ ἀπὸ τῶν ζώων αἱμόρροια, κἢν ἄδην πιὸν ἐκπέσῃ τὸ θηρίον, σικύην προσβάλλειν· νέρθεν γὰρ ἕλκει τὸ νῦν. κἢν ἅλις ἔχῃ κενώσιος, ἐς μὲν τὰ τρώματα ἰσχαίμοισι χρέεσθαι ἀδήκτοισι, ἀραχνίων ὑφάσμασι· μάγνης, ἁλὸς ἐπιπάσσειν· ἠδὲ ἄρτω ἐφθῷ ξὺν πηγάνῳ ἢ μελιλώτῳ, ἀλθαίης ῥίζῃσιν. ἐς δὲ τὴν τρίτην ἡμέρην, κήρωμα ξὺν μυροβαλάνῳ ἢ ἀψινθίου κόμῃ καὶ ἴριδι.
6,11,4 (Θεραπεία σατυριάσεως) δριμὺ δὲ πᾶν ἀντερείσθωσαν σικύαι κατ' ἰσχίου ἢ ἤτρου. ἄρισται δὲ καὶ βδέλλαι νέρθεν ἑλκύσαι αἷμα· καὶ ἐπὶ τοῖσι τρώμασι ἐπιπλάσμα, αἱ φίχες ξὺν ἀλθαίῃ.
8,7,2-3 (Θεραπεία κοιλιακῶν) καὶ ἤνπῃ τοῦ ἥπατος ἢ τῆς κοιλίης κατὰ στόμα ἐντάσιες ἢ φλεγμασίαι ἔωσι, σικύην προσβάλλοντα ἐντάμνειν· καὶ ἔστι οἷσι τόδε μοῦνον ἤρκεσε· ἐπὴν δὲ κηρωτῆσι ἐς ὠτειλὴν ἤκῃ τὰ τρώματα ἠδὲ ἐπὶ σκληρίῃ κραίνῃ, τῆδε βδέλλας τὰ θηρία προσβάλλειν· ἔπειτα ἐπιθήματα πεπτικὰ τιθέναι.

[127] Max Wellmann, Die pneumatische Schule bis auf Archigenes in ihrer Entwicklung dargestellt, Berlin 1895, S. 132.

Vier Qualitäten, das Warme, Kalte, Trockene und Feuchte bilden die Grundbestandteile der Lebewesen, wobei die Qualitäten sowohl als Körper als auch als wirkende Kräfte verstanden werden. Das Pneuma in seiner gröbsten Form ist die Kraft, welche die einzelnen Teile des Körpers zusammenhält, in seiner feineren Form ist es die organisch gestaltende Natur, die Zeugung und Wachstum des Menschen bewirkt; die feinste Form des Pneuma schließlich vermittelt Leben, Denken und Sinnesempfindungen. Pneuma ist das Eingeatmete, das sich dem von Natur aus dem Menschen innewohnenden Pneuma assimiliert. Aus der Bewegung, der Reibung des inneren Pneuma entwickelt sich die innere Wärme. Zentralorgan des Pneuma ist das Herz. Von hier aus wird der ganze Organismus durch Venen und Arterien mit Pneuma, innerer Wärme und Blut beliefert. Da von der Beschaffenheit des Pneuma das körperliche und seelische Befinden des Menschen abhängig ist, bewirkt eine Verderbnis des Pneuma Krankheiten. Eine Anomalie des Pneuma ist immer Folge einer Dyskrasie der vier Elementarqualitäten. Dyskrasie heißt, daß eine oder zwei Qualitäten übermäßig vorherrschen. Mit der widernatürlichen Steigerung einer Qualitätenverbindung ist auch regelmäßig eine Verderbnis des entsprechenden Saftes verbunden (warm und feucht - Blut; kalt und feucht - Schleim; warm und trocken - gelbe Galle; kalt und trocken - schwarze Galle). Die Therapie besteht darin, die überwiegende Qualität durch Arzneimittel zu vermindern und die entgegengesetzte, verminderte Qualität durch entsprechende Diät zu vermehren.[128]
"Da das Blut dem menschlichen Körper zugleich Pneuma und Wärme zuführt, so hängt nicht zum mindesten von seiner Beschaffenheit das Wohlbefinden des Menschen ab. Demnach ergab sich bei den Pneumatikern als wichtiger therapeutischer Grundsatz, dem Überfluß und der Verderbnis desselben durch Blutentziehungen zu steuern."[129]

---

[128] S. Wellmann, Die pneumatische Schule, S. 133-166.

Blutentziehungen sind also geradezu als Universalheilmittel zu betrachten. Und so verwundert es auch nicht, daß Aretaeus bei kaum einer Krankheit auf allgemeine oder lokale Blutentziehung verzichtet. Der Aderlaß wird angewandt bei Phrenitis (Enzephalitissymptomatik, Fieberdelirien) (Aret.5,1,4), primärer Lethargie aus Plethora (Aret.5,2,3), Apoplexie (Aret.5,4,2), bei der Epilepsie im akuten Anfall (Aret.5,5,2) wie im Intervall (Aret.7,4,2), bei Tetanus (Aret.5,6,2), Angina (Aret.5,7,2), seuchenbedingten Erkrankungen des Pharynx (Aret.5,9,1), Pleuritis (Aret.5,1o,1), Peripneumonie (Aret.6,1,1), Blutauswurf (Aret.6,2,3), Synkope (Aret.6,3,3), Ileus (Aret.6,5,1), akuten Lebererkrankungen (Aret.6,6,2), Erkrankungen der Rückenarterie und -vene (Aret.6,7,2), Nierensteinen und N$_i$erenentzündung (Aret.6,8,3), akuten Blasenkrankheiten (Aret.6,9,2), Satyriasis (Aret.6,11,2), Cephalaea (Aret.7,2,1), Schwindel (Aret.7,3,2), Melancholie(Aret.7,5,2), Elephantiasis (Aret. 8,13,3).

Indikationen für die Blutentziehung sind also zuallererst schwere akute, fieberhafte Erkrankungen und Entzündungen, wobei der Kräftezustand des Kranken, Alter, Jahreszeit, Konstitution usw. zwar berücksichtigt werden, jedoch keine Kontraindikationen sein können. Selbst wenn viele Umstände gegen eine Blutentziehung sprechen, ist sie dennoch vorzunehmen, wenn nur ein einziges Symptom, wie z.B. eine rauhe, trockene, schwarze Zunge bei der Synkope, sie fordert (Aret.6,3,3). Als Kontraindikation wird ausdrücklich nur erwähnt die Kälte des Körpers (Aret.5,4,4) und ein leerer Magen, weil Hunger den Körper trocken und kalt macht (Aret.5,6,2). Auch bei sehr blutarmen und mageren Patienten soll kein Aderlaß gemacht werden (Aret.6,2,4), ferner

---

[129]Wellmann, Die pneumatische Schule, S. 226.

nicht bei Lethargie, wenn diese sich aus einer anderen Krankheit entwickelt hat und nicht aus Plethora. In diesem Falle sind auch stärkere örtliche Blutentziehungen kontraindiziert (Aret.5,2,2). Auch ein Ileus, der aus Speiseverderbnis oder heftiger Kälte entstanden ist und nicht durch Entzündung, fordert keinen Aderlaß (Aret.6,5,2). Kälte und Trockenheit können aber nicht als absolute Kontraindikationen gelten. Die Blutentziehung wird zwar meist als Antipyretikum und Antiphlogistikum verwendet – Sinn der Blutentziehung ist es ja, mit dem Blut, der "Ernährerin der Entzündung" (Aret.6,5,1), Wärme und Feuchtigkeit im Körper zu verringern, um dadurch eine Abkühlung zu erreichen – aber Blut wird auch noch aus anderen Gründen entzogen. Bei der Peripneumonie etwa wird der Aderlaß vorgenommen, weil die Krankheitsursache entfernt wird, wenn sie im Blut liegt, aber auch, weil Blutentziehungen die Lunge für den Durchgang der Luft geräumiger machen, wenn die Krankheitsursache in anderen Körperflüssigkeiten liegt (Aret.6,1,1). Beim Ileus und bei der Satyriasis wird bis zur Ohnmacht Blut gelassen, beim Ileus, weil eine ohnmachtbedingte Schmerzlosigkeit zur Erholung führt (Aret.6,5,1), bei der Satyriasis, um den Geschlechtstrieb zu dämpfen (Aret.6,11,2). Auch bei der Melancholie ist eine Blutentziehung angezeigt, obwohl es eine Krankheit ist, die durch Kälte und Trockenheit gekennzeichnet ist. Hier wird die schlechte Mischung der Säfte durch einen Aderlaß in der rechten Ellenbeuge bekämpft, weil dadurch direkt Blut aus der Leber, dem Ursprung der Venen entzogen wird, denn die Leber bildet Blut und Galle, die Säfte, die die Melancholie unterhalten (Aret.7,5,1). Sogar bei mageren und blassen Kranken wird hier Blut entzogen, wenn auch mäßiger als bei plethorischen (Aret.7,5,2). Durch Blutentziehung wird schlechtes Blut entfernt und durch gutes, neu gebildetes ersetzt (Aret.8,13,3).

Bei allen Arten der Blutentziehung wird in gleicher Weise reichlich Blut entleert, beim Schröpfen genausoviel wie beim Aderlaß (Aret.7,3,2), auch bei lokalen Blutentziehungen muß darum die Menge des zu entziehenden Blutes nach den Kräften des Kranken bemessen werden, um eine Synkope zu vermeiden (Aret.5,1,5; 5,1,21; 5,6,6; 5,10,12). Außer bei Ileus und Satyriasis wird immer wieder davor gewarnt, zu viel Blut zu lassen oder gar eine Ohnmacht eintreten zu lassen (Aret.5,6,2; 6,1,1; 6,2,4). Man darf im äußersten Falle, wie bei der Angina, gerade bis kurz vor Eintreten der Ohnmacht Blut entziehen (Aret.5,7,3). Bei Pleuritis z.B. droht die Gefahr einer Peripneumonie, wenn zuviel gelassen wird (Aret.5,10,2). Besser ist es, zunächst etwas weniger Blut zu entleeren, und gegebenenfalls sollte etwas später erneut zur Ader gelassen werden, wenn der Patient sich erholt hat (Aret.5,4,2; 5,10,3). Gehen Krankheiten vom Kopfe aus, so wird weniger Blut entzogen als wenn die Krankheit im Hypochondrium ihren Ursprung hat (Aret.5,1,5), ebenso wird bei der Synkope weniger gelassen als sonst (Aret.6,3,4).

Am besten eignet sich im allgemeinen die Ellenbeuge für den Aderlaß, weil das Blut hier am besten fließt, sich hier die Vene gefahrlos längere Zeit offenhalten läßt und außerdem eine direkte Verbindung zu den inneren Organen besteht, an der gesunden Seite, weil Blut von den kranken Teilen abgeleitet werden soll (Aret.5,4,2 f.; 5,10,1; 6,2,3). Bei Krankheiten, die ihren Sitz im Kopf haben, kommt zusätzlich die Stirn in Frage oder die Arteriotomie hinter dem Ohr, bei Angina auch die Zunge (Aret.5,7,4; 7,2,3 f.; 7,3,3; 7,4,2), bei Krankheiten der unteren Körperhälfte die Knöchel (Aret.6,8,3; 6,11,2; 6,10,3; 7,5,7; 8,3,3; 8,13,3). Während beim Aderlaß zur gesunden Seite abgeleitet wird, werden die lokalen Blutentziehungen in unmittelbarer Nähe der - meist entzündeten - Teile gemacht. Blutegel und

Schröpfen mit Skarifikation sind geeignet, lokal Blut zu entleeren, das trockene Schröpfen dagegen soll Säfte oder Pneuma an eine andere Stelle ziehen (Aret.6,6,5; 6,5,3; 6,1,3; 5,4,12).

Auch die günstigsten Zeitpunkte für eine allgemeine und lokale Blutentziehung unterscheiden sich. Der Aderlaß wird am Anfang der Krankheit angewandt, besonders der akuten Krankheiten, oder zur Zeit einer Remission, immer aber lange vor den Krisen (Aret.5,1,4; 5,1o,3), das Schröpfen wird dagegen erst am siebenten Tag der Erkrankung mit gutem Erfolg eingesetzt (Aret.5,1o,12).

Die lokale Blutentziehung ist vor allem dann angezeigt, wenn eine Krankheit chronisch ist oder wird (Aret.5,4,12), wenn trotz Aderlaß, Umschlägen, Klystieren usw. sich Entzündungssymptome nicht genügend zurückbilden (Aret.5,1,21), wenn eine Erkrankung einen Aderlaß fordert, der Kräftezustand des Kranken diesen aber nicht mehr zuläßt (Aret.6,4,5), denn der Schröpfkopf hat den Vorteil, daß man mit ihm entleeren kann, ohne die Kräfte zu schwächen (Aret.5,2,7). Bei der Melancholie z.B. ist darum die lokale Form der Blutentziehung weitaus wichtiger als der Aderlaß (Aret.7,5,4). Beim Morbus coeliacus[13o] werden blutige Schröpfköpfe angesetzt, wenn sich in Leber- oder Magengegend Anspannung oder Entzündung zeigen, bei einer Verhärtung aber nimmt man Blutegel (Aret.8,7,2). Auch bei Satyriasis und akuten Leberkrankheiten werden ausdrücklich Blutegel empfohlen

---

[13o] Beim Morbus coeliacus handelt es sich um eine chronische Erkrankung des Magens, der eine Schwäche der verdauenden Wärme des Magens zugrundeliegt, infolge derer die Nahrung nicht mehr richtig gekocht wird und verdirbt. Es kommt zu Durchfällen mit weißem, schlammigem, übelriechendem Stuhl, starken Leibschmerzen, Blut im Stuhl, Exsikkose und schließlich Kachexie (Aret.4,7).

neben blutigem Schröpfen und Aderlaß. Ist beim Morbus coeliacus die Blutegeltherapie auf eine spezielle Symptomatik beschränkt, so ist ihr Wert bei der Satyriasis den Schröpfköpfen gleichzusetzen (Aret.6,11,4), und bei Hepatitiden ist sie den Schröpfköpfen in manchen Fällen sogar überlegen, weil die Blutegel tiefere Wunden erzeugen, was aus der stärkeren Nachblutung ersichtlich sein soll (Aret.6,6,3). Im letzteren Falle werden anschließend Schröpfköpfe auf die Blutegelwunden gesetzt, die dann das Blut aus der Tiefe ziehen (Aret.6,6,4). Dies kann nicht bedeuten, daß die Blutegel allein nicht das Blut aus der Tiefe ziehen könnten (Vgl.Aret.6,11,4).

Für den Blutegel gibt es also zum einen Spezialindikationen, er kann zum anderen aber auch anstelle des blutigen Schröpfens verwandt werden oder in besonderen Fällen auch in Kombination mit dem Schröpfkopf. Grundsätzlich jedenfalls sind Blutegel und blutiges Schröpfen austauschbar, beide können oberflächlich und in die Tiefe wirken. Es kann demnach als sicher gelten, daß sich bei den Pneumatikern die Indikation zur Blutegeltherapie nicht auf die drei erwähnten Krankheitsbilder beschränkt. Die Indikation dürfte sich weitgehend mit der des Schröpfkopfes mit Skarifikation decken. Und blutige Schröpfköpfe werden gesetzt bei Phrenitis (Aret.5,1,21 f.), Lethargie (Aret.5,2,7), Cephalaea (Aret.7,2,3) und Schwindel am Scheitel, in späteren Stadien der Apoplexie und beim epileptischen Anfall ins Genick (Aret.5,4,12; 5,5,2), bei Tetanus beiderseits des Genicks neben die Wirbelsäule (Aret.5,6,6), bei Krankheiten des Zäpfchens ins Genick oder auf die Brust (Aret.5,8,3), bei Pleuritis an die schmerzende Stelle mit anschließender Reizung der Wunde durch Salz (Aret.5,1o,12-15), bei Synkopen an Hypochondrium oder über die Leber (Aret.6,3,5), bei Erkrankungen der Rückenarterie und -vene zwischen die Schulterblätter (Aret.6,7,2), wenn die Epilepsie ihre Ursache in den mittleren Körperteilen hat, über den betreffenden Organen (Aret. 7,4,5), ebenso bei Schwindel, wenn er auf einem Überfluß in Leber oder Milz beruht (Aret.7,3,2), bei der Melancholie außer am Kopf (Aret.7,5,5) auch in Leber- und Magengegend (Aret.7,5,4 u. 8), bei Nierenkrankheiten in der Lendengegend (Aret.6,8,3) und bei Satyriasis an Hüfte und Bauch (Aret.6,11,4). Die Gleichsetzung von Blutegeln und blutigem Schröpfen kann nur bei Pleuritis eine Einschränkung erfahren, da hier neben der Blutentziehung noch die Wärme des erhitzten Schröpfkopfes eine Rolle spielt.

Von Archigenes, der etwa zur Zeit Trajans wirkte und der sich im wesentlichen an Aretaeus hielt, ihn meist sogar kopierte,[131] ist uns durch Oreibasios nur ein Fragment erhalten, in dem die Blutegeltherapie erwähnt wird.[132] Bei verstopfter Nase soll man Blutegel ansetzen. Wenn Archigenes Blutegel bei solch banalen Beschwerden einsetzte, so erscheint es als möglich, daß er die Blutegeltherapie weit großzügiger handhabe als Aretaeus. Während bei Aretaeus so gut wie keine Angaben über die Technik der Blutegeltherapie zu finden sind, behandelt Antyllus (um 14o) dieses Thema mit größter Ausführlichkeit.[133]

---

[131]S. Kudlien, Pneumatische Ärzte, S. 1o99.
[132]Oreib.Synopsis 8, 58: Περὶ ἐμπεφραγμένων μυξωτήρων. Ἐκ τῶν Ἀρχιγένους. Ὅταν ἐμπεφραγμένος μυξωτὴρ τύχῃ, σαφῶς ἐνστάντος ἀέρος, τινάξαι τὴν κοιλίαν πρῶτον πειράθητι, εἶτα πρόσαγε βδέλλας κατὰ τῆς ῥινός.
Vgl. auch Aetius 6, 96.
[133]Oreib.Coll.med. 7, 21: Ἐκ τῶν Ἀντύλλου· περὶ βδελλῶν· ἐκ τοῦ Περὶ κενουμένων βοηθημάτων.
Θηρῶντές τινες τὰς βδέλλασ κατακλείουσι, καὶ ταῖς αὐταῖς ἐπὶ πολλοῖς χρῶνται· αὗται γὰρ ἐκ μελετῆς οὖσαι ῥᾳδίως ἅπτονται τῆς σαρκός, τῶν ἄλλων ἐνίοτε ξενιζομένων· δεῖ δὲ τὰς μὲν ἐκ τῆς πείρας προσάγειν εὐθύς, τὰς δὲ νῦν συνειλεγμένας φυλάττειν ἡμέραν, αἷμα ὀλίγον εἰς

Aus dem Text geht hervor, daß der Therapeut die Blutegel, die er verwenden will, in der Regel selber fangen muß oder vielleicht fangen läßt. Es gibt also keinen Handel mit Blutegeln wie in Indien. Sicher ist der Blutegel von einzelnen

---

διατροφὴν ἐμβάλλοντας· οὕτως γὰρ διαπνευσθήσεται τὸ
ἰῶδες αὐτῶν. ἐπὶ δὲ τῆς χρείας τὸ βδελλιζόμενον μέρος
προεκνιτρούσθω καὶ καταχριέσθω αἵματι ζῴου τινὸς ἢ ἀργίλλῳ ὑγρῷ ἢ πυριάσθω ἢ κνάσθω τοῖς ὄνυξιν· ἑτοιμότερον γὰρ ἄψονται. δεῖ δ' ἐμβάλλειν αὐτὰς εἰς ὕδωρ χλιαρὸν καθαρὸν εἰς ἀγγεῖον εὐρὺ καὶ μέγα, ὅπως διακινηθεῖσαι τὸν ἰὸν ἀποθῶνται, ἔπειτα σπόγγῳ περιλαβόντες αὐτὰς
καὶ τὸ γλινῶδες ἀποκαθάραντες διὰ τῶν χειρῶν προσαξομεν·
μετὰ δὲ τὸ ἐμφῦναι πάσας ἔλαιον χλιαρὸν ἐπιχέομεν τῷ
μορίῳ, ὥστε μὴ φυγῆναι. ἐπὶ δὲ χειρῶν ἢ ποδῶν αὐτὸ μέρος ἐμβάλλειν χρὴ τῷ ὕδατι, ἔνθα εἰσὶν αἱ βδέλλαι. εἰ
δὲ διαπληρωθεισῶν αὐτῶν ἔτι χρῆσται δέοι, ἢ ὀλίγαι
παρεῖεν αἱ βδέλλαι, ἢ ὀλίγαι ἄψαιντο, μετὰ τὸ πληρωθῆναι φαλίσειν χρὴ τὰς οὐρὰς αὐτῶν· ἐκχεομένου γὰρ τοῦ
αἵματος, ἕλκουσαι οὐ παύονται, μέχρις ἂν ἡμεῖς ἅλας ἢ
νίτρον ἢ σποδὸν προσπάσωμεν αὐτῶν τοῖς στόμασιν. μετὰ
δὲ τὸ ἀποπεσεῖν, εἰ μὲν ὁ τόπος δέχοιτο σικύαν, τὸ ἰῶδες διὰ προσθέσεως αὐτῆς ἀφελκυστέον, σφοδρῶς κολλῶντας καὶ ταχέως ἀποσπῶντας· εἰ δὲ μή, πυριατέον σπόγγοις.
τὰ δὲ (σώματα καὶ) στόμια εἰ μὲν ὑποδακνύει, μάννῃ ἢ
κυμίνῳ ἢ ἀλεύρῳ ἐπιπαστέον, ἔπειτα ἐρίῳ ἐλαιοβραχεῖ
κατειλητέον. εἰ δ' αἱμορραγοῖ, τοὺς ἐπιβλητέον ἢ ἀράχνια ἐξ ὄξους "κηκῖδα κεκαυμένην "σπόγγον καινὸν ἀποβαφέντα εἰς πίσσαν ὑγρὰν καὶ καυθέντα, ἔπειτα χαρτίον
ὄξει βεβρεγμένον ἐπιθετέον καὶ ἐπιδετέον. ταῦτα δὲ ποιεῖν ἐπὶ τῶν μέσων· ἐπὶ γὰρ τῶν κώλων καὶ μόνος ἐπίδεσμος αὐτάρκης πρὸς τὸ ἐπισχεῖν τὸ αἷμα. λύειν δὲ τῇ
ἐπιούσῃ, καὶ εἰ μὲν εἴη τὸ αἷμα σταλέν, ἀπονίπτειν,
εἰ δὲ μή, τοῖς αὐτοῖς χρῆσθαι. γινώσκειν δὲ χρὴ ὡς αἱ
βδέλλαι οὐ τὸ ἐκ βάθους ἕλκουσιν αἷμα, ἀλλὰ τὸ παρακείμενον ταῖς σαρξὶν ἐκμύζουσιν, χρώμεθα δ' αὐταῖς ἐπὶ
τῶν δεδοικότων τὰς ἀμυχάς, ἢ ἐφ' ὧν μορίων ἀνάρμοστός
ἐστι σικύα διὰ σμικρότητα τῶν μορίων ἢ σκολιότητα καὶ
ἀνωμαλίαν. ἀποσπῶμεν δὲ τὰς βδέλλας, ὅταν εἰκάσωμεν τὸ
ἥμισυ μέρος εἰλκύσθαι τοῦ αἵματος, ὅπερ ὑπολαμβάνομεν·
δεῖν κενωθῆναι, καὶ μετὰ ταῦτα ἐπὶ τοσοῦτον ἐῶμεν
ἀπορρεῖν, ἕως ἂν τὸ αὔταρκες ἀποκιθῇ· ἐπεὶ δὲ τὸ μόριον
ψύχεται ὑπὸ τῶν βδελλῶν φύσει ψυχρῶν οὐσῶν καὶ ὑπὸ τοῦ
περιέχοντος, ἀπο πυριᾶν αὐτὸ χρὴ καὶ ἀναθερμαίνειν τὴν
τε ῥύσιν τοῦ αἵματος ἐπέχειν οὐ διὰ τῶν ψυχόντων, ἀλλὰ
διὰ τῶν στυφόντων καὶ παρεμπλασσόντων, ὡς εἴρηται.

Ärzten häufig verwendet worden, aber insgesamt doch wohl nicht in einem solchen Umfang, daß sich ein Handel gelohnt hätte. Dafür hatten die Ärzte, die sich der Blutegel bedienten, ganz offensichtlich eine sehr umfangreiche praktische Erfahrung in der Anwendung, wie die sehr detaillierten Anweisungen zeigen. Noch immer besteht das Vorurteil, die Blutegel enthielten Gift, man müsse sie vor ihrer ersten Verwendung erst eine Zeitlang in sauberem Wasser aufbewahren, damit das Gift verschwindet. Ob die anschließende Reinigung von Schleim mit Hilfe eines Schwammes auch Gift entfernen soll oder ob sie dazu dient, die Blutegel für das Ansetzen griffiger zu machen, ist nicht aus dem Text ersichtlich. Die Bemerkung, daß von manchen dieselben Blutegel wiederholt verwendet werden, könnte zum einen bedeuten, daß die Blutegel nicht in ausreichender Menge vorhanden waren, wofür auch die Anweisung zur Bdellotomie spricht - hieraus wird wiederum erkennbar, daß Antyll selbst keinen Wert auf eine Wiederverwendung legt, denn bdellotomierte Blutegel gehen zugrunde -, zum anderen ist es ein weiterer Hinweis darauf, daß man die Blutegelarten noch nicht zu unterscheiden wußte. Mit Roßegeln hatte man natürlich Schwierigkeiten, mit Hirudo medicinalis weniger, ihn konnte man darum für "gezähmt" halten. Wiederholt angesetzte gezähmte Blutegel beißen auch besser, weil sie älter sind und kräftigere Kiefer besitzen. Um die Blutegel zum Anbeißen zu bewegen, werden hyperaemisierende Maßnahmen ergriffen, Reiben mit Soda, Kratzen mit Nägeln oder Schwitzen und Einreiben mit Blut, wohl in der Vorstellung, die Blutegel müßten auf den Geschmack kommen. Wie selbstverständlich wird gesagt, daß die Blutegel mit den Händen angesetzt werden. Jedoch kann nicht jedermann in der Lage gewesen sein, diese an und für sich einfachste und zeitsparendste Methode der Blutegelapplikation zu praktizieren. Denn dieses Verfahren setzt ständige, tägliche

Übung im Blutegelsetzen voraus, will der Therapeut nicht
immer wieder selbst von den Blutegeln gebissen werden. So
macht dieser Satz auch eine Aussage über die Häufigkeit
dieser Therapieform, zumindest bei ihren Anwendern.
Sollen die Blutegel an Händen und Füßen saugen, kann man
auch den Körperteil in Wasser tauchen, in welchem sich
Blutegel befinden. Bei der Blutentziehung mit Blutegeln
muß die Nachblutung berücksichtigt werden. Darum entfernt
man die Blutegel, wenn etwa die Hälfte des zu entfernenden
Blutes ausgesogen ist. Wenn sie nicht von selber abfallen,
bestreut man sie mit Salz, Salpeter oder Asche, was besonders bei bdellotomierten Blutegeln wichtig ist, da diese
nicht loslassen, solange das Blut aus ihnen herausströmt.[134]
Anders als Aretaeus läßt Antyll anschließend Schröpfköpfe
nicht deshalb auf die Blutegelwunden setzen, um noch mehr
Blut zu entfernen - die gewünschte Blutmenge wird durch
die Dauer der Nachblutung bestimmt -, er setzt sie nur kurz
mit kräftigem Sog auf, um das vermeintliche Gift aus der
Wunde zu entziehen. Zur Blutstillung bedient sich Antyll
des Kältereizes. Ist die blutende Stelle aber bereits zu
stark abgekühlt durch die kalte Qualität der Blutegel
oder der Luft, dann verwendet er zusammenziehende und ver-
klebende Mittel: Weihrauch, Kümmel oder Mehl auf die Wunde gestreut und mit ölgetränkter Wolle bedeckt oder Leinen
oder Spinnweben mit Essig, Galläpfel, geteerten und verbrannten Schwamm und Papier mit Essig. Aretaeus dagegen
betont, daß die blutstillenden Mittel nicht beißend sein
dürfen. Er empfiehlt Spinnweben mit Aloe und Weihrauch bestreut (Aret.6,6,4). Während die Blutegel saugen, wird

---

[134] Vgl. dazu Plinius (s.o. S. 5o), dessen Angabe, die Blutegel ließen nach der Bdellotomie sterbend mit ihren
Köpfen los, zu Antyll im Widerspruch steht.

dafür gesorgt, daß es nicht zu einer Abkühlung kommt, indem man laues Öl über die behandelte Stelle gießt. Ebenso werden nach dem Loslassen der Blutegel die Bißstellen zur Vermeidung einer Erkältung mit warmen Umschlägen nachbehandelt. Aretaeus verwendet zur Nachbehandlung Pflaster aus Brot und Malve (Aret.6,11,4). Ausdrücklich erwähnt Antyll die Ersetzbarkeit des blutigen Schröpfens durch die Blutegelbehandlung, wenn der Kranke sich vor der Skarifikation fürchtet oder eine Stelle nicht für die Applikation eines Schröpfkopfes geeignet ist. Anders als Aretaeus ist er aber der Überzeugung, daß die Blutegel das Blut nicht aus der Tiefe saugen können, schränkt also die Indikationsbreite wesentlich ein.

Galen

Nicht gerade unbedeutend für die spätere Entwicklung der Blutegeltherapie waren die mit der Autorität des Galen versehenen Schriften, die sich mit diesem Thema befassen. Es handelt sich um die 463. der Definitiones medicae[135] und die Schrift "Über Blutegel, Revulsion, Schröpfkopf, Inzision und Skarifikation.[136] Die Definitionen sind schon lan-

---

[135] Gal. 19, 458 K.: Κενοῦμεν ἢ διὰ φλεβοτομίας ἢ σικυίας ἢ βδέλλης καὶ τῶν τοιούτων· ἀφαιροῦμεν δὲ αἷμα διὰ πλῆθος πολὺ καὶ μάλιστα ὅταν τὸ αἷμα αἴτιον τοῦ πάθους ὑπονοῶμεν. προκριτέον ἑκάστης ἀφαιρέσεως τὴν ἀμείνονα, τὴν δὲ δεινὴν ἐκκλίναντας δόσει φαρμάκου. τὴν σικυΐαν διὰ περίθλασιν τοπικήν, τὴν δὲ βδέλλαν ἐφ' ὧν λεπτῶς ἀναστομῶσαι τὸν πεπονθότα δεόμεθα τόπον.

[136] Hier nur das Kapitel über die Blutegel (Gal, 11, 317-319 K.): Θηρῶντές τινες τὰς βδέλλας κατακλείουσι καὶ ἐπὶ πολλοῖς αὐταῖς χρῶνται. αὗται γὰρ ἐκμειλίττουσαι ῥᾳδίως ἅπτονται τῶν σαρκῶν. τὰς δὲ νέον εἰλημμένας φυλάττειν χρὴ ἡμέραν μίαν, αἷμα ὀλίγον εἰς διατροφὴν ἐμβάλλοντας. οὕτως γὰρ διαπιεσθήσεται τὸ ἰῶδες αὐτῶν. ἐπὶ δὲ τῆς χρείας τὸ βδελλισθησόμενον μέρος προεκνιτρούσθω καὶ καταχριέσθω ἢ κνάσθω τοῖς ὄνυξι, ἑτοιμότερον γὰρ ἅψονται. δεῖ δὲ ἐμβαλεῖν αὐτὰ εἰς ὕδωρ χλιαρὸν καὶ καθαρὸν ἀγγεῖον εὐρύ, ἔπειτα σπόγγῳ περιλαβόντες αὐτὰς καὶ τὸ γλοιῶδες ἀποκαθάραντες διὰ τῶν χειρῶν προσέξομεν. μετὰ δὲ τὸ ἐμφῦναι ἔλαιον χλιαρὸν ἐπιχέομεν τῷ μορίῳ, ὥστε μὴ φυγῆναι. ἐπὶ δε χειρὸς ἢ ποδῶν αὐτὸ τὸ μέρος ἐμβαλεῖν χρὴ τῷ ὕδατι, ἔνθα εἰσὶν αἱ βδέλλαι. εἰ δὲ ὀλίγον ἅψοιντο, φαλίζειν χρὴ τὰς οὐρὰς αὐτῶν. ἐκχεομένου γὰρ τοῦ αἵματος, ἕλκουσαι οὐ παύονται, μέχρις ἂν ἡμεῖς ἅλας ἢ σποδὸν προσπάσσωμεν αὐτῶν τοῖς στόμασι. μετὰ δὲ τὸ ἀποπεσεῖν σικύα χρὴ τὸ ἰῶδες ἐξέλκειν· εἰ δὲ μή, πυριατέον σπόγγοις. τὰ δὲ σώματα, εἰ μὲν ὑποδακρύει, κύμινον ἢ ἄλευρον προσπαστέον, ἔπειτα ἐρίῳ ἔλαιον βραχὺ κατειλικτέον. εἰ δὲ αἱμορραγείη, ὀθόνια ἐπιβλητέον ἐξ ὄξους δὲ κηκίδα κεκαυμένην, σπόγγον δεύσας ὑγροπίσσῃ καὶ καύσας ἐπιθετέον. γινώσκειν δὲ χρὴ ὡς αἱ βδέλλαι οὐ τὸ ἐν τῷ βάθει ἕλκουσιν αἷμα, ἀλλ' αὐτὸ τὸ παρακείμενον τῇ σαρκὶ εἰσμύζουσιν. χρώμεθα δὲ αὐταῖς ἀντὶ σικυῶν, ἀποσπῶμεν δὲ αὐτάς, ὁπόταν εἰκάσωμεν τὸ ἥμισυ μέρος εἰλκύσθαι τοῦ αἵματος. ἐκωλύομεν δὲ καὶ οὐκ ἐῶμεν ἀπορρεῖν ἕως ἂν αὐτάρκες ἀποκριθῇ, ἐπειδὴ τὸ μόριον ψύχεται ὑπό τε τῶν βδελλῶν φύσει ψυχρῶν οὐσῶν καὶ ὑπὸ τοῦ περιέχοντος.

ge als unecht bekannt. Nach Ackermann[137] wird sie schon in der Aldus-Edition zu den unechten gerechnet. Man könne sie kaum für echt halten; der Autor bekenne selbst, er habe die Definitionen von anderen abgeschrieben und hinzugefügt, was er in den Schriften nicht gefunden habe. Auch aus der fehlenden Ordnung könne man erkennen, daß das Werk nicht von dem äußerst ordnungsliebenden Galen stammen könne. Das wichtigste Argument gegen die Echtheit der uns interessierenden Definition ist die Feststellung: "Den Schröpfkopf benutzen wir zur Quetschung der Orte." Dieser Satz kann nicht von Galen stammen, da er in völligem Widerspruch zu seinen Anschauungen über die Wirkung des Schröpfkopfes steht. Auch die undifferenzierte Erwähnung von Aderlaß, Schröpfkopf und Blutegel als Mittel, bei großer Fülle Blut zu entleeren, spricht gegen Galens Urheberschaft. Es fehlt der bei Galen obligatorische Hinweis, daß vor einer Verwendung des Schröpfkopfes zuerst der ganze Körper durch einen Aderlaß ausgeleert sein muß. Am ehesten kommt wohl ein Anhänger der pneumatischen Schule als Autor in Frage.[138]

Auch die zweite erwähnte Schrift "Über die Blutegel..." muß ganz eindeutig als unecht angesehen werden. Ackermann

---

[137] Jo. Chr. Gli. Ackermann, Historia literaria Claudii Galeni, in: Claudii Galeni Opera Omnia ed. Kühn, Bd. 1, S. CLIX.

[138] Vgl. Wellmann, Die pneumatische Schule, S. 65-67. Wellmann ordnet die Definitionen einem zum Synkretismus hinneigenden Pneumatiker frühestens des 3. Jh. zu. Spuren des pneumatischen Systems seien ganz unverkennbar, doch seien auch Lehren der methodischen Schule nicht unberücksichtigt geblieben. In der 463. Definition ist jedoch kein methodisches Gedankengut zu finden. Hier wird Blut als Ursache der Krankheit oder wegen zu großer Fülle entleert, nicht aber um zu erschlaffen.
Zur zeitlichen Einordnung und Zuordnung zu den medizinischen Schulen vgl. aber auch:
Jutta Kollesch, Untersuchungen zu den pseudogalenischen Definitiones medicae, Berlin 1973.

deutet zwar Zweifel an der Echtheit an (si genuinus est, est Galeni senescentis), aber nur aus dem Grunde, weil Galen diese Schrift nicht in anderen Werken erwähnt.[139]
Auch bei Schubring findet sich in dessen Bemerkungen zur Kühnschen Galenausgabe (Bd.2o) kein Hinweis auf die Unechtheit. Dennoch gibt es genügend Argumente:
1. Etwa achtmal werden in den Opera omnia die Blutegel als Parasiten erwähnt, aber kein weiteres Mal als Ersatz für den Schröpfkopf, obwohl der Schröpfkopf von Galen sehr häufig verwendet wird. Auch wäre es ein Widerspruch zu Galens Lehre, daß die Schröpfköpfe die Säfte aus der Tiefe herausziehen, wenn er Blutegel anstelle des Schröpfens benützte. Denn in diesem Text wird ausdrücklich betont, daß Blutegel nicht das Blut aus der Tiefe saugen können.
2. Auch bei dieser Schrift ließe sich wie oben sagen, die fehlende Ordnung spreche gegen Galen als Autor. Die Themen dieser Schrift wirken wie wahllos aus anderen Schriften kompiliert, ohne inneren Zusammenhang.
3. Der Text stimmt nahezu wörtlich mit Antyll überein (Vgl. S. 59 f.), ist gegenüber Antyll nur etwas gekürzt. Da Antyll vor Galen zu datieren ist, müßte Galen wörtlich von Antyll abgeschrieben haben oder beide müßten eine gemeinsame unbekannte Quelle benützt haben, wie Wellmann es vermutet.[14o] Es ist aber nicht sinnvoll, solches anzunehmen. Warum sollte Galen etwas abschreiben, nur um sich in Widersprüche zu verwickeln, warum ein ganzes Kapitel über die Technik der Blutegeltherapie exzerpieren, wenn er den Blutegel sonst nur als Parasiten kennt? Gewiß hat Galen im allgemeinen großzügig aus Schriften anderer Ärzte exzerpiert, aber es handelt sich doch nie um eine wahllose, un-

---

[139] S. Ackermann, Historia literaria, S. CXLIII.
[14o] S. Wellmann, Die pneumatische Schule, S. 1o9.

geordnete Kompilation; die Exzerpte werden in den großen Zusammenhang seiner Lehre hineingestellt, nicht aber wie hier in einem vergleichsweise winzigen Merkblatt kommentarlos stehengelassen.

Auch die anderen Kapitel der kleinen Schrift enthalten Widersprüchliches, so z.B. wenn gesagt wird, bei Neigung des Saftes nach oben oder unten könne man zu Urin oder Schweiß ableiten, und Urin werde zu Schweiß und Stuhlgang abgeleitet (Gal.11,319 K.). An anderer Stelle aber schreibt Galen, Schweiß werde erregt, wenn die Säfte sich zur Haut wenden, Schweiß sei eine Entleerung von Säften, die sich im ganzen Körper befinden (Gal.15,323; 16,263 f.K.). Schweiß kann also unmöglich ein revulsorisches Mittel sein. Außerdem fällt auf, daß in dem Kapitel über die Revulsion mit keinem Wort die Derivation erwähnt wird, obwohl Galen sonst immer großen Wert darauf legt, die beiden Arten der Ableitung streng voneinander zu trennen. Und auch die Ansicht, man solle skarifizieren, weil es nicht nützlich sei, häufiger als einmal im Jahr zur Ader zu lassen, da gemeinsam mit dem Blut Lebenspneuma ausgeschieden werde (Gal.11, 321 f. K.), steht nicht im Einklang mit den Lehren Galens. Galen gibt immer ganz klare Indikationen für den Aderlaß, empfiehlt keinen Aderlaß ohne Berücksichtigung aller möglichen Umstände. Theoretisch könnte es also bei lege artis angewandtem Aderlaß niemals zu unerwünschten Nebenwirkungen kommen, selbst wenn man häufig zur Ader läßt.

Obwohl die Schrift ganz offensichtlich unecht ist, ist es sinnvoll, sich an dieser Stelle näher mit der galenischen Aderlaßtheorie zu befassen und mit der Stellung, die der Blutegel in ihr hätte einnehmen müssen, wenn Galen ihn tatsächlich benutzt hätte. Denn die Nachwelt berief sich ja bei der Blutegeltherapie auch auf Galen. Die zentrale Rolle, die Galen für die Medizin der folgenden eineinhalb Jahrtausende spielte, rechtfertigt eine - auf den ersten

Blick vielleicht zu ausführliche - Darstellung seiner Lehre, soweit sie für die Blutentziehungen von Bedeutung ist. Diese Lehre bildet den theoretischen Rahmen, in welchem sich bis zum 16. Jh. die gesamte Blutentziehungstherapie abspielt.

Grundlage für ein Verständnis Galens ist zunächst die Kenntnis seiner Elementen- und Temperamentenlehre. Galen definiert das Element als den kleinsten, anfänglichsten Bestandteil eines Dinges. Aus dem Satz des Hippokrates "Ich aber sage, wenn der Mensch eins wäre, könnte er keinen Schmerz empfinden; es gäbe nämlich nichts, wodurch er Schmerz empfinden könnte, wenn er eins wäre." führt er den Beweis, daß es mehr als ein Element geben muß, gegen die Ansicht des Demokrit, daß alles eins sei, daß die Eigenschaften für die Wahrnehmung aus dem Zusammenwirken eigenschaftsloser und unveränderlicher Atome entstünden. Schmerz setzt zwei Eigenschaften voraus, die Wahrnehmung und die Fähigkeit zur Veränderung. Denn wenn etwas von jeglicher Veränderung frei wäre, müßte es den anfänglichen Zustand dauernd bewahren, der Schmerz wird aber nicht dauernd empfunden. Wenn ein Lebewesen von einer Nadel gestochen wird, empfindet es Schmerz. Es werden aber nach Demokrits Atomtheorie von der Nadel nur unveränderliche Atome berührt, die nicht empfinden können. Dabei ist es gleichgültig, wieviele Atome berührt werden, denn auch eine Gesamtheit von unempfindlichen Teilen kann nichts empfinden. Aber auch, wenn die Atome Gefühl hätten, sonst aber unveränderlich wären, könnte kein Schmerz entstehen, denn sie werden von einer Nadel nur voneinander getrennt, was auch von selbst daurnd geschieht, ohne daß Schmerz entsteht. Daraus ist zu folgern, daß die Atome zumindest veränderlich und daher von mehr als einer Art sein müssen. Wenn aber etwas sich vielfältig verändert und verwandelt, dann kann vielleicht auch etwas entstehen, was seiner Art nach anders ist als das, was man vorher in den Elementen finden konnte, z.B. ein mit Wahrnehmung versehener Körper auch aus unempfindlichen Elementen. Nur vier Eigenschaften kann man finden, die sich gegenseitig – und damit auch den Körper, der diese Eigenschaften besitzt – völlig verändern, ins Gegenteil verwandeln können: warm, kalt, feucht und trocken. Leicht und schwer sind z.B. nicht solche Eigenschaften, denn es wird nichts Schweres etwa dadurch leicht, daß etwas Leichtes in seine Nähe kommt, wohl aber kann ein warmer Körper einen benachbarten kalten Körper ebenfalls in einen warmen verwandeln oder umgekehrt. Elemente sind dann jene ursprünglichsten Teilchen, die diese Eigenschaften in höchstem und reinstem Maße besitzen: den vier Qualitäten entsprechend die vier Elemente Feuer, Wasser, Luft und Erde. Im menschlichen Körper allerdings kann man kein Element in reiner Form finden, immer ist es mehr oder weniger mit den anderen Elementen vermischt. Würde man ein Element ganz aus dem Körper entfernen, so müßte dieser sich auflösen. Es erinnert den Betrachter nur trocken, kalt und dicht an Erde, feucht, dünn und flüssig an Wasser usw. Die Nahrung des Menschen ist aus den vier Elementen zusammengesetzt, daraus entstehen im Menschen die vier Säfte Blut, Schleim, gelbe und schwarze Galle, die wiederum Elemente der Körperteile des Menschen sind. Ihren Elementcharakter für den Körper kann man daran erkennen, daß nur sie es sind, die man jederzeit durch Verwundung oder Medikamente aus dem Körper entleeren kann.[141]

Die Qualitäten warm, kalt, feucht und trocken können absolute Bedeutung haben, dann betreffen sie nur die Elemente, die in höchstem Grade diese Eigenschaften besitzen. Eine zweite Art der Bedeutung haben die Eigenschaften in

---

[141] S. Gal. 1, 413-508 K.

einer Mischung, dann erfolgt die Benennung nach dem, was
in der Mischung überwiegt, ist also auf ein Mittelmaß be-
zogen. Dieses Mittelmaß ist kein absoluter Zustand, sondern
der Idealzustand einer Spezies von Lebewesen, der Zustand
ihrer optimalen Funktion. Von allen Spezies stellt der
Mensch das Mittelmaß dar, innerhalb der Spezies Mensch
derjenige, der gutgemischt ist (εὔκρατος). Beim einzelnen
Menschen ist es die Haut der Hohlhand, die von allen Körperteilen über die beste und gleichmäßigste Mischung ver-
fügt und darum mit ihrem Tastsinn als Vergleichsmaßstab
dienen kann. Neben diesem besten, gemäßigten Temperament
gibt es acht ungemäßigte Temperamente, davon vier reine,
wo warm, kalt, feucht oder trocken überwiegt, und vier ge-
mischte, wo eine Kombination von warm und trocken, warm
und feucht, kalt und trocken oder kalt und feucht vorherrscht. Die Temperamente sind meist unzertrennlich mit
anderen Eigenschaften verbunden, z.B. trocken mit hart und
feucht mit weich. Auch die Eigenschaften schlank und dick
folgen meist den Temperamenten, wenn nicht äußere Einflüsse zu einem abweichenden Erscheinungsbild führen. Dann kann
man nur aus den Venen auf den ursprünglichen Zustand schlies-
sen. Menschen mit weiten Venen sind natürlicherweise warm
und schlank, Menschen mit engen Venen kalt und dick. Was
im Blut fett, leicht und dünn ist, wird in warmen Körpern
in Nahrung verwandelt, in kälteren Körpern nur an den warmen Stellen, um kältere Stellen herum aber als Fett abge-
lagert. Frauen sind fetter, weil sie von Natur aus kälter
sind. Fett entsteht immer bei Kälte, Korpulenz aber aus
der Menge des Blutes, wenn Feuchtigkeit bei sonst gemäßig-
ter Temperatur überwiegt. Korpulente haben zwar mehr Fett
als Gemäßigte, aber nicht proportional zum Fleisch mehr.
Immer muß man berücksichtigen, daß die Spannweite der Gesundheit sehr groß ist. Das Ausmaß der Entfernung vom Mittelmaß kann man nicht durch Messen feststellen. Zeichen

für Gesundheit ist allein die ungestörte Funktion. Auch darf man die Art des Temperamentes nie aus einem Körperteil allein erschließen, auch nicht aus der Haut. Immer muß man alle Organe und ihre Funktion betrachten, immer das Ganze sehen, beachten, daß etwas Gegenwärtiges Zeichen einer früheren Mischung sein kann. Der Körper kann dadurch geschädigt werden, daß seine Substanz verändert wird durch Erwärmung, Abkühlung, Befeuchtung oder Trocknung, daß sie aufgelöst, vermindert wird durch seine Ausscheidungen oder daß sie im Übermaß vermehrt wird. Daraus ergeben sich folgende therapeutische Möglichkeiten: Es muß durch Medikamente unterdrückt oder verändert werden, was bei den Qualitäten das Maß überschreitet. Es muß durch Nahrung ersetzt werden, was entleert worden ist. Es muß entleert werden, was zu viel vorhanden ist.[142]

Bei der übermäßigen Fülle sind zwei Formen zu unterscheiden, die qualitative Fülle in Bezug auf die Stärke der Kräfte und die quantitative Fülle in Bezug auf das Fassungsvermögen. Als Faustregel zur Unterscheidung kann gelten: Ein Schweregefühl zeigt Kraftfülle an, ein Spannungsgefühl die quantitative Fülle eines Saftes, ein stechendes, wundes Gefühl dagegen ist ein Hinweis auf eine Säfteverderbnis. Es muß aber betont werden, daß es eben nur eine Faustregel ist. Zwar entsteht in Körperteilen, in welchen eine qualitative Fülle besteht, ein Schweregefühl, es ist jedoch nicht unbedingt Fülle, wo ein Schweregefühl ist. Ein Spannungsgefühl, das nicht nach körperlicher Übung auftritt, bedeutet, daß zuviel Substanz im Körper vorhanden ist, aber es ist daraus nicht ersichtlich, welcher Art diese Substanz ist. Um das zu erkennen, sind weitere Symptome notwendig. Röte ist z.B. ein Zeichen von Blutfülle,

---

[142] S. Gal. 1, 5o9-694 K.

blasse Hautfarbe zeigt gelbe Galle an, dunkle Hautfarbe schwarze Galle und weißliche Schleim. Die Röte ist allerdings nur dann Ausdruck von Plethora, wenn der Körper sonst gemäßigt ist und keine anderen Ursachen für eine Rötung bestehen, wie Wärme, Anstrengung, Zorn, Scham oder akutes Fieber. Ist die Rötung auf einen Körperteil beschränkt, so liegt nur eine lokale Fülle vor, eine Entzündung. Plethora wird nur eine Fülle des ganzen Körpers genannt. Wenn nur ein überflüssiger Saft eine Krankheit hervorruft und nicht gleichzeitig auch das Blut vermehrt ist, liegt keine Fülle vor, sondern eine Säfteverderbnis, wo aber Schweregefühl und widernatürliche Schwellung hinzutreten, handelt es sich um Fülle. Auch eine Schwellung ist jedoch allein noch kein Beweis für eine Plethora. So zeigt eine Schwellung von Fleisch oder Fett nur deren Fülle. Eine widernatürliche Schwellung zeigt niemals die Art der Fülle, sondern nur ihre Quantität. Venenschwellung ist ein etwas zuverlässigeres Symptom. Dabei kann es allerdings sein, daß die äußeren Venen infolge äußerer Hitze oder vermehrter Durchblutung erweitert sind, nicht aber die inneren. Ist die Wärme des Körpers vermehrt, wie beim Fieber, kann statt der Blutfülle auch eine Fülle des Pneuma Ursache der Schwellung sein. Ferner muß man immer auch die vorherige Lebensweise, Jahreszeit, Umgebung und vieles anderes mehr zur Beurteilung heranziehen, immer die Gesamtheit aller Symptome und aller äußeren Einflüsse sehen.[143]

Übermäßige Wärme kann sich in Fieber oder Entzündungen ausdrücken. Sie entsteht durch eine übermäßige Bewegung von Körper oder Geist oder aber in Abhängigkeit von der Nahrungsaufnahme. Kommt es zu verkehrten Kochungen im Magen, wird die Blutbildung gestört, d.h., ungekochte Nah-

---

[143] S. Gal. 7, 513 - 583 K.

rung gelangt ins Blut, statt in Blut verwandelt zu werden, und weil das Blut warm und feucht ist, geht sie, sofern nicht von der Physis überwunden, in Fäulnis über. Faulende Materie aber erhitzt sich, und mit ihr erhitzt sich auch das Blut. Wird das Herz entzündet, so wird der ganze Körper ebenfalls erhitzt, es entsteht Fieber. Legt sich das Blut nur in einen Körperteil nieder, bevor es anfängt zu faulen, dann bleibt die Krankheit meist lokalisiert, wie beim Schlaganfall, es entstehen lokale Entzündungen, widernatürliche Schwellungen, bei Überwiegen von Blut Phlegmonen, bei gelber Galle Erysipele, bei schwarzer Galle szirrhöse Tumoren und bei Überwiegen von Schleim Flüsse und Schlaffheit. Besonders bei der Kräftefülle kommt es sehr leicht zur Fäulnis, bei der plenitudo ad capacitatem eher zu Tumoren, Schlaganfällen und Venenzerreißungen. Aber auch nahrungsunabhängig und ohne Plethora können Entzündungen entstehen, z.B., wenn in schwachen Körperteilen Ausscheidungen angehäuft werden oder wenn Schmerz eine lokale Fülle hervorruft oder eine Pneumaanhäufung vorliegt. Alle Körperteile haben vier Fähigkeiten in unterschiedlichem Maße: Günstiges anzuziehen, festzuhalten, zu verändern und Schädliches auszuscheiden. Jeder Teil hat Ausscheidungen von unnatürlicher Beschaffenheit. Diese Ausscheidungen gelangen in benachbarte Teile. Hier werden sie je nach der Kraft der Veränderungsfähigkeit gekocht oder unverändert wieder ausgeschieden und weitergegeben, bis sie zu einem Teil gelangen, der eine geringere Ausscheidungskraft hat als seine Nachbarteile. Dort bleiben sie hängen, insbesondere in den fleischigen Teilen der Haut, in Drüsen und Fett. Auch Lunge, Milz und Gehirn nehmen leicht solche Flüsse auf. Auf diese Art entstehen vor allem die rheumatischen Erkrankungen. Beide Arten der Fülle sind Indikation zum Aderlaß, aber auch jede beliebige schwere Krankheit ohne Zeichen der Fülle, eingeschränkt nur durch Schwäche,

Wohngegend und Alter, sogar beim Verdacht, daß eine schwere Krankheit entstehen oder eine Krankheit einen schweren Verlauf nehmen wird, denn im weiteren Verlauf der Krankheit kann es sein, daß dann die Kräfte zu gering sind für einen Aderlaß, so bei drohender Pneumonie, Pleuritis, Angina u.a., bei Blutungen kann der Aderlaß revulsorisch verwandt werden, ohne Unterschied wird bei der Phlegmone Blut entleert. Auch prophylaktisch wird im Frühjahr zur Ader gelassen, selbst wenn keine Krankheitssymptome vorliegen, bei Menschen, die gewöhnlich jedes Jahr an plethorischen Krankheiten leiden, bei Bluthusten, Epilepsie, Apoplex, schwachen Augen, Schwindel, Gicht, Arthritiden, verstopften Hämorrhoiden, bei denen, die regelmäßig Fieber in der warmen Jahreszeit bekommen, bei Melancholie, da diese nur selten durch verdorbene Säfte, meistens vielmehr durch Überfülle dicken Blutes bedingt ist und darum besser mit Aderlaß als durch Purgieren behandelt wird. Bei sistierender Menstruation ist ebenfalls der Aderlaß indiziert, doch genügt oft die Skarifikation der Malleolen, um Überflüssiges auszuleeren. Bei Schwäche von Körperteilen und dadurch bedingten rheumatischen Erkrankungen wird zwar die Therapie in der Regel mit einem Aderlaß begonnen, wesentlich ist hier aber die Kräftigung der Teile. Auch bei anderen Erkrankungen steht der Aderlaß nicht im Vordergrund, selbst wenn Entleerungen angezeigt sind. Wenn die Kräfte zu gering sind oder wenn der Patient bisher immer gesund gewesen ist und mäßig gelebt hat, muß man weniger stark eingreifende Mittel anwenden oder kommt mit ihnen mühelos aus: Reibungen, Bäder, mäßig erwärmende Salbungen mit zerteilenden Mitteln, Spazierengehen und andere Bewegungen. Kontraindiziert ist der Aderlaß z.B. bei sehr beschwerender Plethora. Ein verdorbener Saft kann im ganzen Körper angesammelt sein. Wenn die Kräfte zu schwach sind und der betreffende Saft stark abgekühlt ist, können zuviel Kräfte durch den Aderlaß verlorengehen und die Krankheit kann sich verschlimmern oder wird unheilbar. Nicht indiziert ist auch der Aderlaß bei unmäßig lebenden Menschen. Bei ihnen bringt er keinen Nutzen, weil ständig neue Mengen verdorbener Säfte aufgehäuft werden. Vor jeder anderen Behandlung hat der Aderlaß den Vorteil, daß man ihn sehr genau dosieren, weil jederzeit unterbrechen kann, im Gegensatz etwa zur Purgation. Hauptgesichtspunkt bei der individuellen Indikationsstellung und der Beurteilung, welche Menge an Blut zu lassen ist, ist zuallererst die Stärke bzw. Schwäche der Kräfte, der Körperfunktionen, erkennbar an der Urteilsfähigkeit des Patienten, an seinen Bewegungen, an der Hautfarbe. Je stärker der Körper, desto eher greift man zum Aderlaß, desto mehr Blut wird entzogen. Auch das Lebensalter darf nicht unberücksichtigt bleiben. Im allgemeinen soll man nicht vor dem 14. Lebensjahr zur Ader lassen und danach zunächst nur im Frühling, in warmer Gegend und bei sanguinischer Natur des Patienten und nur in geringer Menge. Erst im blühenden Alter kann man den Aderlaß voll anwenden. Nicht richtig ist es, das 60. Lebensjahr als obere Grenze zu setzen. Manch ein Sechzigjähriger verträgt überhaupt keinen Aderlaß mehr, weil er zu schwach ist, und umgekehrt kann mancher Siebzigjährige ihn gut vertragen. Einzig und allein entscheidend sind im Einzelfalle die Stärke der Kräfte und die Schwere der Krankheit. Wenn ein starker und gleichmäßiger Puls vorhanden ist, wird man auch im hohen Alter Blut lassen, jedoch in etwas geringerer Quantität. Ferner müssen Jahreszeit und Wohngegend beachtet werden. In nördlichen kalten Regionen ist auch die Natur des Menschen kälter, die Umgebung bewirkt eine stärkere Abkühlung und der Aderlaß kann noch stärker und vielleich zu viel abkühlen. Darum muß man weniger Blut lassen als in warmen Regionen oder gar keines. Dieselbe Überlegung trifft natürlich auch für die kalte Jahreszeit zu. Außerdem müssen Art und Umfang der Fülle brücksichtigt werden. Je größer das Schweregefühl, desto größer die plenitudo ad vires, je stärker die Spannung, desto größer die plenitudo ad capacitatem und desto mehr Blut muß gelassen werden. Schließlich dürfen auch nicht die Lebensweise des Kranken, sein Ernährungszustand, seine Bewegungen, Ausscheidungen, Gewohnheiten und seine natürliche Konstitution, insbesondere die Venenverhältnisse außer acht gelassen werden. Bei Menschen mit weiten Venen, feingliederigem Körperbau, dunkler Haut und festem Fleisch kann man reichlicher Blut entziehen, sparsamer muß man mit diesem Mittel bei Menschen mit engen Venen, fleischigem Aussehen, heller, weißer Haut, dünnem Blut und weichem Fleisch umgehen. Auf die Menge des Blutes, das auf einmal entleert werden soll, hat neben den erwähnten Kriterien die Art der Erkrankung einen Einfluß. Bei plötzlichem hohem Fieber z.B. und guten Kräften wird man eine große Menge - bis zu drei Litern - auf einmal entziehen, anders als bei den Pneumatikern bis zum Auftreten einer Ohnmacht, bis der Puls schwächer wird, der Blutstrom nachläßt oder das herausströmende Blut seine Farbe ändert, wenn es wieder rein und rot aussieht und nicht bläulicher oder gelber als normales Blut. Ist die Entleerung aber nicht so dringlich oder die Kräfte schwächer, dann teilt man den Aderlaß auf, macht etwa einen mäßigen Aderlaß, wendet dann zunächst Medikamente an und wiederholt schließlich am nächsten Tag den Aderlaß. Wiederholte Aderlässe werden insbesondere bei der Revulsion angewandt. Hier wird um so größere Wirksamkeit erzielt, je öfter der Aderlaß vorgenommen wird. Im Gegensatz zu den Methodikern wird die Blutentziehung nicht auf bestimmte Krankheitsstadien beschränkt. Wenn in der Nacht plötzlich Fieber aufgetreten und die Speise vom Vortag richtig verdaut ist oder wenn am Votage nur wenig gegessen wurde, läßt man am ersten Tag der Krankheit bereits Blut, sonst am folgenden. Der Aderlaß ist immer anzuwenden, wenn er indiziert ist, bei schwerer Krankheit und ausreichenden Kräften; darum ist er nicht an späteren Tagen verboten. Allerdings nimmt bei längerdauernder Krankheit mit dem krankheitsbedingten Schwächerwerden der Kräfte die Gelegenheit zum Aderlaß ab. Auch eine bestimmte Tageszeit kann man nicht vorschreiben. Bei nicht allzu dringlicher Indikation ist aber morgens eine Stunde nach dem Erwachen der günstigste Zeitpunkt.[144]

Für alle Arten der Ausleerungen ist es wichtig, das Prinzip der Revulsion und der Derivation zu verstehen. Beide Begriffe bedeuten die Ableitung eines Saftes von einer Gegend des Körpers in eine andere, und sie beziehen sich nicht auf die Substanz, sondern auf die Lage des erkrankten Körperteiles, d.h., Ableitung ist nicht die Verringerung eines Saftes. Der Saft wird in erster Linie verlagert aus einem erkrankten oder schwachen Teil in einen anderen, der besser mit dem Saft fertig wird, ihn kochen kann, oder aus dem er leichter entleert werden kann. Die Revulsion erfolgt immer zur entgegengesetzten Seite, d.h., ein Saft, der nach unten fließt, wird durch Erbrechen nach oben abgeleitet, und umgekehrt wird z. B. Bluterbrechen durch die Förderung der Menstruation geheilt; was nach vorne fließt, wird nach hinten, was nach rechts fließt, nach links abgeleitet. Zu beachten ist, daß der Ort, an welchem entleert wird, eine Verbindung haben muß zu dem Teil, von dem etwas abgeleitet werden soll, die Revulsion wird direkt ausgeführt. Bei Erkrankungen der Leber muß demzufolge die rechte Vena basilica oder die aus ihr entspringende Vena mediana geschlagen werden, bei Erkrankungen der Milz die linke, und nicht die Vena cephalica, denn sie hat nur Verbindung zu Teilen oberhalb des Halses, wird also bei Erkrankungen

---

[144] S. Gal. 11, 250 - 316 K.

im Kopfbereich benutzt, bei Epilepsie, Schlaganfällen, Kopfschmerzen, Angina. Bei Nasenbluten muß die Vena cephalica der blutenden Seite genommen werden. Hier würde der Aderlaß auf der Gegenseite nicht nur nichts nützen, sondern sogar schaden. Zu beachten ist auch, daß die Revulsion am Beginn der Erkrankung angewandt wird, wenn die Säfte noch heftig zu einem schwachen Teil hinfließen, denn Ziel ist es, sie daran zu hindern, sich dichtgedrängt in diesem Teil abzulagern. Die Derivation ist dagegen am Platze, wenn ein solcher Fluß nachgelassen und sich in einen Teil festgesetzt hat. Wenn man den schädlichen Saft nicht direkt aus dem Teil entleeren kann, dann wird er zu einem benachbarten deriviert, der besser zur Ausleerung geeignet ist, oder auch, wenn ein Saft vom Körper durch einen Teil entleert werden soll, der den Saft nicht verkraften könnte, weil er bereits geschädigt ist. Wenn er beispielsweise beginnt, über die Harnwege ausgeschieden zu werden, bei erkrankter Niere oder Blase, so wird er in die unmittelbare Nachbarschaft zur Ausscheidung abgeleitet, also in Uterus oder Darm oder umgekehrt vom Uterus zu den Harnwegen, wenn der Uterus erkrankt ist. Bei altgewordenen Krankheiten aber soll man, wenn irgend möglich, aus dem erkrankten Teil selbst entleeren.[145]

Schröpfkopf[146] und Skarifikation sind als entleerende Maßnahmen wichtige Ergänzungen zum Aderlaß. Wenn der Kranke den Aderlaß fürchtet oder wenn seine Kräfte zu gering sind, müssen sie ihn sogar völlig ersetzen, dann muß mit ihnen abgeleitet werden, revulsorisch oder derivatorisch.[147]

---

[145] S. Gal. 1o, 315-317. 883. 972; 11, 51. 91-93; 16, 149-161; 17A, 9o5-9o7 K.
[146] Im folgenden soll nur vom blutigen Schröpfen die Rede sein.
[147] S. Gal. 1o, 861 K.

Revulsorisch werden Schröpfköpfe z.B. gebraucht beim Nasenbluten. Blutet es aus dem rechten Nasenloch, so wird der Schröpfkopf über der Leber appliziert, bei Blutung aus dem linken Nasenloch über der Milz, blutet es aus beiden Nasenlöchern, über beiden Organen. Bei Flüssen, die gegen den Vorderkopf und die Augen gerichtet sind, leitet der Schröpfkopf zum Hinterhaupt ab, unterhalb der Brüste angesetzt, verringert oder stillt er übermäßige Uterusblutungen, seien sie durch Menstruation oder Tumoren bedingt.[148]
Derivatorisch ist die Verwendung des Schröpfkopfes, wenn er bei Uteruserkrankungen oder zur Provokation der Menses an Bein, Pubes oder Inguinalgegend gesetzt wird, wenn versucht wird, die Lungenphlegmone durch den Schröpfkopf in die Brustwand zu ziehen.[149]
Im allgemeinen setzt die Anwendung von Schröpfen und Skarifikation immer eine vorherige gründliche Entleerung des ganzen Körpers durch Aderlaß oder Purgieren voraus, weil sonst mehr schädliche Säfte aus dem ganzen Körper in einen Teil gelockt werden als durch lokale Blutentziehung daraus entfernt werden können; dann können etwa Phlegmonen größer werden, vereitern, oder es können Geschwülste in ihnen entstehen.[150] Am Anfang einer Erkrankung wird also immer zuerst zur Ader gelassen und erst in späteren Krankheitsstadien die Behandlung mit einer Lokaltherapie fortgesetzt.
Gab es auch zur Frage der revulsorischen oder derivatorischen Entleerungen bereits in der Antike unterschiedliche

---

[148] S. Gal. 1o, 316. 925 f.; 11, 51. 54. 91; 12, 57o f.; 16, 15o-155; 17B, 842 K.
[149] S. Gal. 11, 92; 1o, 798. 926 K.
[15o] S. Gal. 1o, 798. 833 f. 925; 11, 84; 16, 157 K.

Meinungen, so konnte Galen doch von den lokalen Blutentziehungen feststellen, fast alle Ärzte stimmten darin überein, sie nützten, direkt an den betroffenen Körperteilen angewandt, bei chronisch gewordenen Erkrankungen (Gal.12,570 K.). Wenn sich Flüsse in einem Teil festgesetzt haben, wenn nach Entzündungen eine Verhärtung zurückbleibt, wenn nach Ekchymosen vom Fehlerhaften etwas Verhärtetes und schwer Heilbares zurückgelassen wird, wenn beim Erysipel, das zuerst mit Abkühlung behandelt werden muß, die Glut fort ist oder wenn bei Abszessen eine starke Spannung festzustellen ist, dann wird der betreffende Ort skarifiziert oder geschröpft, denn Schröpfkopf wie Skarifikation haben die Fähigkeit, freizumachen, herauszugraben und herauszuführen, was sich verhärtet hat, der Schröpfkopf kann nach außen ziehen, was in der Tiefe ist, darum auch lokal an Leber oder Milz wirksam sein, er kann widernatürliche Schwellungen beseitigen und Schmerzen, indem er die eingelagerten Säfte entfernt oder Gift oder Pneuma entleert. Ist der lokale Schmerz beseitigt, so werden keine überflüssigen Säfte mehr zusätzlich von ihm angelockt, der Säftestrom wird damit der Revulsion wieder besser zugänglich. Kontraindiziert ist der Schröpfkopf bei trockenen Krankheiten, denn hier ist es schädlich, wenn Säfte aus der Tiefe gezogen werden.[151]

Versuchen wir nun, den Blutegeln einen möglichen Platz in diesem System zuzuweisen. Dabei legt der Satz, man benütze sie anstelle der Schröpfköpfe, zuerst nahe, Blutegeltherapie und Schröpfen gleichzusetzen. Im Vergleich zu Aretaeus ist das bereits eine stärkere Einschränkung der Indikationsbreite, denn Lokaltherapie wird von Aretaeus als wirksamer angesehen und wesentlich häufiger angewandt

---

[151] S. Gal. 8, 152; 10, 302. 869. 895 f. 925; 11, 84. 119; 16, 157; 17A, 906 f.K.

als bei Galen, da die damit erreichte Blutentziehung an die des Aderlasses herankommt. Galen entzieht jedoch beim Aderlaß weitaus größere Mengen Blut, Mengen, die durch Schröpfen und Blutegel praktisch nicht oder nicht gefahrlos erreicht werden können, denn als Vorteil des Aderlasses hebt Galen ja die gute Dosierbarkeit hervor, die sich durch die Möglichkeit ergibt, den Aderlaß jederzeit unterbrechen zu können, eine Möglichkeit, die beim Blutegel wegen der unberechenbar langen und nicht sicher stillbaren Nachblutung nicht so ohne weiteres gegeben ist. Grundsätzliche Einigkeit besteht bei Pneumatikern, Methodikern und Galen, trotz aller Polemik des letzteren, den Aderlaß in den ersten Krankheitsstadien anzuwenden, Lokaltherapie in den späteren, und einig ist man sich auch, wie Galen selbst konstatiert, daß der besondere Nutzen der Lokaltherapie bei den chronischen Krankheiten liegt. Als Eklektiker und erfahrener Praktiker würde Galen auch dieselbe Technik der Blutegeltherapie verwenden wie Methodiker und Pneumatiker, würde ebenfalls empfehlen, sie anstelle des Schröpfens zu verwenden bei furchtsamen Menschen oder an Stellen, die für einen Schröpfkopf schlecht zugänglich sind. Wie beim Schröpfen würde er darauf achten, daß vor der Blutegeltherapie der ganze Körper erst durch Aderlaß oder Purgation entleert wird. Dennoch könnte bei Galen von einer Gleichsetzung von Schröpfen und Blutegeltherapie keine Rede sein, zumindest aber würde er in einer Gleichsetzung der beiden Verfahren nicht so weit gehen wie seine Konkurrenten. Die größte Einschränkung erfahren die Einsatzmöglichkeiten des Blutegels nämlich durch die Annahme, er sauge kein Blut aus der Tiefe. Dies hat viel weitreichendere Konsequenzen als bei den Pneumatikern, denen es nur um die Entleerung von Blut geht, denn für Galen ist ja die Ableitung in ihren beiden Formen von überragender Bedeutung. Wenn der Blutegel nicht aus der Tiefe saugt, kann er weder zur Revulsion noch zur Derivation eingesetzt werden, weil er kaum auf den entfernten Fluß der Säfte einwirken könnte, d.h., der Blutegel könnte höchstens zur direkten Entleerung von oberflächlich gelegenen Teilen des Körpers benutzt werden, bei Phlegmonen, Erysipel, Ekchymosen, Abszessen, subkutan gelegenen widernatürlichen Schwellungen, szirrhösen Tumoren. Aber die Einschränkung der Indikationen kann noch weiter gehen, betrachtet man das Temperament des Blutegels, das ganz und gar dem Schleim entspricht. Im Vergleich zum Menschen ist der Blutegel extrem kalt und feucht, der Schröpfkopf dagegen eher neutral. Daraus müßte sich ergeben, daß der Blutegel uneingeschränkt eigentlich nur bei Phlegmonen anstelle des Schröpfens empfohlen werden kann, daß er strikt kontraindiziert sein müßte bei schleimbedingten rheumatischen Erkrankungen. Bei trockenen Krankheiten wäre er allerdings dem Schröpfkopf vorzuziehen, weil er eben keinen Saft aus der Tiefe zieht und darum zumindest nicht kontraindiziert sein dürfte, falls eine lokale Entleerung notwendig sein sollte. Das Temperament des Blutegels müßte man wohl auch in bezug auf kalte Jahreszeit und Gegend und kalt temperierte Menschen einschränkend berücksichtigen. Vom Schröpfkopf unterscheidet sich der Blutegel ferner noch dadurch, daß ihm nicht die gleiche Fähigkeit zukommen kann, Pneuma zu entleeren.

Spätantike

Von den spätantiken Kompilatoren sei Aetius nur der Vollständigkeit halber erwähnt. Ein Kapitel über die Blutegel ist eine kurze Zusammenfassung von Antylls oben wiedergegebenen Äußerungen zu diesem Thema (Aet.3,22 O.); im übrigen wird der Blutegel in dem umfangreichen Werk nur selten und beiläufig genannt, z.B. bei Priapismus und Satyriasis (Aet.3,3,32 C.), als Mittel gegen Augenmuskelparesen an die Schläfen gesetzt (Aet. 7,51 O.) oder bei Milzverhärtung über diesem Organ (Aet.3,2,11 C.) und auch als Mittel gegen Haarwuchs in verbrannter Form (Aet.7,69 O.).

Zwei andere Autoren sind in bezug auf die Blutegeltherapie für uns von besonderem Interesse, Theodorus Priscianus und Paulos von Aegina.

Betrachten wir zuerst das Werk des Theodorus Priscianus, das Bauer als bedeutungslose Kompilation bezeichnet und keiner Untersuchung für würdig erachtet.[152] Diese Beurteilung mag eine gewisse Berechtigung haben, wennman bemüht ist, einen ständigen "Fortschritt" der Aderlaßtherapie darzustellen, aber es wird damit der Zweck dieses Werkes verkannt und die Aussagekraft übersehen, die es für eine Beschreibung der tatsächlich praktizierten Medizin der Spätantike besitzt.

Ziel des Theodorus ist nicht die wissenschaftliche Behandlung der Medizin. Es ist ein Werk, das für den Praktiker jener Zeit geschaffen wurde, eines der Kompendien, die einen Überblick über einfache Behandlungsmethoden geben. Hier werden z.B. genaue Dosierung und Verabreichungsweise von Medikamenten angegeben; es wird damit eine Lücke ausgefüllt, denn bei den "großen" Autoren fehlen solche

---

[152] Bauer, Geschichte der Aderlässe, S. 77.

Details weitgehend. Theodorus ist Eklektiker. Seine materia medica ist größtenteils galenisch, ebenso werden die äußerlichen Krankheiten im Rahmen der galenischen Humoralpathologie gesehen, in den Ansichten zur Pathologie der inneren Krankheiten; in der Definition, Diagnose, Semiotik und in den allgemeinen Behandlungsprinzipien überwiegen dagegen methodische Anschauungen, die allerdings stark mit humoralpathologischen Ideen durchsetzt sind. Diese eigentümliche Mischung wird ergänzt durch die Berücksichtigung abergläubisch-volksmedizinischer Mittel. Sie ist typisch für diese Zeit, aber auch für die Medizin des Mittelalters. Vor allem sei an die Bedeutung des Theodorus für die Schule von Salerno erinnert.[153]

Die Therapie ist in erster Linie eine Allgemeinbehandlung, bei der diätetische Maßnahmen im Vordergrund stehen, aber auch Aderlaß, Schröpfen und Blutegel spielen neben Bädern, Umschlägen, Körperübungen und Klystieren eine Rolle. Die Empfehlung der Blutegel gerade bei Theodorus Priscianus spricht für den häufigen Gebrauch der Blutegel in dieser Zeit, mehr jedenfalls als bei Caelius Aurelianus. Während wir aus Caelius Aurelianus gut entnehmen können, wann überhaupt theoretisch Blutegel nach der methodischen Lehre verwandt werden können, erfahren wir bei Theodorus eher, wann sie tatsächlich gebraucht wurden, wobei wir allerdings keine Begründung erhalten, warum in bestimmten Fällen Blutegel benutzt werden, in anderen denkbaren dagegen nicht.

Nur bei der Hydrophobie (Theod.Prisc.2,8 (27)) wird ausnahmsweise eine Begründung erkennbar. Nach dem Biß eines tollwütigen Tieres wird zunächst zur Ader gelassen, später Blutegel und zugleich Ätzmittel angewandt. Ziel ist es,

---

[153] Vgl. Theodor Meyer, Theodorus Priscianus und die römische Medizin, Jena 1909 (Neudruck 1967), S. 27-31.

die Bißwunde am Zuheilen zu hindern; darum müssen Mittel gewählt werden, welche eine Absonderung erzeugen und die schmutzige Wunde offenhalten.[154] Sonst werden Blutegel nur noch am Kopf appliziert. Bei Lethargus (Theod.Prisc. 2,3 (15)) werden Blutegel an Stirn oder Schläfen gesetzt, sobald das Fieber nachgelassen hat. Der Kopf werde durch Blutentziehungen erleichtert, so heißt es nur. Die Phrenitis wird in gleicher Weise behandelt (Theod.Prisc.2,3(14)). Bei Wahnsinn, der ohne Fieber, aber mit Kopfschmerzen auftritt, kann man nach Aderlaß, Erbrechen usw. auch Blutegel anstelle der Skarifikation verwenden (Theod.Prisc.2,17 (5o)). Und schließlich werden auch bei chronischen Kopfschmerzen öfter Blutegel im Intervall zur Anfallsprophylaxe gesetzt neben Aderlässen aus Nase und Stirn, Schröpfköpfen und Umschlägen (Theod.Prisc.2,14(45)).

Die Blutegeltherapie beschränkt sich also in der Praxis des Theodorus Priscianus im wesentlichen auf Kopfleiden, die zu den inneren Krankheiten gerechnet werden, also jenen Krankheiten, für welche methodische Grundsätze gelten. Bei den äußerlichen Krankheiten dagegen findet sich keine Indikation, aber auch der Aderlaß wird seltener verordnet und blutiges Schröpfen einzig und allein bei Augenschmerzen (Theod.Pris.1,12(32)), wobei das "scarificatione et" übrigens nur eine Ergänzung des Textes ist. Jedoch ist der verbrannte Blutegel als Enthaarungsmittel geeignet. Um zu verhindern, daß Wimpern nach innen wachsen, wird die Asche nach dem Ausziehen der Wimpern äußerlich aufgetragen (Theod.Prisc.1,12(41)).

---

[154] Vgl. Anm. 116 zu Cassius Felix.

Ein ähnliches Bild der Blutegeltherapie zeigt sich bei Paulos von Aegina. Erklärtermaßen ist es auch sein Ziel, ein Handbuch, ein Kompendium für die Praxis zu schaffen, das eine Mittelstellung einnimmt zwischen den umfangreichen Werken der berühmten Kompilatoren wie Oreibasios und etwa dessen viel zu kurz geratenem Auszug für Eustathios. Es soll ein Nachschlagewerk für den augenblicklichen Gebrauchsfall sein, wenn Gefahr im Verzuge ist und nicht lange Zeit bleibt zum Überlegen oder zur Benutzung literarischer Hilfsmittel, die zudem auf dem Lande nicht zur Verfügung stehen.[155] Dies bedeutet für uns, daß wir uns einfach an das Geschriebene halten können. Es zeigt uns ziemlich vollständig die Praxis jener Zeit. Erörterungen über den theoretischen Hintergrund können wir uns weitgehend ersparen. In bezug auf den Aderlaß genügt es zu wissen, daß Paulos, anders als Theodorus Priscianus, ganz auf dem Boden des Galenismus steht. Trotz Kompilation aus verschiedenen Autoren wie Oreibasios, Aetius u.a. findet sich bei allen Fragen, die den Aderlaß betreffen, fast nichts, was nicht auch bei Galen an irgendeiner Stelle nachzuweisen wäre. Zwar ist Paulos ziemlich selbständig in der Beurteilung des kompilierten Wissens, ergänzt es in praktischen Dingen um seine eigenen Erfahrungen, aber für den Aderlaß reicht es aus, auf das Kapitel über Galen zu verweisen. Unterschiede ergeben sich aus der Intention des Werkes. Die Einzelindikationen sind etwas zahlreicher als bei Galen, aber durchaus in seinem Sinne gewählt. Ähnliches läßt sich auch zum Schröpfen sagen.[156]

---

[155]S, das Vorwort des Paulos.
[156]Falsch ist die Behauptung Haesers (Lehrbuch, Bd.I,S. 467), daß das Schröpfen nur revulsiv geschehe. Wenn Paulos z.B. bei der Synanche blutige Schröpfköpfe an Kinn und Hals setzt (Paul.Aig.3,27,2),bei Ileus direkt auf die schmerzenden Stellen (Paul.Aig3,44) und bei Uteruskrämpfen auf Hüften und Weichen (Paul.Aig.3,71,3), so ist die derivatorische Verwendung offensichtlich.

Paulos' Bemerkungen über Blutegel sind deshalb für uns besonders wichtig, weil ja bei Galen nicht wirklich etwas zu diesem Thema zu finden ist, hier aber die Blutentziehungen in seinem Sinne gebraucht werden. Es bestätigt sich dabei die Beobachtung, die wir bereits bei Theodorus Priscianus gemacht hatten: Blutegel werden bevorzugt im Bereich des Kopfes angesetzt. Von acht aufgeführten Indikationen betreffen immerhin sechs diese Region. Und wie bei Theodorus ist der Blutegel nie Mittel erster Wahl. Er ist am Platze, wenn andere Mittel versagen, wird immer nur zusätzlich als eine weitere Möglichkeit unter anderen genannt.

Als heilsam gilt das Ansetzen der Blutegel bei heftigen Kopfschmerzen im Fieber. Hier wird zunächst der Kopf gesalbt, und bei anhaltenden Schmerzen werden Umschläge auf die Stirn gelegt. Weiter kann man bei Versagen dieser Mittel den Kopf rasieren und die ganze Fläche mit Umschlägen behandeln, Schröpfköpfe ins Genick setzen usw. Und dann erst werden Blutegel in Erwägung gezogen.[157] Ebenso verhält es sich bei chronischen Kopfschmerzen und Migräne. Auch hier stehen andere Mittel im Vordergrund, dann folgen Schröpfköpfe und Blutegel. Doch ist hier noch eine Steigerung möglich: ultima ratio ist die Arteriotomie hinter dem Ohr. Bei den chronischen Kopfschmerzen ist aber zu beachten, daß die Empfehlung der Blutegeltherapie nicht generell gilt. Paulos unterscheidet verschiedene Formen des Kopfschmerzes; ist der Schmerz z.B. mit Schweregefühl verbunden, liegt Plethora zugrunde, Spannungsgefühl zeigt eine Fülle von Gasen an. Der Blutegel ist aber nur indiziert bei Kopfschmerzen, die durch galligen Saft oder eine Dyskrasie verursacht sind. Ein solcher Zustand läßt sich aus einem begleitenden Druckgefühl diagnostizieren. Auch Fie-

---

[157] S. Paul.Aig. 2, 43.

ber kann, außer auf Entzündung, auf faulige Säfte als Ursache deuten.[158]
Bei Melancholie werden ebenfalls Blutegel an den Kopf gesetzt, aber auch hier nicht bei jeder Form. Melancholie wird definiert als eine Art Geistesstörung ohne Fieber, die aus schwarzgalligem Saft entsteht. Die Melancholie kann sich am Gehirn alleine manifestieren, sie kann den ganzen Körper betreffen oder sich in Hypochondrie äußern, einer Entzündung der um den Magen liegenden Teile, von wo aus verdorbene Säfte oder Luft zum Gehirn aufsteigen. Die letztgenannte Form ist charakterisiert durch Verdauungsstörungen, saures Aufstoßen, Brennen, Schwere- und Völlegefühl und Erleichterung durch Aufstoßen oder Stuhlgang. Die Therapie besteht in Umschlägen, trockenem Schröpfen bei Blähungen, blutigem Schröpfen bei Entzündung oder Schmerzen. Bei der zweiten Form findet sich Magerkeit, typische Behaarung und melancholisches Wesen, häufig auch unterdrückte Hämorrhoidalflüsse. Aderlaß, Purgieren und Eröffnung der Hämorrhoiden bilden die Therapie. Ob sich Paulos schon zur Eröffnung der Hämorrhoiden der Blutegel bediente, läßt sich leider nicht ermitteln, da Paulos zu erwähnen vergißt, auf welche Weise es geschehen soll. Er setzt es offenbar als bekannt voraus. Da aber bereits in der Schule von Salerno die Applikation der Blutegel an die Hämorrhoiden eine Hauptindikation für die Blutegeltherapie war, ist es durchaus denkbar, daß diese Praxis schon zur Zeit des Paulos bestand. Beschränkt sich die Melancholie auf das Gehirn, so sind Bäder, Medikamente und Diät anzuwenden. Diese Form ist nur negativ zu beschreiben durch das Fehlen der für die anderen Formen charakteristischen Zeichen. Gemeinsam ist allen Formen eine Symptomatik, die ungefähr das umfaßt, was wir im weitesten Sinne unter Psy-

---

[158] S. Paulos. Aig. 3, 5, 7.

chosen bezeichnen. Als Indikation für die Blutegeltherapie wird aber nur eine spezielle vierte Form der Krankheit genannt, melancholischer Wahnsinn, der entsteht, wenn ausgedorrte gelbe Galle sich in schwarze verwandelt. Die Kranken wüten in diesem Falle wie wilde Tiere. Der Kopf wird mit Rosenöl übergossen, es wird purgiert und zur Ader gelassen, und schließlich werden Blutegel an den Kopf gesetzt.[159]
Der Blutegel ist ferner indiziert bei Augenentzündungen, wenn feuchte Massen sich im Kopf stauen. Die Therapie beginnt mit einer Reinigung des ganzen Körpers und Einsalbungen, Schröpfköpfe werden an den Hinterkopf gesetzt oder Skarifikationen gemacht. Während der Schröpfkopf hier nur revulsorisch benutzt wird, ist die Verwendung des Blutegels, wie auch bei den anderen Indikationen, eindeutig derivatorisch. Man setzt sie an die Stirn über dem leidenden Auge, bei Amaurosis und Amblyopie an die Schläfen als Ergänzung zu einer Venaesektion an den Augenwinkeln.[160]
Die Synanche verlangt einen Aderlaß am Ellbogen oder auch unter der Zunge oder Einschnitte in die Zunge, sofern diese geschwollen ist. Bei längerer Dauer der Angina greift man auch zu Schröpfköpfen oder Blutegeln, die an Kinn und Hals gesetzt werden.[161]
Von den beiden restlichen Indikationen ist eine die Satyriasis. Paulos macht einen deutlichen Unterschied zum Priapismus (3,57). Letzterer ist durch aufblähendes Gas verursacht, das aus feuchten, zähen und dicken Säften unter der Einwirkung von Wärme entstanden ist. Eine kühlende Behandlung ist nötig. Satyriasis dagegen, eine seltene Erkrankung,

---

[159] S. Paulos. Aig, 3, 14, 3.
[160] S. Paul. Aig. 3, 22, 31.
[161] S. Paul. Aig. 3, 27, 2.

die auch Frauen befallen kann, ist gekennzeichnet durch ein "Zittern des Schamgliedes, das von einer entzündungsartigen Affektion der Samengefäße verbunden mit Spannung herrührt"[162]. Es können Krämpfe folgen, Auftreibung des Leibes und rasches tödliches Ende. Die Behandlung besteht in sofortigem Aderlaß, Diät, kühlenden Salben und Medikamenten. Bei längerer Dauer wird geschröpft, bei Fülle werden auch Blutegel gesetzt.[163]

Schließlich ist noch die Ischias zu nennen, die durch dikken schleimigen Saft bedingt sein soll, der in die Gelenke der Hüfte eingezwängt ist. Klystiere werden empfohlen und wiederholte Aderlässe am Ellbogen, bei anhaltendem Schmerz am Knöchel der leidenden Seite. Darüberhinaus wird mit starker Flamme an der Hüfte blutig geschröpft oder es werden Blutegel gesetzt.[164]

Im Rückblick wird deutlich, daß es für die Blutegeltherapie keine einheitliche theoretische Grundlage gibt, keine allgemeine Therapieempfehlung, sondern einige wenige eindeutig definierte Indikationen. Aus diesen wird erkennbar, daß der Blutegel zur Derivation geeignet ist, daß er Säfte aus größerer Tiefe saugen kann, vergleichbar dem blutigen Schröpfen mit großer Flamme. Er entfernt verdorbene Säfte, und besonders ist er zur Entleerung dicker Säfte geeignet, vor allem melancholischer. Applikationsorte sind in erster Linie Kopf- und Genitalbereich, Orte also, wo Schröpfen nicht ohne weiteres möglich ist. Das Fehlen von technischen Anweisungen zur Blutegeltherapie kann - ebenso wie bei Theodorus Priscianus - nicht überraschen, wenn man voraussetzt, daß die Methode allgemein

---

[162] Übers. Berendes.
[163] S. Paul. Aig. 3, 56.
[164] S. Paul. Aig. 3, 77, 2.

bekannt, volkstümlich war, so daß sich ihre Erörterung erübrigen konnte, anders als bei der Venaesektion und dem Schröpfen, wo eine Beschreibung notwendig war, weil diese Verfahren sehr unterschiedlich gehandhabt werden können.[165] Setzt man aber Volkstümlichkeit des Mittels voraus, dann mag die Allgemeingültigkeit des gezeichneten Bildes für die Spätantike bezweifelt werden. Sicher klaffen auch hier Lehrbuchwissen, selbst wenn es an der Praxis orientiert ist, und volksmedizinische Realität mehr oder weniger weit auseinander. Mangels anderer Quellen müssen wir uns mit dieser Beschreibung begnügen.

---

[165] Vgl. Paul. Aig. 6, 4o f.

Mittelalter

Arabische Medizin

Bei der Betrachtung der arabischen Medizin wollen wir die Periode der Rezeption übergehen und uns auf die Blütezeit im 1o. und 11. Jahrhundert beschränken. Den Vorwurf der mangelnden Selbständigkeit und Kritikfähigkeit kann man der arabischen Medizin auch in dieser Zeit auf dem Gebiet des Aderlassens nicht ersparen, wenn man nur sieht, daß nichts grundlegend Neues zu finden ist, daß vieles sich direkt auf Galen, Aetius, Paulos von Aegina und andere Quellen zurückverfolgen läßt. Selbst wenn die Aufgabe nur in der "Bewahrung, Erklärung und Entfaltung des Überkommenen"[166] besteht, die Lehre von den Blutentziehungen wird doch immerhin aus ausgewählten galenischen und spätantiken Ansätzen heraus so weit entfaltet, entwickelt, daß sie durch die Systematisierung und im Vergleich zu den Vorbildern unterschiedliche Gewichtung des Überkommenen, ihr eigenes, charakteristisches Gesicht erhält.

Rhazes[167]

Vergleicht man die Schriften des Rhazes und des Galen, so fällt zuerst die starke Übereinstimmung in den pathophysiologischen Grundanschauungen auf. Elementen-, Säfte-

---

[166] Manfred Ullmann, Die Medizin im Islam, Handbuch der Orientalistik, Abt.I, Ergänzungsband VI,1, Leiden/Köln 197o, S. 2.

[167] In den Stellenangaben dieses Kapitels sind die Werke des ar-Rāzī folgendermaßen abgekürzt: Ad Regem Mansorem libri = M; Liber divisionum = d; De affectibus iuncturarum = a.i.; Continens = c.; De pestilentia = p.; De sectionibus, cauteriis, et ventosis = s.c.v.

und Temperamentenlehre des Rhazes sind ganz und gar galenisch,[168] nur stehen diese theoretischen Überlegungen, ähnlich wie schon in der Spätantike, nicht so sehr im Vordergrund des Interesses, sondern treten zurück zugunsten von mehr an der Praxis orientierten Handlungsanweisungen. Daher lassen sich bei Rhazes weit mehr Einzelindikationen für den Aderlaß finden als bei Galen. Der Aderlaß wird allgemein verwendet bei Apostemata und Traumata (M. 7,3. 11.13), bei Wundblutung (M. 7,2o), Sturz oder Erschütterung von Kopf oder Körperteilen (M. 6,19), Verbrennungen (d. 136), entzündeten Wunden und Geschwüren (d. 138), ferner im einzelnen bei Kopfschmerzen (M. 9,1; d. 3), Schwindel (M. 9,2; d. 5), Phrenitis und Lethargie (M. 9,3; d. 6), Apoplexie (M. 9,4; d. 12), Epilepsie (M. 9,11), Incubus (M. 9,12; d. 8), Melancholie (d. 9), Stupor (d. 15), Protrusio bulbi (M. 5,41), Ophthalmie (M. 9,15; d. 19), Ulcera der Augen (M. 9,16; d. 2o), Hämatom (M. 9,21), Nachtblindheit (M. 9,28) und vielen weiteren Erkrankungen im Augenbereich (M. 9, 19. 2o. 22-26. 28), Ohrenschmerzen (M. 9,31; d. 37), Nasenbluten (M. 9,37, d. 4o), Nasenpolypen und -sarkom (M. 9,33), Zahnschmerzen mit Zahnfleischentzündung (M. 9,41; d. 45), Zungenschwellungen (M. 9,51), Angina bzw. Synanche (M. 9,54; d. 51), alcola (d. 48), Husten, besonders mit blutigem oder eitrigem Auswurf (M. 9,59; d. 52 f.), Heiserkeit und Schnupfen (M. 9,14), Pleuritis (M. 9,57; d. 54), Peripneumonie (M. 9,58), Herzrasen (d. 58), Magenerkrankungen (M. 9,64; d. 59. 67), Ileus (M. 9,71; d. 69), Ikterus (M. 9,68), Leberapostemata (d. 62 f.), Singultus (d. 62), Milzschmerzen (M. 9,7o; d. 64), Urinverhalt nach Traumata (M. 9,73), Nieren- und Blasenentzündung und Hämaturie (M. 9,75; d. 7o. 77), Satyriasis

---

[168] Vgl. Ullmann, Die Medizin im Islam, S. 97 f.

(d. 81), Apostemata im Hoden (d. 1o1), entzündeten Hämorrhoiden (M. 9,8o; d. 96), zur Unterdrückung wie auch Provokation der Menses (M. 9,82 f.; d. 83. 85. 88), bei Rückenschmerzen (d. 1o4), Schmerzen im Hüftbereich (d. 1o3; a.i. 18), Ischias (d. 1o3; a.i. 19), Podagra (M. 9,9o; d. 1o2), Varizen (M. 9,92; d. 1o6), bei fieberhaften Erkrankungen verschiedenen Typs wie Diaria (M. 1o,2), Synocha (M. 1o,6), Quartana (M. 1o,8; d. 153), Pocken und Masern (M. 1o,18; d. 159), bei pestilentialischen Erkrankungen (p. 6), vor allem auch prophylaktisch im Frühling bei warmer Konstitution (M. 4,25 f.), schließlich bei einer grossen Anzahl von Hautkrankheiten wie Karbunkel (M. 7,1o), Feigwarzen (M. 5,36), Scabies (M. 5,28; d. 121), Impetigo (M. 5,31), Gesichtsröte (M. 5,24; d. 111), Morphea (d. 118), Erysipel (d. 133), Lepra (M. 5,35; d. 12o), Elephantiasis (d. 1o7) und anderen (M. 5,16. 22. 34; 7,16 f. ; d. 11o. 112. 132 f.).

Diese ungeheure Fülle von Indikationen darf aber nicht zu der Annahme verleiten, Rhazes habe das Indikationsspektrum des Aderlasses gegenüber Galen erweitert. Das Gegenteil ist zutreffend. Galen verwendet den Aderlaß großzügiger, indem er ihn pauschal für jede schwere Krankheit oder den Verdacht einer schweren Krankheit verordnet, nur allgemeine Richtlinien gibt und auf eine vollständige Aufzählung aller möglichen Indikationen verzichtet, weil es kaum eine Krankheit gibt, bei der der Aderlaß nicht irgendwann einmal erforderlich sein könnte, falls eine entsprechende plethorische Symptomatik vorliegt. Rhazes läßt dem Therapeuten nicht so viel Ermessensspielraum, nennt zwar auch allgemeine Richtlinien, führt aber bei jeder einzelnen Krankheit gesondert auf, ob und unter welchen Umständen eine Blutentziehung in Frage kommt.

Der Aderlaß soll die Ausscheidung von Überflüssigem unterstützen, soll den Körper von Schädlichem reinigen und hat darum eine erstrangige Bedeutung in der ärztlichen Be-

handlung, dient der Gesunderhaltung und der Heilung, wenn er in richtiger Weise angewandt wird. Indiziert ist er immer, wenn das Blut vorherrscht, wenn sanguinische Fülle, Plethora, besteht, unter Umständen aber auch, wenn das Blut zu scharf oder zu dick ist; wenn andere Säfte vorherrschen bei bestehenden Zeichen der Fülle, dann entleert er auch gelbe und schwarze Galle und Schleim, z.B. bei der Pleuritis. Zeichen der Fülle - Rhazes unterscheidet dieselben beiden Arten der Fülle wie Galen - sind Schmerz, Stechen, Pulsieren, Spannungsgefühl, Venenschwellung, warmer Körper, Fieber, insbesondere vom Kontinuatyp, Röte, vor allem von Gesicht und Augen, oder livide Gesichtsverfärbung, großer voller Puls, roter Urin, vermehrte Schlafneigung, Schlaffheit, Lichtscheu, Unruhe, Alpträume, frequente tiefe Atmung, Juckreiz von Nase und Ohr.
Der Aderlaß soll möglichst zu Beginn einer Erkrankung durchgeführt werden, wenn die Kräfte noch nicht geschwächt sind. Auch prophylaktische Aderlässe sind angebracht im Frühling bei jungen Menschen mit warmem Temperament und - anders als bei Galen - besonders wenn sie im Winter viel blutbildende Nahrung wie Fleisch und Wein zu sich genommen, also unmäßig gelebt haben. Der Aderlaß soll immer vorgenommen werden, wenn es nötig ist, sofern Alter und Kräfte es erlauben, denn eine Unterlassung kann Apostemata zur Folge haben, Impetigines, Fieber, Phrenitis, Pleuritis, Pocken, Masern, Bluthusten, sanguinischen Apoplex und plötzlichen Tod.
Am besten wird der Aderlaß von jugendlichen und ungeschwächten älteren Menschen vertragen, bei solchen mit weiten sichtbaren Venen, haarigem, dunklem Körper, fleischigen, aber nicht fetten Menschen. Kontraindiziert ist er bei Kindern und bei geschwächten Kräften, besonders wenn Magen oder Leber geschwächt sind und kalt temperiert, wenn Patienten gewöhnlich an kalten Erkrankungen leiden.

Bei Kindern wird niemals zum Aderlaß gegriffen, er wird ersetzt durch Schröpfen und Purgieren, wenn eine Entleerung erforderlich ist. Greise werden bevorzugt medikamentös behandelt, nur notfalls mit einem Aderlaß. Bei Trunkenheit oder Übelkeit soll man einige Stunden warten, bis die Verdauung vollendet ist, und auch nach Erbrechen, Durchfall, Koitus, Arbeit, Nachwachen, nach allem, was den Körper löst oder stark erwärmt, soll nicht venaeseziert werden, ferner nicht in der kältesten und in der heißesten Jahreszeit. Ausgenommen von diesen Einschränkungen sind jederzeit Zustände, wo die Gefahr, die durch eine Verzögerung der dringend gebotenen Therapie entsteht, größer ist als die durch einen nicht ganz zeitgemäßen Aderlaß: bei schwerer Atemnot, Tachykardie mit starkem Puls, starker Rötung von Gesicht und Augen, sanguinischem Apoplex, Synanche und heftigen Blutungen.

Gerade an den Einschränkungen zeigt sich, daß Rhazes in der Praxis galenistische Vorschriften nicht unkritisch übernimmt. Der Aderlaß wird weit vorsichtiger und differenzierter eingesetzt als bei Galen. Das kommt auch darin zum Ausdruck, daß Rhazes eindringlicher auf die möglichen Nebenwirkungen des Aderlasses hinweist und ihn nicht so sehr wie Galen als ein ideales, harmloses Therapeutikum preist. Bei zu häufiger Anwendung beobachtet man nach Rhazes des öfteren bösartige Veränderungen des Temperamentes, Hydrops, schnelles Altern, Appetitverlust, Schwäche von Leber und Magen, Tremor, Paralyse, Apoplex und schließlich ein Nachlassen aller Kräfte. Auch der einzelne Aderlaß selbst kann gefährlich sein, das Schlagen der Basilica wegen ihrer topographischen Beziehungen zur Arterie, das der Mediana wegen der Möglichkeit, den Nerv zu durchtrennen mit den entsprechenden Folgen. Vorsichtshalber darf darum bei der Mediana nicht tief geschnitten werden und der Schnitt soll in Längsrichtung erfolgen, statt der Basilica soll man im

Zweifelsfalle lieber eine andere Vene nehmen oder einen ihrer Äste, wenn die Arterie zu tasten ist. Von den Venen der Ellenbeuge scheint die Cephalica am sichersten zu sein. Bei ihr sollen sich zwar häufig Abszesse bilden bei wiederholter Venaesektion, diese können jedoch mit einem Schnitt einfach eröffnet werden. Auch die Gefahr einer Synkope darf nicht gering geachtet werden. Anders als Galen läßt Rhazes nur in Ausnahmefällen bis zur Bewußtlosigkeit Blut. Bei Patienten, die erfahrungsgemäß zu Synkopen neigen, wird darum vorher zur Prophylaxe Brot mit Saft gegeben und das Blut wird in kleinen Portionen entleert. Tritt dennoch eine Synkope ein, behandelt man sie durch Gabe von Fleischwasser und feinem Wein und durch gute Gerüche, wie z.B. Bratenduft. Kommt es während des Aderlasses zu Übelkeit und Brechreiz, wird Erbrechen ausgelöst, indem man eine Feder in den Hals steckt.

In allen diesen Maßnahmen und Grundsätzen erweist sich Rhazes als von Galen unabhängig in dem Sinne, daß er gezielt Anweisungen Galens und seiner Nachfolger auswählt, sie vorsichtig anwendet und von arabischen Erfahrungen geleitet ausbaut. Dies zeigt sich vor allem in weiteren technischen Einzelheiten des Aderlasses. Wie bei Galen wird auch die Cephalica verwendet bei Krankheiten, die oberhalb des Schlüsselbeines ihren Sitz haben, die Basilica bei Krankheiten unterhalb der Schlüsselbeine in Brust und Bauch, die Mediana, wenn im ganzen Körper Plethora herrscht, und die Saphena bei Krankheiten im Unterleib, ferner die Venen an den Knöcheln und in der Kniekehle, unter der Zunge und an der Stirn. Dazu kommen noch Jugularvenen, Schläfenvenen, Vv. angulares, Lippen- und Nasenvenen, die V. funis brachii, Äste der Basilica, vor allem aber die Salvatella. Im Prinzip ist die Auswahl der Venen zwar die gleiche wie bei Galen, auch wenn einige Venen mehr benutzt werden, aber während Galen sich, da es ihm

um die Blutentziehung geht, meist auf die erstgenannten
Venen beschränkt, weil diese immer einen guten Blutfluß
gewährleisten, gewinnen gerade die kleineren Venen bei
Rhazes einen besonderen Stellenwert. So ist die Salvatella, links bei Milz- und rechts bei Lebererkrankungen, Vene
erster Wahl, trotz der Schwierigkeiten, sie lange genug
offenzuhalten.
Die Auswahl kleiner Venen steht in Einklang damit, daß
Rhazes nicht solche Unmengen Blut entziehen läßt wie Galen.
Kleine Venen können nicht so sehr der allgemeinen Blutentziehung dienen. Der Aderlaß wird verstärkt zur lokalen
Blutentziehung benutzt und gleichzeitig wird der Wert der
Revulsion und Derivation betont, und gerade darin liegt
die eigenständige Entwicklung der Blutentziehungstherapie
in der arabischen Medizin. Die Zuwendung zu kleinen und
kleinsten Venen mußte natürlich das Augenmerk auf die Weiterentwicklung der Aderlaßtechnik richten. Man mußte sich
bemühen, die kleinen Venen überhaupt zu finden und die
Wunden lange genug offenzuhalten, um eine ausreichende
Quantität entleeren zu können. Rhazes gibt dazu das Binden
des betreffenden Gliedes an und Bäder in warmem Wasser,
um die Venen sichtbar zu machen. Er beläßt die Wunde im
Wasserbad oder streut Salz oder gießt Öl auf die Wunde,
um eine zu schnelle Blutstillung, eine zu rasche Wundheilung zu verhindern.
Wesentlich größere Bedeutung als bei Galen, der in der Regel auf einmal die erforderliche Blutmenge läßt, gewinnt
der wiederholte Aderlaß, die secundatio. Deren allgemeine
Verbreitung wird schon daraus ersichtlich, daß Rhazes es
für nötig hält, hervorzuheben, er entferne das Blutkoagel
der vorigen sectio mit der Seite der Lanzette, nicht aber
mit dem Fingernagel, wie es die Dummen täten. Die Quantität des zu entleerenden Blutes richtet sich nach den Umständen der Krankheit und nach den Kräften des Patienten

und besonders nach dessen Gewohnheit, eine Feststellung, die ein bezeichnendes Licht auf die Häufigkeit und Verbreitung der Blutentziehungen wirft. Bei warmen Apostemata wird bis zur Farbänderung Blut gelassen. Drohen die Kräfte zu schwinden, muß der Aderlaß unterbrochen werden. Viel wird entleert, wenn das Blut schwarz und dick herausfließt, weniger, wenn es dünn ist und von guter Farbe. Nur bei schweren fieberhaften Erkrankungen wie der Synocha wird bis zur Bewußtlosigkeit Blut gelassen, in geringen Mengen und Intervallen etwa bei Blutungen.
Zur Nachbehandlung wird empfohlen, nicht übermäßig zu essen, sondern mäßigende leichte Speise zu nehmen, die die Galle unterdrückt. Bemerkenswert ist aber, daß eine mäßige Lebensweise nicht als eine Voraussetzung für eine erfolgreiche Blutentziehungstherapie angesehen wird.

Besonders deutlich wird der Unterschied zwischen Rhazes und Galen, wenn man die revulsorische und derivatorische Verwendung des Aderlasses untersucht. Auch hier besteht auf den ersten Blick Übereinstimmung mit Galen: Die Revulsion wird zur Gegenseite ausgeführt, die Derivation in der Nähe des leidenden Teiles. Während sich aber bei der Derivation im einzelnen nur geringe Differenzen ergeben aus der Inzision kleiner Venen, zeigt sich bei genauer Betrachtung bei der Revulsion ein anderes Bild. Der Schein der Übereinstimmung entsteht dadurch, daß in sehr vielen Fällen nicht genau die Seitenlokalisation der Venaesektion angegeben wird, in einigen Erkrankungen aber auch das galenische Vorbild getreu übernommen wird, so, wenn bei Lebererkrankungen auf der rechten Seite, bei Milzleiden am linken Arm zur Ader gelassen wird. In den meisten Fällen, wo doch präzise Angaben gemacht werden, berücksichtigt Rhazes nicht Galens Forderung, daß bei der Revulsion unbedingt eine Verbindung zwischen dem leidenden Teil und dem Ort der Ausleerung bestehen muß und darum nur die di-

rekte Revulsion sinnvoll ist, d.h. ein Aderlaß auf der
Seite des leidenden Teiles. Rhazes läßt z.B. bei Elephantiasis oder bei Impetigines der Inguinalgegend die Basilica der entgegengesetzten Seite inzidieren und ebenso die
Saphena bei axillären Impetigines und bei Kopftraumata
die Cephalica der anderen Seite. Rhazes empfiehlt also sowohl die direkte als auch die indirekte Revulsion. Und damit nicht genug, es werden auch beide Arten bei ein und
derselben Krankheit gebraucht oder es werden widersprüchliche Anweisungen erteilt. So wird bei der Pleuritis zuerst die entgegengesetzte Seite gewählt und anschließend
erfolgt die direkte Revulsion aus der Basilica. Bei der
Ophthalmie steht die entgegengesetzte und die gleichseitige Cephalica zur Auswahl. Oft werden auch Revulsion und
Derivation miteinander kombiniert, wobei immer mit der Revulsion begonnen wird und die Derivation sich anschließt.
Z.B. wird beim Apoplex zuerst der Fuß venaeseziert, dann
die Nase, oder bei Podagra an der Hand derselben oder entgegengesetzten Seite, darauf dann in der Kniekehle oder
am äußeren Knöchel, bei der Epilepsie zuerst am Innenknöchel, dann am Arm. Nach Galen müßte aber zuerst eine allgemeine Entleerung erfolgen und dann – im chronischen
Stadium – die Derivation, die die Säfte erst wieder für
die Revulsion zugänglich macht, die also im Falle, daß beide Formen der Ableitung notwendig sind, nur vor der Revulsion sinnvoll sein kann.[169]

Ähnliche Beobachtungen kann man beim blutigen Schröpfen
machen. Wie beim Aderlaß beeindruckt wieder die Vielzahl
von aufgeführten Indikationen: Schwere- und Leeregefühl
im Kopf, Schmerzen von Kopf und Gesicht (M. 7,22), Schwindel (M. 9,2; d. 5), Epilepsie (M. 9,11), Incubus (M. 9,12;

---

[169] Außer den oben im Text angeführten Stellen siehe besonders M. 4,14; 7,21; c. 28,2,1.

d. 8), Apoplexie (d. 12), Hauterkrankungen, besonders im Gesicht, wie Sahapha (M. 5,16), Scabies (d. 22), Silac[170] (d. 24), Gesichtsröte mit Hautschwellungen (d. 111), Zahnschmerzen mit Zahnfleischentzündung (M. 7,22; 9,41; d. 45), Pusteln im Mund (M. 7,22), alcola[171] (d. 48), Zahnfleischverderbnis (M. 7,22), Zungenapostemata (d. 51), Nasenbluten (M. 9,37), Herzzittern, chronische Nieren-, Blasen- und Uteruserkrankungen (M. 7, 22), Provokation der Menses ebenso wie ihre Verringerung (M. 7,22; 9,82 f.; d. 82 f.), Uterusentzündungen (d. 88), Ischias (d. 1o3) und Elephantiasis aus dickem Blut (d. 1o7), sanguinisches Asthma, Peripneumonie, Pleuritis und Synocha (s.c.v.).

Die Möglichkeiten des Schröpfens gehen, wie man sieht, über die eines bloßen Lokaltherapeutikums weit hinaus. Der Schröpfkopf kann vielfach an die Stelle des Aderlasses treten, kann ebenso wie dieser die Blutmenge vermindern (M. 1o,18), ist bei Erkrankungen des Kopfes von gleicher Wirksamkeit wie der Aderlaß (M. 7,22). Schröpfköpfe ziehen das Blut nur aus kleinen Venen, nur aus dem Fleisch, was sie befähigt, den Aderlaß bei nicht sichtbaren Venen zu vertreten. Sie mindern die Fülle des Körpers, ohne ihn zu schwächen, wenn auch nicht ausgeschlossen ist, daß sie gelegentlich den Körper abmagern lassen oder Synkopen verursachen können (M. 7,22). Dem Aderlaß gegenüber haben sie den Vorteil, daß man sie bedenkenlos anwenden kann, auch wenn Zweifel an der vollendeten Verdauung bestehen (M. 1o,21), und auch kindliches Alter ist keine Kontraindikation (M. 4,31). Appliziert werden die Schröpfköpfe meist an die Hinterhauptshörner und dazwischen, unter das Kinn, zwischen die Schultern und an die Waden. Hieraus

---

[170] Rötung und Schwellung der Augenbrauen.
[171] Kleine Apostemata im Mund.

geht ebenfalls hervor, daß ihre Wirkung nicht so örtlich begrenzt gesehen wird wie bei Galen. Doch ist damit ein Ansetzen direkt am leidenden, von subkutan angesammelten warmen oder kalten Säften gequälten schmerzenden Ort nicht ausgeschlossen. Die Symptomatik, die allgemein bei einer Krankheit das Schröpfen indiziert, ist nicht verschieden von der, die das Aderlassen fordert: Röte von Gesicht und Augen, Wärme, Schmerz, Zeichen also einer Blutfülle oder einer Vorherrschaft der gelben Galle. Der Schröpfkopf kann bei beiden Säften verwendet werden, bei Blutfülle jedoch eher als bei Galleanhäufung (s.c.v.). Die dem Aderlaß gleichkommende Fähigkeit zur Entleerung macht aus dem Schröpfkopf natürlich auch ein Mittel, das hervorragend geeignet ist zur Revulsion und Derivation. Größtenteils läßt sich hier seine Anwendung mit galenischen Vorstellungen vereinbaren, doch kommen auch, wie beim Aderlaß, völlig im Widerspruch zu ihnen stehende Indikationen vor, die Applikation an die Waden bei Schwindel, Epilepsie, Incubus, Apoplexie, Silac und Gesichtsröte. Weder der Ort ist zu rechtfertigen noch die Ansicht, es genüge, aus dem Fleisch Blut herauszuziehen, um etwa vom Kopf Säfte abzuleiten (M. 1o,2).

Man kann sagen, daß Galen für das Mittelalter und den Beginn der Neuzeit den umfassenden theoretischen Rahmen für die Blutentziehungen geschaffen hat. Rhazes hat erstmals vollständig diesen Rahmen durch detaillierte praxisbezogene Anweisungen ausgefüllt, wobei sich Widersprüche zur galenischen Theorie ergeben, weil die arabische Medizin eine gewisse Eigenständigkeit bewahrt. Für den Aderlaß ergeben sich Einschränkungen, für den Schröpfkopf bedeutet es eine Ausweitung des Anwendungsbereiches. Dieser Sachverhalt ist nicht allein als zufällige Auswahl antiker und spätantiker Vorlagen zu deuten, bzw. wäre zu klären, warum die Auswahl und Interpretation gerade in dieser Weise erfolgt. Der

Grund kann nur darin gesehen werden, daß die griechischen Theorien auf eine bereits bestehende volksmedizinische Blutentziehungspraxis stießen, die die Rezeption antiker Meinungen zwangsläufig beeinflussen mußte. Die volksmedizinischen arabischen Bräuche lassen sich wohl nicht mehr sicher rekonstruieren, soviel aber kann immerhin behauptet werden, daß die Sanktionierung des Schröpfens durch den Koran ihre Wirkung auf die Blutentziehungstherapie nicht verfehlt haben dürfte. Das blutige Schröpfen wird vom Propheten als eines der drei Dinge bezeichnet, in denen die Heilung besteht.[172]

Die Bevorzugung des Schröpfkopfes geht auch zu Lasten des Blutegels. Rhazes bedient sich der Blutegeltherapie bei Sahapha[173] (M. 7,23), Impetigo, wenn die Krankheit chronisch und der Sahapha ähnlich geworden ist (M. 7,23; d. 117), Lentigines und baras[174] (d. 113), panus faciei[175] (d. 112), albachiati[176] (d. 133), tinea (c. 36,3,2), kleinen Pusteln am Kopf (d, 11o), Gesichtsröte mit Schwellungen (M. 5,24; d. 111) und alten bösen Wunden (M. 7,23), ferner bei Zahnschmerzen mit Zahnfleischentzündung (M. 9, 41). Der Blutegel wird also nur bei Hautkrankheiten genannt, wenn man von den Zahnschmerzen absieht, doch kann selbst hier die mit den Zahnschmerzen verbundene Gingivitis als Hautkrankheit aufgefaßt werden. Die Annahme mag

---

[172] Die anderen beiden Mittel sind Honigtrinken und Kauterisieren. Vgl.Ullmann, Die Medizin im Islam, S. 16 u. 18 f.
[173] Ulcera an Kopf und Gesicht mit Krusten, häufig sehr trocken, runzlig und weiß, manchmal auch nässend.
[174] Ähnlich der Morphaea, aber mit Schuppen- und Krustenbildung.
[175] Schmerzhafte Hautschwellung mit Spannungsgefühl und Pusteln im Gesicht.
[176] Ulcera mit kleinen Apostemata und Krusten, ähnlich der Sahapha.

nun naheliegen, Blutegel und blutiges Schröpfen seien vielleicht wie bei einigen antiken Autoren gleichzusetzen, Blutegel hätten bei vielen anderen Erkrankungen verwendet werden müssen, wenn sie schon bei z.T. so banalen Krankheiten gebraucht werden. Ein solches Vorgehen müßte aber in die Irre führen. Blutegel und Schröpfen sind bei Rhazes keinesfalls grundsätzlich austauschbar. Es sind relativ viele Hautkrankheiten einzeln aufgeführt, darüberhinaus werden überhaupt keine anderen Krankheiten erwähnt. Es ist äußerst unwahrscheinlich, daß Rhazes andere Indikationen nur vergessen haben sollte. Auch sind uns vom Werk des Rhazes nicht nur einige Fragmente erhalten, die erst eine mühsame Rekonstruktion erforderlich machten. Beim Aderlaß und beim Schröpfen hatten wir überdies gesehen, daß Rhazes gewissenhaft bei jeder Krankheit einzeln aufführt, wann jeweils welches Mittel anzuwenden ist. Wenn Rhazes also bei anderen Krankheiten den Blutegel verschweigt, dann heißt dies, daß er sie nicht für indiziert hält. Über die genannten Indikationen hinaus gibt es keine weiteren.

Wie es zu dieser Spezialisierung auf Hautkrankheiten kam, ob äußere Einflüsse oder eigenständige Entwicklungen maßgebend waren, läßt sich nicht ermitteln. Das angegebene Indikationsspektrum stünde zwar in Einklang mit den antyllgalenischen Ansichten zur Blutegelwirkung, die sich nicht in die Tiefe erstrecken soll. Es wäre dann folgerichtig, sie bevorzugt bei Hautkrankheiten zu verwenden. Andererseits aber heißt es bei Antyll, daß sie anstelle des Schröpfens gebraucht werden, eine Bemerkung, die sich bei Rhazes nicht nachweisen läßt. Und dieser Satz ließe sich auch nicht mit der Schröpfpraxis des Rhazes vereinbaren. Außerdem sieht dieser ja in einer oberflächlichen Wirkung - der Schröpfkopf zieht das Blut nur aus den kleinen Venen, aus dem Fleisch - kein Hindernis, den Schröpfkopf an die Stelle des Aderlasses treten zu lassen und das mit gleich guter Wirkung. Wenn der Schröpfkopf revulsorisch und derivatorisch und allgemein entleerend wirken kann, müßte es der Blutegel eigentlich auch können. Es kann hierin also nicht der Grund liegen für die eingeschränkte Indikationsbreite der Blutegeltherapie. Eine tiefgehende Beeinflussung durch abendländisch-antike Quellen, soweit diese bekannt sind, dürfte ausscheiden, denn weder mit Galen noch mit den verschiedenen medizinischen Systemen der Antike finden sich wirklich Gemeinsamkeiten. Zwar berichtet Rhazes, Antyll habe die Alopezie mit Blutegeln geheilt (c. 36,1,2), doch kann man davon ausgehen, daß es sich um gezielte Auswahl handelt, denn auch die Schriften des Archigenes, des Soran oder des Paulos von Aegina sind Rhazes bekannt, werden häufig zitiert, nicht aber deren Angaben zur Blutegeltherapie. Zwar finden sich in der Technik der Blutegeltherapie einige Übereinstimmungen[177] – die Blut-

---

[177] Vgl. M. 7, 23: Sanguisugae cum in locis ponuntur ubi est impetigo, aut sahapha, aut vulnus malum et antiquum, corpore prius phlebotomia inanito auxilium praebent. Postquam vero ceciderint, locus adhuc, si ut ubi ponantur fuerit possibile, ventosis erit sugendus, et multa aqua calida lavandus, et fricandus, et comprimendus, quando, quod diximus, possibile fuerit. Et melius est, ut post ventosarum etiam positionem secundum quod diximus lavetur. Quod si post ipsarum casum sanguis resudare ceperit, panni linei aceto infusi superponendi erunt. Et si taliter perseveraverit, terra figulorum, aut tegulae recentes tritae, ut alcohol et balaustiae combustae, et contritae desuper erunt ponendae. Est etiam observandum, ut cum sanguisugae capiuntur, per diem mediam sic dimittantur, deinde in membro postquam confricatum, aut aqua calida fuerit superfusum, donec rubeum fiat, sunt ponendae. Et si adhaerere noluerint, locus ex sanguine recenti liniatur. Et si volueris ut a corpore cadant, tunc pulveriza super locum in quo sunt suspensae, salem aut cinerem.
Vgl. ferner M. 5,31: Sanguisugae praeterea loco sunt superponendae. Qui post ipsarum suctionem aqua calida

egel werden nach dem Fang erst eine kurze Weile aufbewahrt,
der Applikationsort wird gerieben, erwärmt oder mit frischem Blut bestrichen, um ihr Anbeißen zu fördern, sie
werden durch Bestreuen mit Salz oder Asche wieder entfernt,
Schröpfköpfe werden, wenn möglich, anschließend auf die
Wunden gesetzt, Nachblutungen mit in Essig getränkten Lei-
nentüchern, Mehl oder Ziegelmehl gestillt -,aber diese
Übereinstimmungen sind zu vage, als daß sie ein eindeuti-
ges Abhängigkeitsverhältnis für die Blutegeltherapie begründen könnten, zumal ähnliche Praktiken sich auch in
der indischen Medizin finden. Gegen direkte indische Ursprünge aber spricht wiederum die sehr stark eingeschränkte Indikationsbreite und die unterschiedlichen theoretischen Grundsätze. Es scheint vielmehr so zu sein, daß eigenständige arabische Entwicklungen vorliegen. Neu in der
Technik sind das anschließende Waschen mit reichlich warmem Wasser, das Reiben und Komprimieren, ferner die Verwendung von Alkohol, Töpfererde und geriebenen Granatap-
felblüten zur Blutstillung, das Auflegen von Bohnen und
das Abkühlen mit Schnee (d. 139).

---

lavandus est, et premendus. Sanguisugae autem multis
vicibus praedicto modo sunt adhibendae, quod eo usque
fiat, donec quicquid ibi est superfluitatis, sugendo
penitus removeatur. Et post haec epithema de sahapha
locis imponantur.
(Übers. v. Gérard von Cremona)
Vgl. auch c. 28,2,1.

Abulkasim

Anders sieht die Blutegeltherapie in der "Chirurgie" des Abulkasim aus.[178] Abulkasim verwendet meistens Blutegel anstelle des blutigen Schröpfens, wenn der Applikationsort wegen seiner Kleinheit ein Ansetzen von Schröpfköpfen nicht gestattet, wie an Lippen und Zahnfleisch, oder wenn ein Teil frei von Fleisch ist, wie Finger oder Nase, wo wohl ein Schröpfkopf nicht hängenbleiben würde. Blutegel und Schröpfköpfe werden also ausdrücklich gleichgesetzt. Daß der Blutegel den Schröpfkopf nicht nur an einigen ausgewählten Stellen vertreten kann, zeigt sich neben dem "meistens" in der Empfehlung, anschließend zu schröpfen, um den Effekt zu vergrößern. Dies ist offensichtlich nur dort möglich, wo auch Schröpfköpfe angesetzt werden können. Bemerkenswert ist dabei, daß eben nicht eine vermeintliche Giftigkeit der Grund für das anschließende Schröpfen ist, ebenso wie die Blutegel nach ihrem Fang einen Tag aufbewahrt werden, nicht um Gift aus ihnen zu entfernen, sondern um sie hungrig zu machen. Der Zweck ist ganz eindeutig nur die Förderung der Blutentziehung. Da für das Schröpfen die möglichen Orte im einzelnen aufgeführt sind und gemäß den obigen Überlegungen auch für die

---

[178] Albucasis, On Surgery and Instruments. A definitive edition of the Arabic text with English translation and commentary by M.S. Spink and G.L. Lewis, Berkeley and Los Angeles 1973, 2,97:
Leeches are mostly used on those parts of the body to which application of cupping-vessels is impossible, either because of their smallness, such as the lips, the gums, and so on; or because the part is bare of flesh, like the finger, the nose, and so on... When they are full they will fall off. If it is possible to make suction with a cupping-vessel, the effect will be greater... If it is necessary to repeat the application, the same leech should not be applied but another one if you possibly can.
S. ferner Alb. 2, 95 f.

Blutegel gelten, müssen wir schließen, daß die Blutegel nicht nur Mittel zur begrenzten lokalen Blutentziehung sind, sondern daß sie auch für die allgemeine Blutentleerung anstelle des Schröpfens gebraucht werden können, bzw. in Verbindung mit dem Schröpfkopf anstelle der Skarifikation, über die Abulkasim nicht gesondert berichtet, ja sogar anstelle des Aderlasses, ebenso wie dieser durch das Schröpfen ersetzt werden kann. Aufgrund dieser Überlegungen erscheint es gerechtfertigt, Aussagen, die Abulkasim über Schröpfen und Aderlaß macht, mit gewisser Vorsicht auf den Blutegel zu übertragen, insbesondere hinsichtlich der Indikationen, die Abulkasim bei den Blutegeln überhaupt nicht erwähnt und auch bei Schröpfen und Aderlaß nur am Rande streift, da es sein Anliegen ist, die Technik des Heilens zu vermitteln, nicht aber eine Gesamtdarstellung der Medizin zu geben wie Rhazes oder Avicenna.

Vierzehn Stellen kommen für das Schröpfen in Betracht. Schröpfköpfe werden in den Nacken gesetzt bei Schweregefühl im Kopf und Säfteflluß zu den Augen, zwischen die Schulterblätter bei Asthma, Dyspnoe, Haemoptoe, Husten, Plethora, seitlich am Hals bei Kopfschmerz, Migräne, Ophthalmie, Angina und Zahnwurzelschmerzen, unter das Kinn bei Ulcerationen im Mund und Zahnfleischverderbnis, an die Schultern bei Herzpalpitationen aus Plethora und Hitze, ans Steißbein bei Hämorrhoiden und Ulcera des Unterleibes, ferner bei Dysenterie, Hämaturie, Nierenentzündung, Hitze im Urin, Hodenschwellung aus faulem Blut, Gestank und Reizung der Schamteile und Furunkel und Krätze des Gesäßes, an die Beine und in die Fersenregion bei Plethora im ganzen Körper, chronischen Schmerzen von Nieren, Uterus, Blase, Pusteln und Furunkeln und zur Provokation der Menses.

Immer wieder heißt es, daß das Schröpfen den Aderlaß vertreten kann. So ersetzt das Schröpfen im Nacken das Schlagen der Cephalica, das Schröpfen seitlich am Hals oder zwischen den Schulterblättern den Aderlaß aus Basilica oder Mediana. Unter dem Kinn wird geschröpft, statt die Vv. labiales zu öffnen, und das Schröpfen an Bein und Knöcheln vertritt das Schneiden der Beinvenen. Das Schröpfen an den Vorderarmen hat sogar ausschließlich den Sinn, den Aderlaß aus den Armvenen zu ersetzen. Zwar ist es so, daß der Schröpfkopf und ebenso der Blutegel das Blut nur aus den kleinen über das Fleisch verteilten Venen saugen. Aber diese kleinen Venen ziehen das Blut wiederum aus größeren, und schließlich setzt sich der Zug bis in die großen Armvenen und in den Körper hinein fort.

Damit ist bei Abulkasim eine Ausweitung des Indikationsspektrums der Blutegeltherapie möglich, zumal sie eben nicht auf die vierzehn möglichen Schröpfstellen beschränkt ist. Die Verwendung ist also nicht nur anstelle der Arm-, Bein- und Lippenvenen, sondern auch bei allen übrigen der 32 für den Aderlaß in Frage kommenden Gefäße denkbar, vor allem bei den mehr lokal wirkenden Aderlaßvarianten am Kopf, die übrigens wesentlich differenzierter noch als bei Rhazes in allen technischen Einzelheiten beschrieben werden. Die These wird gestützt durch die ausdrückliche Nennung von Nase und Lippen als Orte, an die Blutegel gesetzt werden.

Abulkasim öffnet am Kopf folgende Gefäße: die Okzipitalvenen bei chronischem Katarrh, Migräne, chronischen, fauligen Pusteln und Grind am Kopf, die Temporalvenen[179] bei chronischer Migräne, schweren Kopfschmerzen, andauernder Ophthalmie, scharfen Flüssen in die Augen, die V. frontalis bei Pusteln und Erysipel, die Vv. lacrimales bei Augenkrankheiten wie Trachom, Entzündungen, pannus und Krankheiten des Gesichtes, die Nasenvenen bei akuten Fiebern, hef-

---

[179] Gemeint sind wohl die Aa. temporales.

tigen Kopfschmerzen, Gesichtserkrankungen, Pusteln auf der Nase, besonders wenn sie chronisch werden, und bei überflüssigem Fleisch an dieser Stelle, die Jugularvenen bei Atemnot, Frühstadien der Lepra, melancholischen Erkrankungen an der Hautoberfläche wie schwarzer Vitiligo, Impetigo, bösartigen Ulcera und Mundkrebs, die Lippenvenen bei Pusteln im Mund, Zahnfleischfäule, malignen Ulcera der Nase, die Sublingualvenen bei Angina.

Mit dieser Aufzählung soll nicht der Eindruck erweckt werden, der Blutegel habe die anderen Ausleerungsverfahren an Bedeutung überflügelt. In der Regel war die Blutegeltherapie doch wohl eher die Ausnahme, was aus ihrer vergleichsweise nur beiläufigen Erwähnung durch Abulkasim erkennbar wird, sie wird gewissermaßen nur im Anhang an die anderen, wesentlich wichtigeren Methoden der Blutentziehung behandelt. Der Blutegel diente wohl nur selten zur allgemeinen Ausleerung, in der lokalen Anwendung dürfte aber ein fester Platz in der Blutentziehungstherapie bei Abulkasim unbestreitbar sein.

Für die allgemeine Wirkung des Schröpfens spielt es keine Rolle, daß etwa an den Armen oder am Hals nur oberflächlich skarifiziert werden darf wegen der Gefahr von Arterien- und Sehnenverletzungen. Die Tiefe der Einschnitte hat für die Entleerung an sich keine Bedeutung, Blut wird aus flachen wie aus tiefen Schnitten entleert. Damit erübrigt sich für den Blutegel die Frage, ob er in die Tiefe wirkt oder nicht. Es kann kein prinzipieller Unterschied zum Schröpfkopf bestehen. Entscheidend für die Tiefenwirkung und letztlich die Allgemeinwirkung ist die Quantität des entleerten Blutes. Wird nur sehr wenig Blut entleert, so ist anzunehmen, daß die Wirkung lokal beschränkt bleibt, wird viel entleert, muß sich die Wirkung in die großen Venen fortsetzen. Natürlich ist die Menge begrenzt, die ein Blutegel aussaugen kann. Setzt man aber anschließend

Schröpfköpfe auf die Bißstellen, so kann man wesentlich mehr Blut entziehen, die Wirkung wird verstärkt.

Die Tiefe der Skarifikationen ist keineswegs völlig belanglos. Wenn dickes Blut ausgesogen werden soll, muß tiefer inzidiert werden als bei dünnerem Blut, niemals aber tiefer als die Haut dick ist. Wenn viel Blut entleert werden soll, müssen mehrere Schnitte gemacht werden, bei wenigem Blut reicht ein Schnitt, ebenso bei Menschen mit zartem, durchlässigem Fleisch. Bei diesen kann eine mehrfache Skarifikation zu Ulcerationen führen. Man wird in diesen Fällen eher einmal tiefer und weiter schneiden und nur sanften Sog ausüben. Ob diese Richtlinien auch Einfluß auf die Blutegeltherapie des Abulkasim hatten, etwa dergestalt, daß größere Blutegel zur Erzeugung tieferer Wunden genommen wurden, läßt sich nicht ermitteln. Es liegt nahe anzunehmen, daß die Blutegel eher zur Entleerung dünneren Blutes verwendet wurden wegen der Kleinheit ihrer Bißwunden.

Die Tendenz, den Aderlaß durch das Schröpfen zu ersetzen, findet nicht nur darin eine Erklärung, daß der Koran das Schröpfen fördert, das Schröpfen soll auch den Vorteil haben, nicht die Kräfte zu schwächen wie der Aderlaß. Ausgenommen davon ist nur das Schröpfen an den Beinen, das den Körper sehr schwächen und sogar Ohnmacht hervorrufen kann. Durch diesen Vorteil, den das Schröpfen bietet, entfallen weitgehend die Kontraindikationen , die für den Aderlaß bestehen: Verdauungsstörungen, Ekel, Trunkenheit, Wassersucht, Magenbeschwerden, Erbrechen, Durchfall, häufiger Geschlechtsverkehr, Erschöpfung, körperliche Übungen, Schlaflosigkeit, Fasten sowie alles, was die körperlichen oder geistigen Kräfte mindert. Das bedeutet nicht, daß das Schröpfen völlig bedenkenlos angewandt werden kann. Man darf z.B. nicht bei Kälte des Gehirns oder Katarrh und auch nicht bei Greisen oder bei jemand mit kalten Krankheiten im Nacken schröpfen, weil sonst Vergeßlichkeit die Folge ist. Zwischen die Schulterblätter gesetzt, kann der Schröpfkopf unter Umständen Magen und Herz schwächen. Die genannten Nebenwirkungen lassen sich jedoch einfach vermeiden, indem der Schröpfkopf etwas höher oder etwas tiefer angesetzt wird. Bei der Applikation am Steiß schwächt das Schröpfen nur dann Potenz, Nieren und Gesäß, wenn es unnötig angewandt wird.

Alle Blutentziehungen erfordern gewisse Vorbereitungen. In der Regel sollte eine Reinigung der Säfte durch geeignete Speisen, Getränke und Medikamente vorausgehen. Wenn das Blut gallig, bitter und entzündet ist, wird eine kühlende Diät verordnet, wozu z.B. Granatäpfel oder Endivien mit Essig gehören, bei kaltem Temperament dagegen eine wärmende Diät mit Honiglösung, Hühnchen u.a. Ferner muß unbedingt vor der Blutentziehung purgiert werden, weil sonst faulige Stoffe aus dem Darm in die Venen gezogen werden. Ist das Blut zu dick, dann müssen ein oder zwei Stunden vor dem Eingriff körperliche Übungen gemacht oder Bäder genommen werden, um es zu verdünnen. Eine lokale Blutentziehung, sei es durch Aderlaß, Schröpfen oder Blutegel, setzt immer eine allgemeine Blutentziehung voraus. Der Ort dieser allgemeinen Entleerung richtet sich nach der Lokalisation der örtlichen Blutentziehung, d.h., bei Blutentziehungen am Kopf wird z.B. zuvor die V.cephalica geschlagen.

Ob die Anweisung, nicht denselben Blutegel zu verwenden, wenn eine Wiederholung der Blutegeltherapie notwendig ist, vor dem Hintergrund der secundatio gesehen werden muß, erscheint unsicher. Die secundatio ist angebracht, wenn eine sehr große Entleerung erforderlich ist, vor allem bei geringen Kräften. Die Blutentziehung wird aufgeteilt. Bei kräftigen Körpern folgt eine zweite Entleerung nach sieben bis neun Stunden, bei geringeren Kräften an den folgenden

Tagen, ebenso wenn bei der Wiederholung das Blut nicht an derselben Stelle entleert, sondern zur Gegenseite gezogen werden soll. Es könnte dies nun bedeuten, daß durch den Blutegel solche Mengen entzogen werden, daß eine secundatio erforderlich wird. Das steht aber im Widerspruch zur Empfehlung, einen Schröpfkopf aufzusetzen, um die Wirkung zu verstärken. Außerdem dürfte es sich von selbst verstehen, daß der eben erst vollgesogene Blutegel gar nicht in der Lage sein kann, sofort wieder zu saugen. Er könnte nicht für eine secundatio zur Verfügung stehen, die bereits spätestens nach wenigen Tagen erfolgt. Die Notwendigkeit der Wiederholung dürfte sich also auf die rein lokale Anwendung bei chronischen Erkrankungen beziehen, etwa wenn nach gewisser Zeit immer noch Krankheitssymptome weiterbestehen.

Zur Technik der Blutegeltherapie ist nicht viel zu sagen, sie unterscheidet sich sonst nicht wesentlich von der des Rhazes. Verwendung finden Blutegel aus sauberem, frischem Wasser. Die erkrankte Stelle wird gerieben, bis sie gerötet ist, dann werden die Blutegel angesetzt. Wollen sie nicht anbeißen, wird frisches Blut aufgestrichen oder es wird mit einer Nadel gestochen, so daß etwas Blut austritt, um ihren Appetit anzuregen. Nachdem sie vollgesogen sind, fallen sie von selbst ab. Wenn anschließend kein Schröpfkopf aufgesetzt wird, wäscht man den Teil zuerst mit Essig, dann mit viel Wasser, dann wird er gerieben und unter Druck gesetzt. Nachblutungen werden durch Umschläge mit kaltem Wasser gestillt oder es werden bei ernsthafter Blutung Vitriol, Galläpfel oder ähnliche Styptica angewandt, bis die Blutung steht. Man kann auch geschälte, gespaltene Bohnen auf die Wunden legen.

Übereinstimmung mit Rhazes besteht aber nur in diesen Punkten, ansonsten bleiben die Unterschiede gravierend. Es muß darum die Frage aufgeworfen werden, welcher der beiden Autoren eher als repräsentativ für die arabische Medizin gelten kann. Abulkasim stellt in gewisser Weise eine Ausnahmeerscheinung dar in seiner auf handwerkliche Praxis gerichteten Haltung, seiner Neigung zur Chirurgie, deren Untergang er beklagt, deren Wiederbelebung er sich zum Ziel gesetzt hat.[180] In wesentlich stärkerem Maße als Rhazes und Avicenna ist er von der Antike abhängig, besonders von Paulos von Aegina. Es mag auch die geographische Distanz eine Rolle spielen. Der Westen, die maurische Medizin, stand vielleicht in engerer Berührung mit der abendländischen mittelalterlichen Medizin,[181] die eine Tradition der Blutegeltherapie besaß, welche es in der arabischen Medizin nicht oder nicht in so ausgeprägter Weise und überall gab. So berichtet etwa Prosperus Alpinus im 16.Jahrhundert, daß es in Ägypten keine Blutegeltherapie gebe.[182] Es muß auch zu denken geben, daß die Möglichkeiten, die sich für die Blutegeltherapie durch Abulkasim eröffneten, bei den ausgesprochen arabistischen europäischen Ärzten nicht realisiert wurden, soweit sie sonst auch in der Chirurgie von Abulkasim geprägt sind. Die arabistischen Ärzte folgen in der Blutegeltherapie Rhazes und vor allem Avicenna. Wollen wir Rhazes und Avicenna als Inbegriff arabischer Medizin verstehen, dann müssen wir ihre Form der Blutegeltherapie als maßgeblich betrachten.

---

[180] Vgl. Ullmann, Die Medizin im Islam, S. 149 f.; und Diepgen, Geschichte der Medizin, S. 185.
[181] Vgl. Diepgen, Geschichte der Medizin, S. 179.
[182] S. Prosperus Alpinus, De medicina Aegyptiorum libri IV, Venetiis 1591. 2,9,13 (fol. 57 B).

Avicenna

Schwierigkeiten bereitet die Interpretation von Avicennas Kapitel über die Blutegeltherapie.[183] Einerseits heißt es dort, daß die Blutentziehung durch Blutegel tiefer reicht als die durch Schröpfköpfe, andererseits werden sie für subkutane Hautkrankheiten empfohlen, ein offensichtlicher Widerspruch. Die Blutegel werden im Vergleich zur Schröpftherapie beurteilt. Zum besseren Verständnis ist es darum er-

---

[183] Qānūn 1,4,5,22: De sanguisugis. Indi dixerunt, quod in quarundam sanguisugarum natura existit venenositas: ab eis igitur cavendum est, quae sunt ex genere magna habentium capita: et quarum colores sunt antimoniales, et nigrae: aut quarum color est viridis: aut quae sunt lanuginem habentes: et similes (mezameiz) et super quas existunt fila coloris azuli: et quarum color similatur (alicui serpentium generi:) in omnibus enim istis existit venenositas, et proveniunt ex eis apostemata, et syncopis, et sanguinis fluxus, et febris, et laxitas, et ulcera mala. Eas quoque non accipias ex aquis malis, in quibus limus alvei est niger, et coenosus: et motus statim turbat aquam, et foetet: sed illas elige, quae in aquis colliguntur (quibus lenticulae supernascuntur,) et in quibus morantur ranae. Neque attendas illud, quod quidam dicunt; quod si sint in aquis ubi morantur ranae, sunt malae. Sitque earum color similis (rei super quam) existit viriditas, et tendantur super eas fila duo, colorem arsenici habentia, et ruffae, rotundae quae sunt coloris hepatis. Et illae quae similantur parvae locustae, et quae caudae muris similes existunt, et minutae parva habentes capita, omnes istae eligendae sunt. et nullas magis eligas, quam habentes ventres rubeos et dorsum viride: et praecipue si ex aquis fuerint currentibus. Extractio praeterea sanguinis a sanguisugis facta, profundior est extractione, quae sit cum ventosis. Et ipse quidem antequam ponantur, quasi per unam diem colligendae sunt (et constrictione) faciendum est ut evomant, donec quod in earum existit ventribus, egrediatur, si hoc fieri poterit. et ipsis parum sanguinis agni, aut alterius rei, proijciatur: ut inde nutriantur, antequam ponantur: deinde sumantur, et earum viscositas, et sordities cum aliquo, quod sit ut spongia, mundentur. Locus praeterea ubi sunt apponendae, cum nitro lavetur, et fricati-

forderlich, zuerst einen Überblick über diese zu geben.[184] Zwei Eigenschaften charakterisieren im wesentlichen das Schröpfen: Die Schröpfköpfe wirken oberflächlicher als der Aderlaß, entleeren mehr aus der Haut als dieser, und sie ziehen mehr das feine als das dicke Blut an, den spiritus lassen sie zurück, er folgt nicht den entleerten Säften. Vorteil des Schröpfens ist, daß seine Wirkung auf den Applikationsort beschränkt werden kann, daß keine Entleerung aus vornehmeren Körperteilen erfolgt. Soweit scheinen die Aussagen übers Schröpfen noch mit den Sätzen über die Blutegel vereinbar, aber weiter heißt es, daß die Wirkung des Schröpfkopfes um so weiter in die Tiefe reicht, je tiefer skarifiziert wird, und vollends müssen Zweifel laut werden, wenn man die Indikationen für das Schröpfen betrachtet. Zwar werden hier auch Hautkrankheiten genannt, wie man es aus der obigen Definition erwarten kann, aber diese treten deutlich hinter anderen Indikationen zurück. Schröpfköpfe werden in den Nacken gesetzt bei Schwere der Augenlider, Skabies der Augen und Mundgeruch, hinter die Ohren bei Tremor des Kopfes, bei Erkrankungen von Gesicht, Zähnen,

---

one rubificetur, postea quum voluntas apponendi sanguisugas affuerit; in aquam proijciantur dulcem et mundentur, deinde apponantur. Ex eo autem quod eas efficit voluntarias ad se suspendendum, est ut locus luto ( ) liniatur, aut sanguine. Quumque hae fuerint plenae, et eas proijcere volueris; puveriza super eas parum salis, aut cineris, aut nitri, aut setae combustae, aut lini, aut spongiae combustae, aut lanae combustae, et cadent. Et melius quidem est: ut postquam cadunt, locus ventosa sugatur, et ex sanguine loci parum per accipiatur, ut morsurae ipsarum malitia removeatur. Quod si sanguis non constringetur; gallae combustae, aut calx, aut cinis, aut tegula (combusta) et subtiliter pulverizata superponatur, aur reliqua ab istis, ex eis quae sanguinem constringunt. (Et haec quidem oportet, ut sint apud eum praeparata, qui sanguisugas apponit, quum ipse se suspendunt). Appositio praeterea sanguisugarum confert aegritudinibus subcutaneis, sicut (serpigini et impetigini) et eis similibus.
(Übers. v. Gerard von Cremona).

Ohren, Augen, Nase und Kehle, an Hinterhaupt und Scheitel bei Augenkrankheiten, vereinzelt auch bei Schwarzwerden vor den Augen, Wahnsinn und um dem Grauwerden vorzubeugen, unter dem Kinn sollen sie bei Erkrankungen von Gesicht, Zähnen und Kehle helfen, Kopf und Unterkiefer reinigen, über und zwischen den Schulterblättern wirken sie gegen blutige Krankheiten des Brustkorbes, gegen blutigen Spasmus und blutiges Asthma, über die Nieren gesetzt gegen Abszesse der Hüften, Skabies, Pusteln, Podagra, Hämorrhoiden, Elephantiasis, Pruritus des Rückens, Aufblähungen von Haut und Uterus, vorne an die Hüften gesetzt heilen sie Apostemata der Hoden und Wunden von Hüften und Schenkeln, hinten Apostemata des Gesäßes und Impetigo, zur Provokation der Menses und zur Reinigung des Blutes setzt man sie an die Schenkel, an die Kniekehlen bei Pulsationen aus warmen Säften, bösartigen Impetigines und eitrigen Geschwüren an Schenkeln und Füßen, die Knöchelgegend ist angezeigt bei Ischias und Podagra sowie zur Förderung der Menstruation.

Diese Indikationen setzen zum größten Teil eine stark in die Tiefe reichende Wirkung voraus. Wie sollte sonst etwas von den Augen zum Nacken gezogen werden, aus der Lunge zwischen die Schulterblätter, von den Beinen in die Nierengegend oder vom Unterleib in die Beine? Schon beim trockenen Schröpfen heißt es ja, es könne Blut von einem Körperteil in einen anderen ziehen, bei Applikation ans Gesäß tiefe Apostemata weiter nach außen befördern oder Blut aus dem ganzen Körper heranziehen, und das alles ohne den geringsten Einschnitt. Durch Skarifikation aber wird die Wirkung noch verstärkt, außer bei kalten Blähungen, wo das trockene Schröpfen stärker wirken soll.

---

[184] Zu Aderlaß und Schröpfen siehe vor allem Avic. 1,4, 5,2o f.

Wenn also Avicenna von einer oberflächlichen Wirkung des Schröpfens redet, ist das nur relativ zum Aderlaß zu verstehen. Das Schröpfen kann bei ihm, ebenso wie bei Abulkasim, in vielen Fällen den Aderlaß ersetzen. Über dem Nakken vertreten Schröpfköpfe die Mediana, über den Schulterblättern die Basilica, am Hals die Cephalica und an den Beinen die Saphena. Bei weißhäutigen, schlaffen Frauen mit dünnem Blut ist das Schröpfen sogar eher zu empfehlen als der Aderlaß, denn an den Beinen können die Schröpfköpfe genauso gut wie der Aderlaß die Fülle verringern und das Blut reinigen.

Betrachten wir nun die Indikationen für die Blutegeltherapie und untersuchen wir, welcher Art die Krankheiten sind, die durch Blutegel geheilt werden sollen.
Als Indikationen nennt Avicenna sahafa (4,7,3,1 f.), Impetigo (4,7,3,3 f.; 1,4,5,22), Serpigo (1,4,5,22), Gangrän (4,3,1,16), eitrige und bösartige Geschwüre (4,4,3,9), alopitia und tyria (4,7,1,5) und albedisanem[185](4,7,2,8). Sahafa ist eine Krankheit, die durch kleine Apostemata, kleine Pusteln gekennzeichnet ist, welche ulcerieren und sich mit Krusten bedecken und gerötet sind. Manchmal überwiegt feuchte Absonderung, manchmal bilden sich trockene Schuppen. Impetigo unterscheidet sich nicht wesentlich von sahafa, ist aber bösartiger. Ursache ist in beiden Fällen das plötzliche Auftreten von schlechten, nagenden, wäßrigen Säften in Verbindung mit dicker melancholischer Materie, die durch Anbrennen von salzigem Schleim entstanden ist. Je größer der Anteil melancholischen Saftes ist, desto dicker ist das Apostema, desto trockener, krustiger und schwerer zu heilen, während feuchte, sanguinische Formen kaum therapeutische Probleme bieten. Der Blutegel gilt als eines der besten Heilmittel der trockenen Formen. Da es sich offensichtlich um oberflächlich gelegene Erkrankungen handelt, wäre eine in die Tiefe gehende Wirkung des

Blutegels überflüssig. Bei solchen melancholischen, zum Trockenen und Festen neigenden Krankheiten sind Schröpfköpfe wenig geeignet zur lokalen Entleerung. Bei Skropheln gelten sie sogar als schädlich, weil sie nur dünnes, feines Blut saugen, nicht aber dickes aus der Tiefe heraus. Sie ziehen nur zusätzliches dickes Blut zu den Lymphknoten hin, wodurch diese noch mehr verdichtet werden (Avic. 4,3,2,1o). Bei sahafa und Impetigo dünnes Blut zu entfernen, wäre nach den pathophysiologischen Vorstellungen sinnlos. Daraus ist zu folgern, daß Blutegel nicht selektiv das dünne Blut heraussaugen. Sie müssen entweder besonders gut in der Lage sein, dickes melancholisches Blut zu entleeren, oder sie können allgemein verdorbenes Blut oder schädliche Säfte beseitigen. Hierfür spricht, daß bei sahafa auch ein lokaler Aderlaß verordnet wird. Auch bei alopitia und tyria läßt sich kein Hinweis finden, daß Blutegel besser melancholisches Blut saugen könnten. Beide Krankheiten[186] entstehen dadurch, daß schädliche Materie in der Haut weilt, die Haarwurzeln verdirbt, die Ernährung hindert und so zu Haarausfall führt. Und diese Materie kann sowohl melancholischer als auch cholerischer, phlegmatischer oder sanguinischer Natur sein. Nun sollen aber Blutegel wie Schröpfkopf die Haut davon reinigen können. Es muß offenbleiben, ob Avicenna hier die nötige Konsequenz vermissen läßt und den Schröpfkopf bei allen vier Säften gleichermaßen verwendet wissen will oder ob er es nur unterlassen hat, gemäß seinen an anderer Stelle geäusserten Überzeugungen beim Schröpfkopf auf die Einschränkungen hinzuweisen. So viel aber ist unzweifelhaft erkennbar, daß Blutegel und Schröpfkopf bei diesen Krankheiten beide gleich oberflächlich wirken. Tiefer reicht die Wir-

---

[186] Bei tyria kommt zum Haarausfall noch Hautschuppung hinzu.

kung der Blutegel bei Gangrän, wo unmittelbar in der Nähe des erkrankten Teils zur Aderlassen oder Blutegel gesetzt werden, um schlechtes, faulendes Blut zu entleeren, Blut also, das sich nicht durch melancholischen Charakter auszeichnet. Auch bei putriden und bösartigen Ulcera wird nicht die Haut behandelt. Bei allen bösen Geschwüren ist es notwendig, den Körper zu reinigen oder den betroffenen Körperteil, falls der Körper rein ist. Für diese auf einen ganzen Körperteil sich erstreckende Reinigung sind Schröpfkopf und Blutegel in gleicher Weise geeignet.

Fassen wir zusammen: Blutegel werden bei Hautkrankheiten gebraucht, bei melancholischen wie auch bei anderen Säften. Sie können oberflächlich wirken, aber auch in die Tiefe, können wie ein lokaler Aderlaß wirken. Es ist nicht richtig, bei Blutegeln eine größere Tiefenwirkung anzunehmen als beim Schröpfen. Eine Lösung des Widerspruchs erscheint dadurch möglich, daß man "profundior" nicht als "tiefer" interpretiert, wie es die Nachfolger des Avicenna taten, sondern man sollte es mehr im Sinne von "profusior" verstehen, Blutegel also als Mittel, um eine reichlichere Blutentziehung zu erreichen als mit Schröpfköpfen. Möglicherweise kommt hierin aber auch nur eine inkonsequente Haltung zum Ausdruck, die sich nicht an Widersprüchlichkeiten stört.[187] Eindeutiger hatte sich vor Avicenna 'Alī ibn al-'Abbās al-Magūsī geäußert (Kitāb al-Malakī 2,9,3): Die Blutegel entleeren stärker als die Schröpfköpfe, und die Wirkung reicht tiefer. Der Aderlaß wird gebraucht, wenn überflüssige Säfte in der Tiefe des Körpers sind, die Schröpfköpfe entleeren nur oberflächlich aus der Haut. Der Blutegel ist anzuwenden, wenn die Überflüssigkeiten zwischen Haut und Tiefe des Körpers liegen.

---

[187] Vgl. Ullmann, Die Medizin im Islam, S. 2.

Interessant ist, daß Avicenna bei der Aufzählung seiner Auswahlkriterien für die Blutegel ausdrücklich auf die Inder Bezug nimmt; sie hätten gesagt, daß es giftige Blutegel gebe. Weiter referiert Avicenna, man solle sich vor denen hüten, die große Köpfe haben, deren Farben antimonialisch sind, schwarz oder grün, die eine bläuliche Zeichnung haben oder deren Farbe einer Schlangenart gleicht. Auch behaarte Blutegel sollen giftig sein. Giftige Blutegel verursachen Abszesse, Synkopen, Blutflüsse, Fieber, Schlaffheit und böse Geschwüre. Auch die Herkunft aus stehendem, schlechtem Wasser mit schwarzem und kotigem Schlamm spricht gegen ihre Verwendung. Positive Auswahlkriterien sind dagegen grünliche Farbe mit zwei arsenikfarbenen Streifen, Leberfarbe, rote Bäuche und grüne Rücken, kleine Köpfe und mauseschwanzähnliche Körper, Herkunft aus fließenden Gewässern und solchen, in denen Linsen wachsen und Frösche leben. Quelle für Avicenna dürfte letztlich Sushruta gewesen sein.

Während die Auswahl mit der Giftigkeit begründet wird, fehlt eine solche Erklärung bei den vorbereitenden Maßnahmen, so daß nur zu vermuten ist, daß die Aufbewahrung, das Erbrechenlassen der Blutegel, das durch Kompression bewirkt wird, dem Zwecke dient, mit dem Mageninhalt auch das angebliche Gift zu entfernen. Nach ihrer Entleerung werden die Blutegel zunächst mit Lammblut gefüttert, mit einem Schwamm gesäubert und an den gewünschten Ort angesetzt, der zuvor mit Soda gewaschen und durch Reiben gerötet ist. Das Anbeißen wird gefördert, indem die Applikationsstelle mit Blut oder Lehm beschmiert wird. Wenn man sie entfernen will, bestreut man sie mit Salz, Asche, Soda oder verbrannten Haaren, Leinen, Schwamm oder Wolle. Anschließend wird geschröpft, um die Giftigkeit des Bisses zu beseitigen. Dazu reicht aber die Entziehung von wenig Blut aus. Der Schröpfkopf dient also nicht wie bei

Abulkasim einer verstärkten Blutentleerung. Zur Blutstillung nimmt man verbrannte Galläpfel, Kalkstein, Asche oder verbrannte Ziegel, fein gemahlen auf die Wunde gestreut. Eine Wiederverwendung gebrauchter Blutegel lehnt Avicenna ab.

Hinzuzufügen sind nun noch einige allgemeine Grundsätze der Blutentziehungstherapie. Wie bei Galen gilt die Blutentziehung als ein Mittel zur Entleerung der Fülle, daneben steht aber fast gleichrangig die Entfernung verdorbenen Blutes. Nicht bei jeder Fülle oder Säfteverderbnis wird gleich Blut entleert, denn die Entleerung kann schädlich sein, wenn die Säfte noch nicht gereift sind. Eine Ausnahme von dieser Regel bildet die schwarze Galle, bei deren Überfluß es immer günstig ist, zur Blutentziehung zu greifen. Das bedeutet, daß z.B. bei der sahafa nicht erst die Reife abgewartet werden muß, bevor man Blutegel setzt. Normalerweise aber ist am Anfang einer Erkrankung eine Entleerung zu vermeiden, weil diese nicht das Nötige entfernt, sondern die Säfte hervorsprudeln läßt, sie verdünnt, sie durch den ganzen Körper fließen läßt und ihnen so die Möglichkeit eröffnet, sich mit gesundem Blut zu vermischen. Dann würden kräftezehrende Wiederholungen der Blutentziehung nötig. Der Kranke aber braucht seine Kräfte, um die Krisen überstehen zu können. Das Blut ist darum wie ein Schatz zu hüten. Erst nach der Krise ist eine Entleerung sinnvoll. Dauert die Krise länger, so sollte, wenn notwendig, nur wenig Blut gelassen werden, ebenso wenn jemand weniges, schlechtes Blut besitzt. Einige Tage später kann erneut entleert werden, nachdem zwischenzeitlich eine Diät angewandt wurde aus Speisen, die gutes Blut bilden. So wird nur das schlechte Blut entzogen. Ist das wenige vorhandene Blut jedoch gut bei einer großen Menge von schlechten Säften, so würde eine Blutentziehung das Schlechte zurücklassen und das gute Blut rauben. Die schlechten

Säfte müssen hier auf andere Weise entfernt werden, z.B. durch Medikamente oder Erbrechen. Während einer Blutentleerung soll nicht geschlafen werden, da die überflüssigen Säfte im Schlaf in die Tiefe des Körpers gezogen und nicht entleert werden. Verboten ist eine Blutentziehung auch, wenn Magen und Darm noch gefüllt sind. Es soll keine unreife Materie an den Ort der Entleerung gelockt werden. Alle Störungen des Verdauungstraktes müssen erst beseitigt werden. Kontraindiziert sind Entleerungen ferner bei großer Kälte, in sehr kalten Gegenden, bei starkem Schmerz, nach dem Bade, außer bei sehr dickem Blut, wenn es durch Schröpfen entfernt werden muß. Vor dem vierzehnten Lebensjahr und im Greisenalter wird der Aderlaß nur angewandt bei festen Muskeln, weiten und gefüllten Venen und Röte, Schröpfköpfe - und sicher auch Blutegel - können dagegen schon bei Kindern vom dritten Lebensjahr an benutzt werden. Bei sehr mageren oder fetten, schlaffen, gelben oder weißen, blutarmen Patienten und solchen, die schon viele Krankheiten durchgemacht haben, wird nur ausnahmsweise bei Verderbnis des Blutes zur Ader gelassen, bei groben, fetten Körpern mit dickem Blut entfällt die Möglichkeit des Schröpfens, weil Schröpfköpfe in diesen Fällen kaum Blut herausziehen können und dann auch nur das feine Blut, dessen Entleerung nicht von Vorteil ist. Hier dürften dann nur die beiden anderen Formen der Blutentziehung in Frage kommen.

Die Schule von Salerno[188]

Bei den salernitanischen Ärzten, die lange Zeit von der arabischen Medizin unbeeinflußt blieben und an der griechischen Heilkunde festhielten,[189] findet sich eine Verwendung der Blutegel, welche keinerlei Gemeinsamkeiten mit der arabischen Blutegeltherapie aufweist, dafür aber eine mehr oder weniger direkte Fortsetzung der spätantiken Praxis zu sein scheint.[190]

Wie bei Theodorus Priscianus und Paulos von Aegina überwiegt deutlich die Applikation der Blutegel im Kopfbereich. Und hier werden am häufigsten Phrenesie und Lethargie als Indikationen genannt, Zustände von Geistesverwirrung infolge von Apostemata, die bei Phrenesie im vorderen Teil des Gehirns ihren Sitz haben, bei Lethargie im hinteren. Die echte Phrenesie wird nach Platearius durch Galle bewirkt oder durch Blut mit galligem Charakter und tritt nur bei akuten Fiebern auf. Zeichen sind Farbveränderung und Verdünnung des Urins bei andauerndem Fieber, Wahnsinn, Gegenwart von schwarzer Farbe, ungewöhnliche Augenbeweglichkeit, Nesteln und Flockenlesen. Zu differenzieren ist die falsche Phrenesie, die bis auf die Veränderungen im Harn dieselben Zeichen aufweist. Hier ist aufsteigender Rauch Ursache der Geistesverwirrung. Lethargie dagegen ist Folge

---

[188] Die Stellenangaben in diesem Kapitel beziehen sich auf: Salvatore de Renzi (Ed.), Collectio Salernitana ossia documenti inediti, e trattati di medicina appartenenti alla scuola medica Salernitana, raccolti ed illustrati da G.E.T.Henschel, C.Daremberg, e S. de Renzi; premessa la storia della scuola, Napoli 1852-1859.

[189] Vgl. Haeser, Lehrbuch, S. 651; und Paul Oskar Kristeller, The School of Salerno, Bulletin of the History of Medicine 17, 1945, 155.

[190] Vgl. Kristeller, The School of Salerno, S. 152 f. und Charles H. Talbot, Medicine, in: David C.Lindberg (Hrsg.), Science in the Middle Ages, Chicago/London 1978,S.393.

rohen, zähen und kalten Saftes, Schleimes, besonders bei Greisen und im Winter. Die Krankheit ist immer von anderen, fieberhaften Erkrankungen wie z.B. Peripneumonie begleitet. Symptome sind verfärbter und dicker Urin, Druck in Augen und Augenbrauen, Somnolenz, kalte Extremitäten usw. Die Behandlung der beiden Krankheiten unterscheidet sich entsprechend ihrer unterschiedlichen Symptomatik. Bei Phrenesie werden beruhigende, mildernde Maßnahmen wie Lagerung im Dunkeln, in kühler Luft, sanfte Reibungen von Händen und Füßen, getroffen, bei Lethargie dagegen mehr starke Reize ausgeübt wie kräftiges Reiben, helles Licht, Ziehen an den Haaren, Anschreien. Bei beiden Krankheiten werden auch Klystiere, Umschläge und Niesmittel verordnet, je nach Krankheit von eher milder oder scharfer Beschaffenheit. Trotz unterschiedlicher Pathophysiologie sind aber der Therapie beider Krankheiten gemeinsam der Aderlaß aus der Stirnvene und das Ansetzen von Blutegeln an die Nase, wobei Platearius den Blutegeln den Vorzug gibt.[191]
Bei Maurus sind die pathophysiologischen Unterscheidungen verwischt. Die wahre Phrenesie wird zwar auch durch Galle hervorgerufen, die wahre Lethargie durch Schleim, und auch die Lokalisation der Apostemata ist gleich wie bei Platearius. Aber nach Maurus können beide Krankheiten auch durch jeden anderen Saft erzeugt werden, und für die Therapie macht es keinen Unterschied, welcher Saft schuld ist. Die therapeutischen U$_n$terschiede zwischen Phrenesie und Lethargie verringern sich ebenfalls, z.B. wird eine kräftige Reibung der Hände auch bei Phrenesie empfohlen. Die Anwendung der Blutegel ist ebenfalls bei beiden Krankheiten gleich, Maurus läßt sie aber, anders als Platearius, an Stirn und Schläfen setzen, nur bei Phrenesie zusätzlich auch an die

---

[191] S. Coll.Salern. 2, 1o4. 1o6.

Nase. Er räumt nicht nur den Blutegeln den Vorrang ein vor dem Aderlaß, er beschränkt sich sogar auf die Blutegeltherapie und läßt die Venaesectio unerwähnt.[192]
Für Bartholomaeus ist es dagegen wichtiger, bei Phrenesie zuerst aus der Cephalica Blut zu lassen, dann werden auch Blutegel an die Nasenspitze gesetzt, mit einem Schilfrohr, damit sie nicht bis ins Gehirn gelangen können, oder es wird aus der Nase oder der mittleren Stirnvene zur Ader gelassen und an den Schenkeln skarifiziert. Bei der Lethargie finden jedoch Blutentziehungen überhaupt keine Verwendung.[193]
Petronius behandelt ebenfalls die Phrenesie, indem er zwei oder drei Blutegel an Stirn oder Nase setzt. Seiner Meinung nach sind die Apostemata durch Rauch bewirkt, der bei akuten Fiebern aus dem Blut um Herz und Brusthöhle aufsteigt.[194]

Aus den wenigen bisher aufgeführten Stellen läßt sich noch kein klares Bild der Blutegeltherapie in Salerno gewinnen, doch eines wird immerhin schon erkennbar, eine einheitliche Lehrmeinung existiert für die Blutegeltherapie genauso wenig wie für andere Therapieformen oder für die pathophysiologischen Grundlagen. Hier wie an anderen Stellen wird meistens nicht deutlich, ob der Blutegel zur Derivation oder lokalen Entleerung eingesetzt wird, ob er allgemein überflüssige Säfte aussaugt oder ob seine Wirksamkeit auf bestimmte Säfte beschränkt ist, ob es überhaupt eine theoretische Begründung seiner Wirksamkeit gibt oder ob er nur traditionsgemäß oder empirisch zur symptomatischen Therapie benutzt wird.

---

[192] S. Coll.Salern. 3, 32 f.
[193] S. Coll.Salern. 4, 374. 376 f.
[194] S. Coll.Salern. 2, 739.

Eine derivatorische Absicht läßt sich bei Platearius vermuten, wenn er Blutegel bei Nachlassen der Sehkraft an die Schläfen setzt. Ätiologisch kommen in Frage Magenerkrankungen, Schwäche des spiritus, Verstopfung des Sehnerven oder Ansammlung überflüssigen Saftes um das Gehirn herum. Nur bei der letztgenannten Ursache sind Blutegel indiziert.[195] Hier soll der Blutegel allgemein überflüssige Säfte entleeren, bei der Phrenesie waren es gallige, bei der Lethargie schleimige, und bei Lepraknoten ist es speziell wohl die schwarze Galle, die er beseitigt.[196]
Eine andere Meinung vertritt Petronius. Wie Platearius das Nachlassen der Sehkraft auf Magenerkrankungen und Säfte im Gehirn zurückführt, so sieht Petronius die Ursache für Augenschmerzen in einer Ansammlung eines der vier Säfte im Magen oder im Kopf. Jedoch differenziert er zwischen den Säften. Jeder Saft erfordert eine andere Behandlung. Nur ein Überfluß an Galle wird weitgehend ähnlich behandelt wie eine Blutfülle. Die Therapie besteht im wesentlichen in einem Aderlaß aus der Cephalica oder der Stirnvene oder im Ansetzen von Blutegeln an die Stirn mit nachfolgenden Umschlägen. Es wird aber kein Blut entzogen, wenn Schleim oder schwarze Galle für die Beschwerden verantwortlich sind.

---

[195] S. Coll. Salern. 2, 148.
[196] Bei der Lepra werden vier Formen unterschieden, elefantia, tyria oder liria, allopitia und leonina. Alle Formen haben ihren Ursprung in einer Fäulnis der schwarzen Galle; bei tyria ist sie mit Schleim, bei allopitia mit Blut und bei leonina mit gelber Galle gemischt. Nur bei elefantia handelt es sich ausschließlich um schwarze Galle. Diese Form kann den ganzen Körper erfassen und weist Knotenbildungen auf. Zwar wird die Lepra als grundsätzlich unheilbar betrachtet, bei einer Disposition aber kann man vorbeugen durch Verminderung des Blutüberflusses, durch eine Diät, die wenig schwarze Galle erzeugt, und man kann Symptome wie z.B. die Knoten lindern durch Ansetzen von Blutegeln, die Gesichtsröte beseitigen durch Schröpfen im Nacken usw. S.Coll.Sal.2,362.

Petronius sieht die Blutentziehung also nur als Möglichkeit, Blut oder gelbe Galle zu entleeren. Konkrete Vorstellungen zu Revulsion und Derivation scheint er nicht zu besitzen, denn er macht keinen Unterschied zwischen dem Aderlaß in der Ellenbeuge und an der Stirn und den Blutegeln. Alle drei Möglichkeiten stehen gleichberechtigt nebeneinander.[197]

Platearius und Petronius setzen Blutegel auch im Mund an, Platearius bei Zahnfleischschwellung, nachdem einige Tage zuvor im Nacken blutig geschröpft worden ist, mit Hilfe eines Rohres an die geschwollenen Stellen,[198] Petronius bei Zahnschmerzen aus Blutfülle, erkenntlich an Schmerz mit Schweregefühl und blutendem, rotem und geschwollenem Zahnfleisch. Außer ans Zahnfleisch setzt er die Blutegel auch unter das Kinn oder verwendet hier stattdessen blutige Schröpfköpfe.[199]

Die Applikation des Blutegels am Zahnfleisch, also an der erkrankten Stelle, ist in Salerno nicht unumstritten. Archimatthaeus tadelt es als Fehler. Richtig ist es seiner Meinung nach nur, unter dem Kinn zu schröpfen, nicht aber darf das Zahnfleisch skarifiziert oder mit Blutegeln behandelt werden. Blutegel und Skarifikation verursachen Schmerzen, und jeder Schmerz ruft einen Säftefluß zu diesem Ort hervor, muß also zur Verschlimmerung führen.[200] Die Möglichkeit, eine allgemeine Blutentziehung vorauszuschicken, die Bartholomaeus bei der Phrenesie nutzt, ist Archimatthaeus offensichtlich nicht bekannt.

---

[197] Vgl. Coll. Salern. 2, 15o: Si vires permiserint de magna vena que est in fronte flebotomabis vel de cephalica bracii, vel etiam fronti apponimus sanguissugas.
[198] S. Coll. Salern. 2, 172.
[199] S. Coll. Salern. 2, 177; vgl. auch Coll. Salern. 4,295.
[200] Vgl. Coll. Salern. 5, 375: peccant enim qui eas scarificant et qui sanguissugas apponunt, sic enim habet dodolor fieri et omnis dolor provocar reuma.

Eine weitere Indikation für Blutegel im Kopfbereich ist die Gesichtsröte. Copho verordnet Blutegel, wenn Blut die Ursache ist. Im allgemeinen verwendet er Aderlaß und Schröpfen. Bei Frauen jedoch läßt er auch Blutegel setzen.[201] Ferner gebraucht Copho noch bei Synocha Blutegel, wenn Zeichen der Kochung vorliegen. Blutegel werden an die Nase gesetzt oder es wird Nasenbluten provoziert.[202]
Am übrigen Körper wird der Blutegel weniger häufig empfohlen. Petroncelli[203] verwendet ihn bei Schmerzen oder Schwellungen an den Füßen neben Skarifikation und Schröpfen an der Fußsohle, wenn Umschläge und Salben nicht helfen.[204] Weiter werden Skropheln von Johannes Afflacius genannt[205] und verhärtete und altgewordene Apostemata aus Blut, Phlegmonen, von Bartholomaeus.[206] Copho schließlich nutzt sie auch bei der Paralyse, wobei er allerdings keine direkte Säfteentleerung durch die Blutegel beabsichtigt. Als Paralyse wird ein Verlust der Sensibilität eines Gliedes oder seiner Motorik bezeichnet. Ursächlich kommen z.B. in Frage: Schnittverletzungen, leichter Schlaganfall, Überfluß von Speisen und Getränken, verstopfende Säfte und zusammen-

---

[201] S. Coll. Salern. 4, 476.
[202] S. Coll. Salern. 4, 459.
[203] Petroncelli ist wohl mit Petronius identisch. S. Coll. Salern. 4, 292 A.
[204] S. Coll. Salern. 4, 285.
[205] S. Coll. Salern. 2, 371.
[206] S. Coll. Salern. 2, 374: Si autem inveteratum fuerit et induratum, scarificabis, vel sanguisugas appone quod plurimum confert.
Bemerkenswert ist noch, daß Bartholomaeus bei der Behandlung der Phlegmone ausdrücklich die Revulsion erwähnt: Flegmonis prima vel propria cura est per antipassim i.e. contrariam detractionem evacuare sanguinem. S. coll. Salern. 2, 373.

schnürende Kälte. Copho stellt sich vor, daß durch die genannten Faktoren der Fluß des spiritus ganz oder teilweise unterbrochen wird. Ziel der Therapie ist es, die Materie, die diese Strömung unterbricht, zu lösen und zu entfernen. Das geschieht im allgemeinen durch warme Bäder, Salben und Purgieren. Es kann aber sein, daß aus irgendeinem Grunde das nötige Purgiermittel nicht gegeben werden darf. Dann werden ein oder zwei Blutegel in die Nähe des gelähmten Teiles gesetzt und die Bißwunden durch Einölen und Einsalben vergrößert und über längere Zeit offengehalten. Durch Einlegen von Charpie wird allmählich der Saft entzogen. Nicht der Blutegel selbst entzieht hier also Säfte, er soll nur eine Wunde schaffen, die nicht zu schnell verheilt. Zur Blutentziehung dient er jedoch, wenn die Paralyse nach einem Sturz oder Schlag auftritt. Durch das Trauma wird ein Säftefluß zur betroffenen Stelle hervorgerufen, der den Durchgang des spiritus animalis unterbindet. Dieser "rheumatischen"Ursache wird anfangs durch Revulsion entgegengewirkt. Wenn kein Fluß mehr besteht, wird – derivatorisch – in der Nähe des traumatisierten Teiles blutig geschröpft, nicht aber am Teil selbst, um keinen Fluß zu provozieren. Blutegel werden anstelle des Schröpfens verwendet, wenn der Ort nicht zur Applikation von Schröpfköpfen geeignet ist.[207] Hieraus geht eindeutig hervor, daß die Lehre von

---

[207] S. Coll. Salern. 2, 12o f.: Si prohibeat considera locum aliquem sub membro paralitico...ibique sanguissugam unam pone vel duas...et foramen tale a sanguisugis factum amplificetur...Deinde vero licinium oleo inunctum inmittimus, ut humor per illum locum trahatur...Dum nimirum quis casu vel ictu leditur aliquo humores ad lesum locum decurrentes dum ibi colligunt meatus spiritus animalis opilando locum sensu privant et motu. In principio ergo cause dum causa fuerit reumatica, minutionem in parte contraria facito, ut per antipasim humoris decurrentis fiat evacuatio. Si vero causa in fluxu non fuerit ut humor influxus educatur, ventosas cum sca-

der Revulsion und Derivation in Salerno zumindest bekannt ist, aber offensichtlich nicht immer oder von allen Ärzten konsequent angewandt wird. Das empirisch-praktische Wissen hat Vorrang vor den überlieferten theoretischen Kenntnissen.[208]

Besonders wichtig ist die Blutegeltherapie bei Milzerkrankungen und Hämorrhoiden. Wie sonst nur bei den Kopferkrankungen findet sich hier eine beachtliche Konstanz in der Anwendung und damit verbunden eine ähnlich häufige Empfehlung der Blutegel. Eine verbindende Gemeinsamkeit besteht insofern, als in beiden Fällen die schwarze Galle eine entscheidende Rolle spielt.

Aufgabe der Milz ist es, die Leber von überflüssiger schwarzer Galle zu reinigen. Bei einem Überangebot dieses Saftes, z.B. bei einer Ernährungsweise, die viel schwarze Galle erzeugt, kann die Milz überlastet werden, sie schwillt an, Schweregefühl im linken Hypokardium und in der unteren Körperhälfte macht sich bemerkbar, Trägheit, Verdauungsstörungen, Spannung in Bauch und Seite, typische Urinveränderungen, linksseitig Kopfschmerzen und Nasenbluten. In erster Linie gilt es, eine geeignete Diät zu befolgen, es werden Salben aufgetragen und Pflaster, Purgiermittel werden gegeben. So jedenfalls behandelt Platearius[209] die Milzschwellung aus schwarzer Galle, wenn sie nicht mit Entzündung der Leber einhergeht. Liegt eine

---

rificatione juxta partem patientem ponas, et non supra, ne ex dolore scarefacti loci provocetur reuma. Si vero ventosas apponere non poteris, quia locus nimium nervosus fuerit ut in lacertis coxarum et brachiorum vel nimium angustus et ossuosus, ut sunt brachia et similia, sanguisugas imponimus.

[208] Vgl. Talbot, Medicine, S. 396 f.
[209] S. Coll. Salern. 2, 304-306.

solche aber vor, kann keine wirksame Diät verordnet werden, weil Kaltes der Milz schadet, denn schwarze Galle ist kalt und trocken, Warmes aber nicht gut ist bei Entzündung der Leber. Hier vermag man mehr mit lokalen Blutentziehungen auszurichten, mit blutigem Schröpfen oder Blutegelansetzen über der Milz. Platearius erwähnt die Blutegel zwar nicht bei Milztumor ohne begleitende Entzündung, schließt sie aber auch nicht ausdrücklich aus. Bei Petronius[210] werden sie nur für die Erkrankung ohne Leberentzündung genannt, aber für den anderen Fall empfiehlt Petronius pauschal dieselbe Behandlung, um weitere Maßnahmen ergänzt. Auch an anderer Stelle[211] spricht er sich für die Blutegeltherapie bei Milzleiden aus. Ein Unterschied zu Platearius besteht darin, daß Petronius in Schröpfen und Blutegeltherapie keine Alternativen sieht, sondern einander ergänzende Maßnahmen. Schröpfköpfe werden auf die Blutegelwunden gesetzt, um eine ausreichende Blutmenge entziehen zu können. Archimatthaeus sucht die geschwollene und verhärtete Milz mit Salben und trockenem Schröpfen zu erweichen. Gelingt es damit nicht, wird blutig geschröpft oder es werden Blutegel gesetzt; außerdem wird an der linken Salvatella venaeseziert.[212]

Alle drei Autoren haben bei Milzerkrankungen nicht die Absicht, die Entzündung der Leber durch Blutegel zu bekämpfen. Die Blutegel werden über der Milz angesetzt, die nicht entzündet, sondern kalt ist von schwarzer Galle. Ganz offensichtlich soll hier also schwarzgalliges Blut lokal entleert werden, was nur unter der Voraussetzung möglich ist, daß dem Blutegel eine mehr oder weniger große

---

[210] S. Coll. Salern. 2, 307.
[211] S. Coll. Salern. 4, 336.
[212] S. Coll. Salern. 5, 366.

Tiefenwirkung zugeschrieben wird. Die Fähigkeit, melancholisches Blut herauszusaugen, macht die Blutegel auch gut geeignet zur Entleerung der Hämorrhoiden[213]

Hämorrhoiden können auf verschiedene Weise Beschwerden bereiten, durch Schwellung, Schmerz, Blutung oder faulige Absonderung. Ursache ist im allgemeinen eine gestörte Ausscheidungsfunktion. Aufgabe der Hämorrhoiden ist es, überflüssige Säfte zu entleeren, insbesondere entfernt die Leber durch sie die Schlacken von Blut und schwarzer Galle. Aber auch gelbe Galle oder Schleim können entleert werden, ersichtlich an der Farbe der Absonderung. Die Hämorrhoiden können also ähnliche Funktionen haben wie die monatliche Reinigung durch die Menstruation bei Frauen. Wird eine solche Funktion erreicht, so bewahrt eine regelmäßige Ausscheidung vor Erkrankungen wie Hydrops, Schwindsucht, Wahnsinn oder Melancholie. Die Hämorrhoidalblutung kann zu heftig sein, dann muß die Blutung gestillt werden, bleibt aber die gewohnte Blutung aus, dann muß man den Fluß provozieren, was u.a. durch Inzision mit dem Phlebotom oder durch Ansetzen von Blutegeln geschehen kann. Im allgemeinen geht dieser Therapie ein warmer Umschlag voraus, der erweicht und den Schmerz lindert. Da die Hämorrhoiden, aus denen nichts fließt, die blinden oder tauben Hämorrhoiden, meistens durch melancholisches Blut verursacht sind, dient also ihre Eröffnung ganz überwiegend der Ausleerung von schwarzer Galle. Auch bei blutenden Hämorrhoiden werden nach Blutstillung und Schmerzlinderung Blutegel gesetzt. Angesetzt werden die Blutegel mit Hilfe eines Rohres. Die Blutegeltherapie der Hämorrhoiden wird beschrieben von Afflacius, Roger, den Vier Magistern,[215] Copho und Archimatthaeus.[216]

---

[213] Die zunehmende Beachtung der Hämorrhoiden im Mittelalter erklärt Talbot (Medicine, S. 411) damit, daß die Ritter durch häufiges Reiten vermehrt an Beschwerden im Analbereich litten.

Der Blutegel ist kein unwichtiges Hilfsmittel in der Schule von Salerno. Sicher ist seine Bedeutung nicht so groß wie die von Diät, Medikamenten, Umschlägen, Klystieren und Aderlaß, aber wir können dennoch konstatieren, daß die Blutegeltherapie sich in der mittelalterlichen Medizin bereits einen festen Platz im therapeutischen Repertoire erobert hatte, den sie bis weit in die Neuzeit hinein behaupten konnte. Zwar finden sich nicht bei allen Salernitanern Empfehlungen zur Blutegeltherapie, doch ist zu bedenken, daß uns viele Schriften nur fragmentarisch erhalten sind. Immerhin bedienen sich mindestens neun Ärzte dieser Schule der Blutegel.[217]

---

[215] In Zusammenhang mit der Blutegeltherapie der Hämorrhoiden findet sich in den Glosulae Quatuor Magistrorum die einzige Stelle in der Collectio Salernitana, in der von einer Giftigkeit der Blutegel die Rede ist. Da die Vier Magister ziemlich spät zu datieren sind, ist anzunehmen, daß diese Kenntnis erst neu übernommen wurde im Zuge der Rezeption arabischer und antiker Autoren, dies aber wohl auf Umwegen, denn es findet sich eine bisher unbekannte Variante in der Präparation der Blutegel. Die Egel werden in Wein gelegt, damit sie ihr Gift erbrechen.

[216] S. Coll. Salern. 2, 285. 486. 692; 4, 128. 486; 5, 357.

[217] Die Vertrautheit mit den Blutegeln kommt auch in der Benennung einer Asthmaform als "sanguisuga" zum Ausdruck. Der Kranke ringt auf ähnliche Weise nach Luft, wie der Blutegel Blut in sich hineinpumpt.
S. Coll. Salern. 2, 211.

Arnald von Villanova

Bei Arnald von Villanova besteht auch für uns ein Problem darin, daß nicht genau bekannt ist, welche Teile des unter seinem Namen überlieferten Werkes tatsächlich in ihm ihren Autor haben.[218] Daß nicht das ganze Werk von einem Autor stammen kann, zeigt sich schon bei der Blutegeltherapie. Die Unterschiede sind deutlich.
In "De parte operativa"[219] wird der Blutegel zusammen mit Aderlaß, blutigem Schröpfen, Medikamenten, Klystieren und anderen Mitteln ganz allgemein zu dem gerechnet, was entleeren oder in eine andere Richtung ziehen kann, wenn ein Saft in zu großer Menge vorhanden ist. Diese Aussage wird im folgenden präzisiert für die Säftefülle, welche den Kopf betrifft. Ist Blut allein oder zusammen mit anderen Säften im Übermaß anwesend, so erfolgt eine lokale Ausleerung nach vorhergehender allgemeiner Entleerung oder Veränderung durch Aderlaß an der Stirn bei Hinterkopfschmerzen und in der Tiefe des Kopfes befindlichem Blut, durch Venaesektion hinter den Ohren oder an der Nase, wenn das Blut oberflächlich gelegen oder der Schmerz im Vorderkopf sitzt. Besteht die Blutfülle in kleinen oder interkutanen Venen außerhalb des Schädels, wird anstelle des Aderlasses geschröpft. Blutegel werden bei Frauen und bei furchtsamen Menschen an die Schläfen oder hinter die Ohren gesetzt, ebenfalls als Ersatz für den Aderlaß. Sie werden hier aber nicht wie dieser in rein revulsorischer Absicht gebraucht, wie aus Simpl.7o-72 hervorgeht.[22o] Dort wird

---

[218] Vgl. Haeser, Lehrbuch, S. 72o-723; oder deRenzi, Coll. Salern. 1, 345-356.
[219] Arnaldi Villanovani Philosophi et Medici summi Opera omnia. Cum Nicolai Taurelli Medici et Philosophi in quosdam libros Annotationibus. Basileae 1585. S. 258 f.
[22o] Arnald, Opera omnia, S. 364-368.

übrigens auch der Blutegel in einem Zuge genannt mit Aderlaß und Schröpfen als Mittel zur direkten Beeinflussung des Blutes. Arnald unterscheidet zwischen phlebotomia diversoria und phlebotomia evacuativa. Die erste Art geschieht an einem weit entfernten Teil, also revulsiv, die zweite in der Nähe, der Vorstellung der Derivation entsprechend. Eine dritte Art vereint beide therapeutische Möglichkeiten: Blutentziehung an einem dazwischenliegenden Ort, der nicht zu weit entfernt und auch nicht zu nahe ist, kann sowohl ableiten als auch entleeren, d.h., die Lehre von der Revulsion und Derivation ist bei Arnald nochmals weiterentwickelt. Schröpfköpfe können an die Stelle des Aderlasses treten, wenn für diesen irgendeine Kontraindikation besteht, sind ihm zwar nicht gleichwertig, schwächen aber auch nicht so stark wie der Aderlaß. Je tiefer skarifiziert wird und je stärker man den Schröpfkopf erhitzt, desto tiefer reicht seine an sich nur oberflächliche Wirkung, desto stärker ist die Entleerung. Auch große Schröpfköpfe wirken tiefer. Schröpfköpfe werden an Hinterhaupt, Kinn, Stirn, Nasenspitze, Hohlhand, Anus, Wirbelsäule, Leber, Brust, Knöchel, Knie, Weichen und Schultern gesetzt.

In "De regimine sanitatis"[221] behandelt Arnald ebenfalls Aderlaß, Schröpfen und Blutegel. In Übereinstimmung mit den oben genannten Stellen werden die drei Möglichkeiten der Blutentziehung als austauschbare, wenn auch nicht ganz gleichwertige Verfahren betrachtet. Daraus ergibt sich, daß allgemeine Gesichtspunkte, die beim Aderlaß zu berücksichtigen sind, auch für den Blutegel gelten. Körper von sanguinischem Temperament bedürfen mehr der Blutentziehung als solche von cholerischem oder phlegmatischem, am wenig-

---

[221] Arnald, Opera omnia, S. 765-781.

sten ist sie bei melancholischem Temperament nötig. Kraft, Alter und Gewohnheit spielen eine Rolle bei der Bemessung der erforderlichen Menge, Franzosen werden mehr zur Ader gelassen als Italiener, wegen der unterschiedlichen Lebensweise. Kontraindikationen sind Trunkenheit, Übersättigung, Übelkeit, gefüllter Magen, mit dem Blut vermischte rohe, zähe und unverdaute Säfte, schwere körperliche Arbeit, die Zeit unmittelbar nach Bad, Koitus oder Körperübung, und auch in der heißesten oder kältesten Jahreszeit darf gar nicht oder nur wenig Blut gelassen werden und dann nur bei großer Dringlichkeit. Auch die Beschaffenheit der Luft ist zu berücksichtigen. Sie sollte nicht pestilentialisch sein, neblig oder trüb, es sollte kein Südwind wehen, der mit einer bösen Eigenschaft versehen ist. Mittags ist im Winter, die dritte Stunde im Sommer der günstigste Zeitpunkt für eine Blutentziehung, keinesfalls aber nachts. Von größter Wichtigkeit für die Wahl des geeigneten Zeitpunktes, besonders für prophylaktische Blutentziehungen, ist die Astrologie, vor allem die Kenntnis der Mondphasen. In den beiden ersten Mondphasen wird jungen Menschen Blut entzogen, in den beiden letzten alten und in den mittleren Phasen Menschen mittleren Alters. Das erste Viertel ist für das sanguinische Temperament geeignet, das zweite für das cholerische, das dritte für das phlegmatische und das vierte für das melancholische Temperament. Dann muß man auf den Ort des Mondes achten. Steht er in einem Zeichen, das einen Aspekt für ein Glied hat, darf man an diesem Körperteil nicht Blut lassen, ebenso nicht bei fixen Zeichen wie Stier, Löwe, Skorpion oder Wassermann, sondern möglichst bei beweglichen. Auch Konjunktion mit einem unglückverheißenden Planeten ist ein Hindernis für eine Blutentleerung.[222]

---

[222] Vgl. auch Arnald, Opera omnia, S. 493-496.

Wichtig ist die Untersuchung des gelassenen Blutes nach dessen Koagulation. Blut soll möglichst in mehreren Gefäßen aufgefangen werden, damit Unterschiede besser erkennbar sind. Ist die erste Blutportion schlechter als die zweite, so ist dies ein Zeichen erfolgreicher Blutentziehung. Es wird untersucht, ob das Blut rein ist, melancholisch, phlegmatisch, cholerisch oder wäßrig, und es werden daraus diagnostische Schlüsse gezogen, Prognosen gestellt, vergleichbar der Harnschau. Das überstehende Serum wird beurteilt, ferner die Speckhaut, die nach dem Abwaschen des Blutes sichtbar wird, die Beschaffenheit des Blutkoagels wird mit einem Messer untersucht, beobachtet, ob die Farbe des Blutes in einem Körperteil sich von dem in einem anderen unterscheidet, und auch der Geschmack wird geprüft, der Geruch und die Geschwindigkeit der Koagulation.

Allgemein dient der Aderlaß zur Beseitigung einer Fülle des Blutes oder aller Säfte gleichzeitig, zur Entleerung eines Teiles der Säfte, damit die Natur besser mit dem Rest fertig wird, zum Heranziehen, Ableiten und zum Abkühlen. Einzelindikationen und in Frage kommende Venen stimmen mit den Arabern überein. Bei Kälte und bei dickem, melancholischem Blut wird die linke Seite zur Blutentziehung bevorzugt, bei Wärme und dünnem Blut die rechte. Abgeleitet wird zur Gegenseite, aber nur über einen Durchmesser nur ausnahmsweise bei sehr großer Fülle über zwei Durchmesser. Aus dem Teil mit den stärksten Zeichen der Fülle wird entleert, wenn die Flüsse zum Stillstand gekommen sind.

Während der Aderlaß bei Gesunden und Kranken gleichermaßen angewandt wird, trifft dies auf die beiden anderen Methoden nicht zu, sie werden meist nur bei Krankheiten benützt. Blutiges Schröpfen geschieht aus zwei Gründen, zur indirekten Entleerung aus großen Venen an Unterschenkeln und Schultern und zur Entleerung des feinen, nahe der Haut gelegenen Blutes, wo man aus irgendeinem Grunde den Aderlaß nicht wagen kann. Wenn dickes Blut entleert werden soll, muß es vorher erst durch andere Maßnahmen, wie sie bei Abulkasim beschrieben sind, verfeinert, verdünnt werden. Die Größe der Einschnitte bestimmt, ob aus dem ganzen Körper entleert wird oder nur aus einem Teil, ob aus der Tiefe oder oberflächlich, ob auch dickeres oder nur dünnes Blut. Um Vollmond ist die günstigste Zeit fürs Schröpfen; wird der Schröpfkopf aber anstelle der Venaesektion verwendet, gelten deren Regeln.

Die in "De Sanguisugis, et de electione earum"[223] beschriebene Technik der Blutegeltherapie unterscheidet sich nicht wesentlich von den deutlich erkennbaren arabischen Vorbildern. Bemerkenswert ist, daß der Applikationsort vor dem Ansetzen nicht etwa deshalb bis zur Rötung gerieben wird, damit die Blutegel besser anbeißen - hierzu dient nur das Bestreichen mit Lammblut oder Schlamm - es soll vielmehr bewirken, daß sich die Poren öffnen und daß das Blut verdünnt wird. Dies zeigt, daß der Blutegel in Arnalds Vorstellung keineswegs besser als der Schröpfkopf geeignet ist, dickes, melancholisches Blut herauszusaugen. Eine neue Variante bei der Entfernung der festgebissenen Blutegel ist die Verwendung eines Pferdeschweifhaares, das zwischen Blutegelkopf und Haut hindurchgezogen wird. Der Applikationsort wird anschließend mit Wein und Honig abgewaschen und es werden Schröpfköpfe aufgesetzt. Interessant ist vor allem eine ausführliche Begründung der Blutegelwirkung.[224] Der Blutegel ist ebenso wie der Aderlaß

---

[223]Arnald, Opera omnia, S. 779-781.
[224]Arnald, Opera omnia, S. 78o: Sciendum, quod sicut per phlebotomiam et ventosas evacuatur sanguinis totius plenitudo, et membri particularis, sic etiam per sanguisu-

und das Schröpfen zur allgemeinen wie zur partiellen Blutentleerung geeignet und nimmt dabei eine Mittelstellung ein zwischen den beiden anderen Verfahren. Der Aderlaß entleert mehr aus der Tiefe als der Blutegel und dieser wiederum mehr als der Schröpfkopf. Der Blutegel ist darum besser als der Schröpfkopf zur Beseitigung einer Fülle in der Lage. Die Ursache wird darin gesehen, daß der Schröpfkopf nur eine physikalische Wirkung ausübt, daß seine Wirkung

---

gas: verum est tamen, quod phlebotomia magis evacuat a profundo, quam sanguisuga, et ventosa. Item attractio, quae fit per ventosam, est a calido et a vacuo, sed attractio, quae fit a sanguisuga, est a virtute animae, et a tota specie cum spiritu et calore: ideo est attractio fortior, quam per ventosam, etiam illud, quod attrahitur, maiorem habe convenientiam sanguinis, quam quod attrahitur cum ventosa, igitur sanguisuga est convenientior ad evacuandam plenitudinem sanguinis, et specialiter a profundo, quam ventosa. Et sciendum, quod quidam dicunt, quod sanguisuga extrahit sanguinem bonum, et dimittit malum, et secundum hanc viam non competeret sanguisuga in sanguinis plenitudine, et non in sanguinis corruptione: sed istorum opinionem non approbo, quia sapientum dictis non concordat. Noverunt enim sapientes, quod sanguisuga valet in morphea, impetigine et serpigine, quod nullo modo esset, si attraheret bonum sanguinem et relinqueret malum, sic enim plus noceret, quam iuvaret: unde puto, salvo meliori iudicio, quod sanguisuga plus evacuat, et attrahit malum sanguinem, quam bonum, propter duo: primo quia natura corporis retinet bonum, et dimittit abire malum, quo non indiget: secundo quia forte sanguis malus est proportionabilior sanguisugis, quam bonus. Non enim est rationabile, quod sanguis humanus, qui habet similitudinem et proportionem a tota specie cum membris corporis nostri, habeat proportionem cum sanguisugis, quia sanguisuga est multum distans a corpore nostro, sed rationabilius est, quod sanguis malus et corruptus, qui nullam habet proportionem cum corpore nostro, attrahatur a sanguisuga, etiam qui nullam habet proportionem cum corpore nostro, sed magis cum sanguine malo. In omnibus igitur morbis subcutaneis, qui sunt ex sanguine corrupto, multum valent sanguisugae et plus, quam ventosae, nam ventosa indifferenter attrahit bonum et malum, sanguisuga vero non, sed sibi proportionale, scilicet malum.

nur auf der Leere und Wärme beruht, die Anziehungskraft des Blutegels aber auf lebendigen - magischen - Kräften der Seele, des spiritus.[225] Arnald wehrt sich gegen den Einwand, die Blutegel saugten nur das gute Blut und ließen das schlechte zurück. Die Verwendung der Blutegel durch die Araber bei Morphea, Impetigo und Serpigo gilt ihm als Beweis, daß sie das schlechte Blut saugen, sie müßten sonst nämlich mehr schaden als nützen. Zwei Gründe sprechen für die Entleerung des schlechten Blutes, die Fähigkeit des menschlichen Körpers, das gute Blut zurückzuhalten, und die Tatsache, daß das schlechte Blut der Natur des Egels angemessener ist als das gute. Der Blutegel ist so verschieden vom Menschen und dem ihm gemäßen Blut, daß er nur dasjenige saugen kann, welches dem Menschen nicht mehr entspricht. Die Fähigkeit, selektiv das schlechte Blut zu saugen - hier kann nicht mehr die Rede sein von der differenzierten galenischen Säftelehre, hier kommt volksmedizinische Überzeugung[226] zum Ausdruck, die nur unterscheidet zwischen gutem und schlechtem Blut -, räumt dem Blutegel neben der stärkeren Saugkraft einen weiteren Vorteil ein gegenüber dem Schröpfkopf, der unterschiedslos gutes und schlechtes Blut entleert. Daß die Vorstellung von gutem und schlechtem Blut nicht in das übliche Säftesystem hineinpaßt, ergibt sich auch aus dem Widerspruch zu der Lehrmeinung, daß sich die Qualität des durch Schröpfköpfe gesogenen Blutes durch die Variation der Schnittiefe und Schröpfkopfgröße und die unterschiedliche Vorbereitung steuern läßt.

---

[225] Vgl. Diepgen, Geschichte der Medizin, S. 217 f.
[226] Vgl. Diepgen, Geschichte der Medizin, S. 215; und Oskar von Hovorka und Adolf Kronfeld, Vergleichende Volksmedizin, Stuttgart 1908/o9, Bd.I, S. 88.

Kurz nur beschreibt Arnald die Anwendungsmöglichkeiten der Blutegel, sie eigneten sich bei subkutanen Krankheiten aus verdorbenem Blutbesser als Schröpfköpfe. Was er jedoch unter subkutanen Krankheiten versteht, verschweigt er. Da Arnald allerdings, wie oben berichtet, den Blutegel für lokale wie allgemeine Ausleerung verwendet wissen will, muß aufgrund der bisher besprochenen Stellen angenommen werden, daß theoretisch alle Indikationen in Frage kommen müßten, die für Aderlaß und Schröpfen gelten. Das Indikationsspektrum von Aderlaß und Schröpfen deckt sich in etwa mit dem der arabischen Ärzte, deren Vorbild unverkennbar ist und deren Autorität an erster Stelle steht, noch vor Hippokrates und Galen. Dies wiederum könnte als Widerspruch zur obigen Aussage angesehen werden, da nur Abulkasim sich so interpretieren läßt, daß sich eine solche Ausweitung der Blutegeltherapie mit der arabischen Autorität vereinbaren ließe. Daß sie aber auch nicht praktische Wirklichkeit gewesen sein dürfte, zeigt die stiefmütterliche, nur beiläufige Behandlung dieser Methode und die in den - vermutlich - echten Werken nur seltene Erwähnung ohne Nennung von Einzelindikationen, wenn man absieht von einer Stelle im Regimen Sanitatis[227], wo die Blutegel zum Eröffnen der Hämorrhoiden empfohlen werden neben Lanzette und Medikamenten.

In völligem Widerspruch zu dem bisher Berichteten stehen die Äußerungen zur Blutegeltherapie in den Parabolae Medicationis[228], die ebenfalls Arnald zugeschrieben werden. Die Differenzen sind aber so schwerwiegend, daß sie sich nur mit einer unterschiedlichen Urheberschaft erklären lassen.

---

[227] S. Arnald, Opera omnia, S. 81o.
[228] S. Arnald, Opera omnia, S. 956 f.

Zwei Lehrsätze werden hier erläutert: "Der interkutane Saft, wenn er dünn ist oder wäßrig, wird durch Schwitzen gelöst, der dicke und mittelmäßige aber durch Einschnitte in die Haut, Blutegel oder Schröpfköpfe" und "Das interkutane natronhaltige, grünrostige oder eitrige Blut wird mit Schröpfköpfen entleert, besonders, wenn es dick ist oder tief sitzt, das oberflächliche aber und feine mit Blutegeln".
Unter Berufung auf die Autorität des Avicenna heißt es, daß der Schröpfkopf mehr das Blut aus der Haut sauge und eher das feine als das dicke. Der scheinbare Widerspruch zu den obigen Sätze löse sich, wenn man einsehe, daß mit dem dicken Blut nicht das dicke an sich gemeint sei, sondern das dickere Blut innerhalb des dünneren. Für die Blutegel bedeutet dies nun wieder, daß sie, als ein dem Schröpfen nahe verwandtes Entleerungsmittel, nicht das oberflächliche und dünne Blut aussaugen, sondern nur das vom dünneren Blut, was noch feiner ist als das vom Schröpfkopf entleerte. Anders als oben liegt die Wirkung des Blutegels nicht zwischen Aderlaß und Schröpfen, sondern zwischen Schröpfen und Schwitzen. Die Begründung ist genau umgekehrt: Der Schröpfkopf, besonders mit Skarifikation, hat eine größere Anziehungskraft als der Blutegel, z.B., weil er einen weiteren Umfang hat.

Einen dritten Autor müssen wir für das Breviarium annehmen. Mit dem ersten kann er aus den von de Renzi überzeugend dargelegten Gründen nicht identisch sein, obwohl die theoretischen Überlegungen des ersten sich mit den praktischen Anweisungen des dritten, zumindest soweit es die Blutegeltherapie betrifft, zur Deckung bringen lassen. Von dem zweiten Autor unterscheidet ihn die gänzliche Unvereinbarkeit von Theorie und Praxis. Was im Breviarium und in "De regulis generalibus de febribus" zur Blutegeltherapie gesagt wird, ist weitestgehend identisch mit dem, was in der Schule von Salerno gelehrt wurde, umfaßt die ganze Breite der Indikationen, geht vielleicht sogar noch etwas darüber hinaus, was aber angesichts der fragmentarischen Überlieferung der salernitanischen Schriften nicht sicher zu beurteilen ist.

Bei fieberhaften Erkrankungen mit Kopfschmerzen oder Geistesverwirrung werden Blutegel an den Kopf gesetzt, zwei bis drei Blutegel an die Nase bei Phrenesie (1393), an die Stirn bei Lethargie (1397), an Stirn und Nase bei fauliger Synocha (14o6) oder allgemein bei Fiebern vom Kontinuatyp an diese Orte (1473), bei Hemikranie[229] ebenfalls an die Stirn, bei Zahnschmerzen ans Zahnfleisch (1172), bei Skropheln[23o] an Hals, Achseln und in die Inguinalgegend (1197), bei Lepra ins Gesicht (1318), bei Epilepsie infolge Melancholie und bei chronischer Milzschwellung und Milzverhärtung über der Milz (1258), ebenso beim Biß eines tollwütigen Hundes, um die Wunde zu erweitern und sie offenzuhalten (1352), und schließlich zur Eröffnung der Hämorrhoiden (1242). Darüberhinaus findet Blutegelasche wie schon in der Antike als Enthaarungsmittel Verwendung (13o1).[231]

Die Vorstellungen zu Pathophysiologie, Symptomatik und weiterer Therapie gleichen so stark der salernitanischen Medizin, daß wir hier auf eine Wiederholung verzichten können. Auffallend ist, daß trotz nicht gerade seltener Berufung auf arabische Ärzte, allen voran Avicenna, bei den für Blutegel in der arabischen Medizin typischen In-

---

[229] Es wird hier unter Migräne ein in der Mitte des Schädels lokalisierter Schmerz verstanden aufgrund einer mißverstandenen Etymologie: dicitur hemicraneus ab ἡμι, quod est medium, et κρανιον. S. Arnald, Opera omnia, S. 1o64 f.

[23o] Hier allgemein Lymphknotenschwellungen.

[231] Seitenangaben in diesem Abschnitt alle nach Arnald, Opera omnia.

dikationen, bei den Hautkrankheiten, der Blutegel nicht genannt wird. Der Autor des Breviarium ist zwar intensiv mit der Rezeption der arabischen Medizin beschäftigt, in der Praxis aber bleibt er noch ganz auf dem Boden der europäischen Tradition. Am ehesten läßt er sich wohl in die erste Phase der arabistischen Medizin einordnen.[232] Möglicherweise handelt es sich um einen Vertreter der neapolitanischen Schule.

---

[232] Vgl. Heinrich Schipperges, Arabische Medizin im lateinischen Mittelalter, Berlin Heidelberg New York 1976, S. 15o.

Guy de Chauliac

Unzweifelhaft ein Arabist ist Guyde Chauliac. Die Bedeutung der arabischen Medizin dokumentiert sich im Gesamtwerk wie in den Kapiteln über Blutentziehung[233] schon in der Häufigkeit der Zitate.[234] Die Araber, vor allem Avicenna, übertreffen bei weitem Galen und Hippokrates, und diese werden wieder häufiger zitiert als mittelalterliche europäische Autoren wie Gilbertus Anglicus, Petrus Hispanus, Bernard Gordon, Henri de Mondeville oder die salernitanischen Ärzte. Bei den Blutentziehungen nimmt Arnald von Villanova eine herausragende Stellung ein, sein Name wird sogar fast ausschließlich in Zusammenhang mit dieser Therapie genannt. Von den anderen abendländischen Autoren werden nur einmal, in einer kritischen Nebenbemerkung, die Salernitaner erwähnt. Ebenso verhält es sich bei der Blutegeltherapie im besonderen. Guy de Chauliac verläßt sich fast ganz auf die arabischen Autoritäten. Das Kapitel "De sanguisugis"[235] ist nahezu ausschließlich aus Abulka-

---

[233] Guy de Chauliac, Chirurgia Magna, Lugduni 1585, repr. Darmstadt 1976. 7,1,1 (S.358-369).

[234] Schipperges (Arabische Medizin, S. 38) zählt 3000 Araberzitate. Zum Vergleich: Es finden sich nur 190 Galenzitate.

[235] De sanguisugis. Sanguisugatio, est extractio sanguinis cum sanguisugis. Quid autem sint sanguisugae, est notum: nempe sunt quidam vermes nigri, ad formam caudae muris, cum lineis citrinis in dorso, et quadam rubedine circa ventrem. Et illae sunt meliores, quae in aquis bonis reperiuntur. Caveantur tamen illae quae sunt horribilis coloris, et habent caput crassum, et quae in malis aquis fuerint nutritae: quia venenosae sunt. Porro circa istud auxilium inquiruntur duo: primo, quibus subveniunt aegritudinib. secundo, quomodo applicantur, et reguntur. De primo dicit Alb. sanguisugae non administrari plurimum, nisi in membris in quibus non est possibilis positio cucurbitularum, ut est labium, nasus,

sim, Ali ibn al-Abbas und Avicenna zusammengetragen, daneben werden jeweils nur einmal kurz Teoderico Borgognoni und Arnald von Villanova angesprochen. Arnald wird in Chir.Magna 4,2,7 als Quelle für die Applikation der Blutegel an die Hämorrhoiden angegeben, die einzige Abweichung von der typisch arabischen Anwendungsweise der Blutegel; im Blutegelkapitel ist nur in distanzierter Form von "nonnulli" die Rede. Einzeln aufgeführte Indikationen sind sonst alle von Avicenna übernommen: Gangrän (Chir.Magna 2, 1,2 = Avic.4,3,1,16), schmutzige, eitrige Ulcera (Chir.Magna 4,1,3 = Avic.4,4,3,9), Alopezie (Chir.Magna 6,2,1 = Avic. 4,7,1,6), Gesichtsröte und Pustel (Chir.Magna 6,2,2,1 = Avic.4,7,2,8), Serpigo und böse Geschwüre (Chir.Magna 7,1,1 = Avic. 1,4,22 und 4,7,3,4).

---

et gingivae: et loca sicca denudata carne, ut digiti et iuncturae. Et Avic. vult esse utiles sepigini, et ulceribus malis, non super, sed circumcirca. et multoties ponuntur super apostemata emunctorium, et difficilis maturationis, ut dicebat Theod. Nonnulli vero ponunt ipsas ad haemorrhoidas aperiendas. Magis enim trahunt a profundo, quam cucurbitulae, ut supra ex Halyab. fuit allegatum. De secundo est dicendum, tales evacuationes particulares fieri non debere in corporibus plenis, nisi sufficiens praecesserit evacuatio. Post hoc autem est intentio Avice. ut non administrentur dum recenter sunt captae, sed serventur in aqua munda per diem, ut evomant quod in earum existit ventribus. Postea fricetur locus, et lavetur donec rubeat: aut liniatur aliquo sanguine, ut scarificetur locus modicum, ut ab eo aliquid sanguinis fluat. Et applicentur cum manibus, aut cum canna. Et ponantur duae vel tres, vel quot erunt necessariae ad extrahendum tantam sanguinis quantitatem, quanta erit necesse. Et postea quando erunt incrassatae, cadent per se: aut perfundantur capita earum aceto, aut sale trito, aut aloe, aut separentur filo, aut pilo equino, vel consimili. postea est utile sugere locum, et lavare aqua et aceto. Quod si sanguis multiplicaretur, emplastrum admoveatur loco ex bolo armena et gallis, vel balaustiis, et aliis quae sanguinem sistunt. Et regatur post, ut phlebotomiam passus. Et si deinde modicum theriacae administraretur propter earum venenositatem, esset bonum, ut dicit Arnaldus.

Vor allem wohl durch die Vermittlung Guy de Chauliacs wurde die arabische Methode der Blutegeltherapie bestimmend für spätere Chirurgen.[236] Arabistisch geprägt ist die Blutegeltherapie wie die übrige Chirurgie bei Gersdorff[237] und bei Tagault[238], und auch bei Paré[239] ist der arabistische Einfluß unverkennbar, wenn er auch z.B. mit der Applikation der Blutegel an die cervix uteri zur Provokation der Menses über diese Vorbilder hinausgeht.

Die deutliche Anlehnung der Chirurgen an arabische Vorbilder in der Blutegeltherapie ist aber nicht allein mit dem Phänomen des Arabismus zu erklären. Es muß berücksichtigt werden, daß die Behandlung von Hautkrankheiten in erster Linie zum Aufgabenbereich der Chirurgen gehört. Die bekannten antiken Autoren vernachlässigen die Blutegeltherapie der Hautkrankheiten, dagegen finden sich zahlreiche Stellen bei Arabern und Arabisten zu diesem Thema. Nur sie stehen als zitierbare Quellen zur Verfügung. Für "Internisten" besteht wenig Interesse, sich mit allen Behandlungsmöglichkeiten dieser Krankheiten zu beschäftigen, sie müssen auf ihrem Gebiet auf abendländische Traditionen zurückgreifen, wenn sie sich der Blutegeltherapie bedienen wollen.

---

[236] Zur Wirkungsgeschichte Guy de Chauliacs siehe: Gundolf Keil, Vorwort zum Nachdruck, in: Guy de Chauliac, Chirurgia Magna, S. V-XII.

[237] Vgl. z.B. Hans von Gersdorff, Feldbuch der wundartzney, o.O. 1517, repr. Lindau 1976. S. LX und LXXV.

[238] Vgl. z.B. Ioannis Tagaultii...De Chirurgica institutione libri quinque... in: Chirurgia. De chirurgia scriptores optimi quique veteres et recentiores, plerique in Germania antehac non editi, nunc primum in unum coniuncti volumen. Tiguri 1555, repr. Bruxelles 1973, Fol. 22, 24 oder 1o3.

[239] Vgl. Ambroise Paré, Oeuvres, Paris 1585^4. 8,22; 13,5. 24; 17, 25. 69; 21, 13. 37; 22, 34; 24, 63.

Daß sich nicht einmal in Montpellier die Arabisten auf die typisch arabische Anwendungsweise beschränken, zeigt sich schon am Beispiel des Bernard Gordon, der nicht nur bei Gangrän[240] und auch bei Hämorrhoiden[241] Blutegel setzt, sondern der salernitanischen Schule folgend ebenfalls z.B. bei Kopfschmerzen[242] oder Ophthalmie[243].
Ob überhaupt Unterschiede bestehen zwischen Arabisten und Galenisten in der Anwendung des Blutegels, soll im Kapitel über die Medizin des 16. Jahrhunderts untersucht werden, da es in dem jetzt besprochenen Zeitraum noch keine Scheidung in die beiden Richtungen gibt. Es kann hier nur noch einmal festgestellt werden, daß sich arabische und salernitanische Praxis beträchtlich unterscheiden.

---

[240] S. Bernardus Gordonius, Lilium medicinae, Frankfurt 1617, 1,19,4.
[241] S. Gordon, Lilium medicinae, 5,21,1.
[242] S. Gordon, Lilium medicinae, 2,1o.
[243] S. Gordon, Lilium medicinae, 3,2,1.

Johannes Aktuarios

Bevor wir uns dem 16. Jahrhundert zuwenden, müssen wir noch einen Blick auf die späte byzantinische Medizin werfen, besonders auf Johannes Aktuarios, der im Gegensatz etwa zu Theophanes Nonnos[244] bei aller Kompilation doch eine starke Eigenständigkeit erkennen läßt. In seinen Äußerungen zur Blutegeltherapie wenigstens erscheint er so unabhängig von den bekannten Quellen, daß er sich hier in keine der Richtungen der antiken oder mittelalterlichen Medizin einordnen läßt. Wie Theophanes Nonnos setzt er Blutegel bei Amaurosis und Amblyopie an die Schläfen,[245] wie die salernitanischen Ärzte verwendet er sie auch bei unterdrückten Hämorrhoiden und deren Folgekrankheiten[246] und wie die Araber bei Hautkrankheiten,[247] umfaßt die ganze mittelalterliche Praxis, geht weit über seine Vorgänger hinaus, wohl aufgrund eigener Erfahrung. Bei Aktuarios ist es nicht etwa so, daß Blutegel anstelle der Skarifikation benützt würden, es ist gerade umgekehrt. Die Skarifikation kann in einigen Fällen die Blutegeltherapie ersetzen, wenn z.B. der Kranke die Blutegel ablehnt. Man dürfe annehmen, daß auch Skarifikationen helfen, obwohl sie mäßiger entleeren als die Blutegel. Hiermit wird den Blutegeln ausdrücklich die grössere Wirksamkeit bescheinigt.[248] Auch kann man die Skarifi-

---

[244] Theophanes Nonnos kennt den Blutegel nur als Mittel gegen Amaurosis und Amblyopie. Schlechtes Blut wird herausgesogen, reineres zurückgelassen (71). Vgl.o.S. 141.
[245] S. Aktuarios, Meth.med. 4, 11.
[246] S. Aktuarios, Meth.med. 4, 6 f.
[247] S. Aktuarios, Meth.med. 3,3.
[248] S. Aktuarios, Meth.med. 3,3: Caeterum in quibus hirudinibus uti non licet, vel quod aeger recuset, aut quod locus eiusmodi animalia non educet, vel quod anni tempus non patiatur: iis scarificationes substituimus, quae multo quidem moderatius quam hirudines vacuant, attamen eas quoque opitulari putandum est.

kation nicht so vielfältig einsetzen wie die Blutegel, weil man nicht an allen Orten skarifizieren darf, z.B. weil es wegen oberflächlich gelegener Nerven, Sehnen oder Gefäße zu gefährlich wäre, in die Haut einzuschneiden. Die Blutegel hingegen können gefahrlos an jeden beliebigen Teil des Körpers gesetzt werden, an Kopf und Gesicht ebenso wie über die Nieren oder an den Anus. Sie können an die Stelle der Venaesektion treten, wenn für diese Kontraindikationen bestehen.[249] Die Blutegel werden zur Derivation verwandt, besonders aber zur unmittelbaren Entleerung aus einem erkrankten Teil. Sie werden an Orte gesetzt, wo verdorbenes, fauliges Blut vermutet wird, wo Säfte hinfließen oder sich festgesetzt haben, vor allem auch, wenn dieser Zustand chronisch geworden ist.[250] Die Wirkung der Blutegel ist eher oberflächlich und lokal begrenzt, denn sie saugen schwächer als Schröpfköpfe, entleeren daher normalerweise nur bei Hautkrankheiten genügend Blut. Durch anschließendes Aufsetzen von Schröpfköpfen aber läßt sich ihre Wirkung steigern, dann werden auch aus der Tiefe die schädlichen Säfte herausgezogen.[251] Ausschließlich zu diesem Zwecke dient hier das Schröpfen, giftige Blutegel sind Aktuarios nicht bekannt. Die Aufbewahrung der Blutegel in süßem sauberem Wasser dient zwar zur Säuberung, weil sie unrein sind, wenn sie längere Zeit im Schlamm gelebt haben, aber es ist keinesfalls von Gift die Rede. Hauptzweck der Reinigung ist es, sie zu ihrer Aufgabe zu befähigen, denn Blutegel, die nicht längere Zeit in süßem Wasser aufbewahrt wurden, saugen schwächer und langsamer. Die Technik der Therapie unterscheidet sich nicht von der in der Antike üblichen.

---

[249] Vgl.Akt.M.m.3,3: Eas propemodum cuilibet corporis parti inijcimus, et si opportune adhibentur, aegri levantur.
[250] Vgl.Akt.M.m.3,3: Admovemus hirudines eo loco, cui sanguinem corruptum putremque subesse putamus... Utimur ijs, in vetustis papulis, et humoribus calidioribus alicui loco impactis, aut aliunde confluentibus...
[251] Vgl.Akt.M.m.3,3: si ex alto id quod noxium est attrahere per morsus cupimus, cucurbitulas affigimus.

Medizin der Renaissance

Herausragendes Ereignis in der Geschichte der Blutentziehungen im 16. Jahrhundert ist der Brissotsche Aderlaßstreit,[252] der im großen Rahmen der Auseinandersetzung zwischen Arabisten auf der einen und galenistischen Humanisten und Renaissants auf der anderen Seite gesehen werden muß. Einer Fehlbeurteilung durch die "modernen" Medizinhistoriker, wie sie Lichtenthaeler[253] allgemein für die medizinische Renaissance aufgezeigt hat, unterliegt auch Brissot. Er ist keineswegs der große Reformator, der aus der Praxis heraus kämpft für den Fortschritt von blindem Autoritätsglauben und von Scholastik hin zu Wahrheit und moderner Wissenschaft, für den z.B. Seckendorf[254] und Castiglioni[255] ihn halten. Brissot ist nur ein Symptom für das Bemühen des Humanismus, in der Medizin zu den antiken Ursprüngen zurückzukehren, die galenisch-hippokratische Medizin wiederzubeleben. Von philologischen Studien ausgehend, gelangt Brissot zu der Auffassung, die arabistische Art der tropfenweisen Blutentziehung an entfernter Stelle, z.B. am Fuß der Gegenseite bei Pleuresie, sei zu verlassen

---

[252] Zum Verlauf dieser bis ins 17. Jahrhundert dauernden Auseinandersetzung siehe vor allem:
Bauer, Geschichte der Aderlässe, S. 124-145;
Raphael Finckenstein, Ueber den Brissot'schen Aderlassstreit, Deutsche Klinik 16, 1864, 421-426; 433-437; 445-449;
Renatus Moreau, De missione sanguinis in pleuritide, Paris 1630.

[253] Charles Lichtenthaeler, Geschichte der Medizin, Köln-Lövenich 1974, S. 395-453.

[254] Ernst Seckendorf, Der Brissotsche Aderlaßstreit. Ein Wendepunkt in der Geschichte therapeutischer Ansichten, Die medizinische Welt 6, 1932, 1485-1488.

[255] Arturo Castiglioni, Der Aderlaß in der Renaissance, Ciba-Zeitschrift 66. 6, 1954, 2185-2216.

zugunsten der direkten Revulsion aus den großen Armvenen der leidenden Seite, wie sie von Hippokrates geübt wurde und von Galen. Durch gute therapeutische Erfolge mit der "hippokratischen" Methode während einer Epidemie fühlt er sich bestätigt und wendet sich in Paris öffentlich gegen die herrschende arabistische Praxis, gegen die Korrumpierung hippokratischer und galenischer Vorschriften durch die Araber. An der kurz nach seinem Tode veröffentlichten Apologetica disceptatio[256] entzündet sich schließlich jener Streit, der die gesamte medizinische Welt sichtbar in zwei Lager spaltet, in Arabisten und Galenisten bzw. Hippokratiker. Jeder Arzt läßt sich leicht einer dieser Gruppen zuordnen, je nachdem, auf welcher Seite er zur Ader läßt. Trotz langer Dauer der Auseinandersetzung zeichnet sich schon früh ein Sieg Brissots ab, weil "Hippocrates... plötzlich in die Mode gekommen war, denn man fürchtete sich, für einen Ignoranten zu gelten"[257]. Wir werden untersuchen, ob der Brissotsche Aderlaßstreit Auswirkungen auf die Blutegeltherapie hatte, ob sich Unterschiede finden zwischen denen, die die arabische Tradition verteidigen, und den Humanisten, die eine Rückkehr zur antiken Praxis fordern, bzw. den Renaissants, die "kritischen Respekt vor den Autoritäten" haben, die "unverrückbar von traditionellem Wissen ausgehen, es ergänzen und korrigieren"[258].

---

[256] Petrus Brissotus, Apologetica disceptatio, qua docetur, per quae loca sanguis mitti debeat in viscerum inflammationibus, presertim in pleuritide, Paris 1525.
[257] Finckenstein, Aderlassstreit, S. 433.
[258] Lichtenthaeler, Geschichte der Medizin, S. 406.

Luis Mercado

Einen guten Überblick über die Blutegeltherapie des 16. Jahrhunderts gewährt uns der Spanier Mercado[259], von dem eine der besten, umfassendsten Summen des Galenismus stammt, ohne daß arabistische Elemente zu vermissen wären.
Der Blutegel vermöge denganzen Körper zu entleeren wie der Aderlaß, ebenso diene er zur Revulsion aus tief und entfernt gelegenen Körperteilen. Besonders geeignet aber sei er zur Derivation und zur Entleerung aus dem erkrankten Teil selbst.[260] Mit diesen Feststellungen beginnt Mercado sein Kapitel über die Blutegeltherapie, und er ordnet sie ein in seine Systematisierung der galenistischen Medizin, gewährt ihr einen Rang von überragender Bedeutung, wenn er ihr eine dem Aderlaß gleichkommende Wirkung zuschreibt, sie oft für geeigneter hält als andere Entleerungsmittel. Heilen heißt: Fehlendes ergänzen und Überflüssiges entfernen. Der Überfluß wird unterteilt in einen solchen der Eigenschaften und in einen Überfluß von Säften. Beim letzteren kommt je nach der speziellen Art ganz allgemein oder unter bestimmten Voraussetzungen die Blutentziehung als therapeutisches Mittel in Frage, nimmt also eine zentrale Stellung innerhalb der Behandlungsmöglichkeiten ein. Bei der Fülle hält Mercado eine Unterscheidung quoad vasa und quoad vires nicht für so bedeutsam, wie Galen es tut. Eine plenitudo quoad vasa kann niemals so gefährlich sein, daß die Gefäße platzen können, ohne daß nicht vorher durch diese Fülle auch schon längst eine Beeinträchtigung

---

[259] Ludovicus Mercatus, Opera omnia, In Quatuor Tomos divisa..., Francofurti 1608.
[260] S. Merc.2,76 f.: Hirudinum quoque usus multiplex est in re practica, siquidem totum corpus inanire citra dubitationem valent, quemadmodum et vena scissa: sicut

der natürlichen Kräfte eintritt oder eine Säfteverderbnis. Sie geht also schnell in eine plenitudo quoad vires über. Ohnehin sind beide Arten der Fülle gleich zu behandeln. Wichtiger ist es zu wissen, ob eine einfache Fülle vorliegt (alle Säfte sind gleichermaßen vermehrt) oder Säfteverderbnis, cacochymia oder auch redundantia genannt (nur ein Saft außer dem Blut ist vermehrt. Die beiden letztgenannten Formen müssen deshalb auseinandergehalten werden, weil Blut als einziger Saft vermehrt sein kann, ohne daß notwendig eine Säfteverderbnis eintreten muß, eine Vermehrung anderer Säfte dagegen immer mit einer Säfteverderbnis einhergeht.

Die Blutentziehung entleert im allgemeinen ohne Unterschied, ändert also nichts am Mischungsverhältnis der Säfte. Als alleiniges Mittel reicht sie darum nur bei plenitudo simplex aus. In anderen Fällen muß sie mit anderen Ausleerungsverfahren kombiniert werden, mit Diät und Medikamenten, die die Zusammensetzung der Säfte verändern. Bei der plenitudo sanguinea überwiegt nämlich nach der Blutentziehung weiterhin das Blut die anderen Säfte, ebenso führt bei der cacochymia eine Blutentziehung zwar zur Besserung, weil durch Beseitigung der Fülle die Möglichkeit der Kochung unterstützt wird, aber sie führt an sich noch nicht zur Heilung. Dies gilt grundsätzlich auch für die Blutegel. Sie fördern nur die Kochung, erleichtern, unterstützen die heilende Natur,[261] auch wenn ihnen unabhängig von der Säftelehre zusätzliche Eigenschaften zugeschrieben werden,

---

revellere ab altis et distantissimis corporis partibus, et saepe efficacius quam quodvis aliud ex revulsoriis auxiliis: sed potissimum praestant derivationem, aut ab affecta parte vacuationem.

[261] S. Merc.2,77: Habent etiam maximam efficaciam... non solum in febribus ipsis diuturnis ad coctionem iuvandam, et sublevandam naturam...verum etiam in omnibus aliis, dum naturam cognoscimus opprimi, aut tardius vincere noxios humores.

die über eine bloße Blutentziehung hinausgehen (s.u.). Innerhalb der Ausleerungen ist die Blutentziehung den merklichen zuzuordnen (sensibilis evacuatio), im Gegensatz etwa zur Diät, die unmerklich (insensibilis) entleert, ferner ist sie eine gleichmäßige Ausleerung (aequalis evacuatio), während die Ausleerung durch Urin oder Stuhlgang nur einen Teil der Säfte mehr oder weniger selektiv entfernt (evacuatio inaequalis). Außerdem ist noch zu unterscheiden zwischen Entleerung aus dem ganzen Körper (universalis evacuatio) und aus einem Körperteil (particularis evacuatio). Bei der Blutentziehung bestehen beide Möglichkeiten. Vier Formen werden bei ihr differenziert, die alle mit dem Blutegel ausgeführt werden können:

1. Die einfache Entleerung (vacuatio simplex). Sie ist am Platze bei allgemeiner Fülle, z.B. bei Fiebern, ohne Rücksicht auf den erkrankten Teil oder die Art der Erkrankung. Sie soll die Natur entlasten und befähigen, selber mit dem Rest fertig zu werden, oder den Medikamenten den Weg bereiten. Diese Entleerung wird meist in der Ellenbeuge vorgenommen, weil hier die Venen der Leber und damit dem Ursprung aller Venen am nächsten sind. In der Regel greift man zur Venaesektion, bei Kindern aber - entgegen dem galenischen Verbot, vor dem 14. Lebensjahr zur Ader zu lassen, und in Übereinstimmung mit den arabistischen Ärzten - setzt man auch Blutegel an die großen Venen der Ellenbeuge, besonders, wenn die Kinder fett, die Kräfte gering und die Venen nicht gut sichtbar sind,[262] anstelle eines Aderlasses, in galenischer Manier auf der leidenden Seite.

---

[262] Nam in pueris praesertim pinguioribus, quibus vires debiles sunt et venae inconspicuae, hirudinibus utendum est in curvatura brachii. (S. Merc.3,197).
Zur Verwendung der Blutegel anstelle des Aderlasses bei Kindern und Greisen zur Umgehung des galenischen Verbotes siehe auch: Constantinus Lucas, In Avicennae caput de Phlebotomia expositio, Ticini 1584. 2, 26.

Ebenso setzt man in der Schwangerschaft bei akuten Erkrankungen Blutegel an den Arm, weil diese ohne Verwirrung des Blutes und des Körpers entleeren können, so daß weniger als beim Aderlaß die Gefahr einer Ohnmacht oder einer Fehlgeburt besteht.[263]

2. Die revulsorische Entleerung (revulsiva vacuatio = retractio = antispasis). Sie ist indiziert, wenn infolge eines Säfteflusses zu einem Teil hin für diesen eine Fülle zu erwarten ist, sie soll verhindern, daß sich der Säftestrom gedrängt in einen Teil ergießt. Für die Probleme, die sich aus der fehlenden Eindeutigkeit der antiken, insbesondere der galenischen Revulsionslehre ergeben, bietet Mercado folgende Lösung an, denn er ist der Meinung, bei Galen ließen sich keine wirklichen Widersprüche finden, man müsse ihn nur unter Berücksichtigung der täglichen Erfahrung richtig interpretieren; vor allem geht es um die Fragen, ob nur am weitesten entfernt gelegenen oder am entgegengesetzten Ort Blut entleert werden soll, und was es bedeutet, e directo zu entleeren und die communitas zu berücksichtigen:
Es gibt zwei Formen der Revulsion, die revulsio simplex und die revulsio localis. Bei der einfachen Revulsion wird zu den entferntesten oder entgegengesetzten Körperteilen abgeleitet, wenn Flüsse aus dem ganzen Körper zusammenströmen, wenn sie also nicht aus einer bestimmten Richtung kommen; haben die Flüsse aber einen ganz bestimmten Ursprung, wird die lokale Revulsion gebraucht, um die Flüsse zu ihrer Quelle zurückzuziehen, sie findet mehr in der weiteren Nachbarschaft des betroffenen Körperteiles statt. Einmal bezieht sich die Kontrarietät auf den leidenden Teil,

---

[263] S. Merc.4,7o3: Poteris quoque hirudinibus brachiis affixis uti: nam minori sanguinis et corporis turbatione ipsum educunt.

im anderen Falle auf die Richtung des Flusses. In diesem
zweiten Falle ist die lokale Revulsion von größerer Wirkung, da die Gegenseite zu weit entfernt ist, um dem leidenden Teil direkt helfen zu können, gut aber kann die entfernte Entleerung einem allgemeinen Fluß entgegengerichtet
sein. Der Grundsatz, daß man immer die rectitudo und die
communitas berücksichtigen soll, erscheint unvereinbar mit
der Forderung nach der Gegenseite oder der entgegengesetzten Richtung, da keine Verbindung der Venen mit der Gegenseite besteht. Darum kann man diese Regel nur auf einen
Teil der revulsiven Entleerungen anwenden. Mercado wendet
sich entschieden gegen die Auffassung Fernels[264], rectitudo beziehe sich auf die Richtung der Fasern in den Venen.
Richtig sei es, die rectitudo auf die Verbindung der Venen untereinander zu beziehen. Die Venen sind in ihrem gemeinsamen Stamm miteinander verbunden und an ihren Teilungsstellen, ferner bestehen noch in der Peripherie Verbindungen durch orificia. Alle Arten der Verbindungen sind
wesentlich stärker ausgeprägt zwischen den Venen einer
Körperseite; die orificia verbinden sogar ausschließlich
Venen jeweils einer Körperseite. Wird aus einer Vene Blut
entleert, so setzt sich der Zug kontinuierlich fort über
die Verbindungsstellen, zuerst zu den benachbarten Venen,
dann zu den Venen der ganzen Körperseite und schließlich
auch auf die andere Körperseite. Wenn eine akute Krankheit vorliegt, bei der eine rasche Wirkung erzielt werden
muß, ist aus diesem Grunde eine Blutentziehung auf derselben Seite nötig, z.B. bei der Pleuritis. Ist die Indikation aber nicht so dringlich, fließt der Saft aus dem ganzen
Körper zusammen oder ist besondere Vorsicht geboten, so

---

[264] Vgl. Joannes Fernelius, Therapeutices universalis, seu medendi rationis, libri septem. Lugduni Batavorum 1644. 2,5.

sollte auf der entgegengesetzten Seite Blut gelassen werden; der gewünschte Effekt tritt langsamer ein, aber sicherer. Wenn wiederholte Blutentziehungen erforderlich sind, etwa bei geringen Kräften, wählt man kleine Venen, weil dadurch weniger spiritus gelöst wird.
Durch diese Interpretation der Revulsionslehre gelingt Mercado gewissermaßen ein Kompromiß zwischen der Praxis der Arabisten und Galenisten, wenn auch ganz die Autorität Galens in den Vordergrund gestellt wird. Blutegel verwendet Mercado revulsiv besonders an den Waden bei Flüssen, die auf Kopf und Eingeweide gerichtet sind.[265]

3. Die derivatorische Entleerung (derivatoria vacuatio) und 4. die lokale Entleerung (vacuatio a parte).
Bei Flüssen, die noch in Bewegung sind, ist die Revulsion anzuwenden, solange sie stark sind. Wenn sie aber bereits schwach geworden, zum Stillstand gekommen oder längerdauernd sind, ist die Derivation angezeigt. Die schädlichen Säfte sind bereits weitgehend an einem Orte versammelt und nicht mehr aus der Ferne beeinflußbar, sondern nur noch aus unmittelbarer Nähe.[266] Bei der Derivation spielt also die Richtung des Flusses keine Rolle mehr, sondern nur noch der erkrankte Teil. Ebenso wie bei der Derivation wird bei der vacuatio a parte versucht, zum Stillstand gekommene Flüsse zu beseitigen. Während im ersten Fall die Flüsse sich noch in den Venen des erkrankten Teiles aufhalten, haben sie im anderen bereits die Venen verlassen und sich in der Substanz dieses Teiles festgesetzt. Diese Säfte sind darum nur noch direkt aus dem leidenden Teil

---

[265] S. Merc. 2, 77: aliquando suris affixae idem moliuntur opus: ex eisdem etiam partibus revulsionem praestant humorum, qui ad caput, cor, et alia viscera confluunt.
[266] Wird die Blutentziehung nur ein wenig weiter entfernt vorgenommen, so ist schon nicht mehr von Derivation, sondern von Revulsion zu reden.

entleerbar. Der lokalen Entleerung muß Revulsion oder
Derivation vorausgehen; sie entleert danach, was in einem
Teil noch hängengeblieben ist. Unmöglich ist es, alle drei
Indikationen in einer Blutentziehung zu vereinigen, auch
wenn es wünschenswert wäre.[267]
Derivatorisch ist die Wirkung der Blutegel z.B., wenn sie
bei Kopf- und Augenerkrankungen, etwa bei Kopfschmerzen
infolge Blutfülle, Schwindel oder Sehstörungen in die Nase, an Nasenspitze, Augenwinkel, Stirn und Hinterkopf, hinter die Ohren oder an die Venen des Schädels gesetzt werden,[268] bei Hämoptysis an den Brustkorb, insbesondere,
wenn geschwächte Kräfte nicht mehr eine revulsorische Blutentziehung durch Schröpfen an den Beinen erlauben.[269]
Überhaupt tritt ihre Eignung, andere Blutentziehungsverfahren zu ersetzen, ihre Überlegenheit besonders deutlich
zu Tage bei chronischen Erkrankungen und wenn andere Maßnahmen wegen Kräftemangel fragwürdig geworden sind.[270]
Bei Lethargus an die Nase gesetzt, an die Schnittstelle
der eigentlich üblichen Venaesektion, wenn das Blut nicht
richtig fließt, ersetzt der Blutegel den derivatorischen
Aderlaß ebenso wie an der Handwurzel einen eventuell notwendigen revulsorischen.[271] Auch bei Apoplexie werden sie
zur Derivation in die Nähe der Jugularvenen gesetzt oder

---

[267] Anders Arnald von Villanova. Vgl.o. S. 136.
[268] S. Merc. 2,77; 3, 8. 18. 126.
[269] S. Merc. 3, 184.
[270] S. Merc. 2, 77: Habet adhuc hirudinum usus maiorem efficaciam in diuturnis capitis doloribus, et aliis inveteratis et egregie curabilibus affectibus... Quod quidem praesidium non solum in validis corporibus, sed in debilibus ac exsolutis tutissimum est.
Vgl. auch Merc. 2, 224.
[271] S. Merc. 3, 48: ac si probe non fluxerit hirudinem scissioni adhibebis, quae suctu sabguinem demat.

unter das Kinn, aber auch zu wiederholten Malen an Nacken, Schultern und Arme, wenn der Körper fett ist und die Venen nicht sichtbar sind.[272] Und ein hervorragendes, schnell wirkendes Hilfsmittel sind die Blutegel auch bei Hautkrankheiten, wo sie unmittelbar aus dem erkrankten Teil entleeren können.[273] Hiermit wird auch der arabischen Methode Rechnung getragen.

Nicht mehr eine von vielen Indikationen, sondern die bei weitem wichtigste Verwendungsmöglichkeit der Blutegel ist bei Mercado das Ansetzen an die Hämorrhoiden, das hier öfter geschieht als an allen anderen Stellen zusammen. Der Grund liegt in der äußerst vielfältigen Wirkungsmöglichkeit, die von dieser Stelle aus gegeben ist. Hier kann man den ganzen Körper entleeren, man kann revulsorisch den oben gelegenen Körperteilen zu Hilfe kommen und derivatorisch in die Nachbarschaft der Hämorrhoiden wirken, auf Leber, Milz, Uterus usw., und der besondere Vorteil dieses Ortes ist, daß hier speziell das faekulente, dicke, melancholische Blut entfernt werden kann. Revulsion wird durch das Eröffnen der Hämorrhoiden bewirkt bei Lethargus (Merc. 3,48), Pneumonie (Merc.3,2o4), Manie (Merc.3,112), Ohrenschmerzen (Merc.3,144) oder wenn bei Kopferkrankungen Hitze im Kopf herrscht (Merc.3,2o). Die Wirkung ist besonders gut, wenn die Erkrankung auf unterdrückte Hämorrhoiden zurückgeht oder wenn aus anderen Gründen ein Überfluß von dickem Blut besteht. Aber eben nicht nur zur Entfernung solcher (kalten) Säfte ist der Blutegel tauglich, er kann

---

[272] S. Merc. 3, 54: si corpus obesam fuerit...hyrudines appones, idque maxime si venae conspicuae non sint: idque iterato facies.
[273] S. Merc. 2, 77: Praestantque ultimo hae suam gratiam in cutis foeditatibus, ut quod in parte continetur, sugendo evacuent.

auch eine Abkühlung des Kopfes wie des ganzen Körpers erreichen. Auch bei essentieller Epilepsie (Merc.3,85) und Melancholie (Merc.3,96) werden Blutegel an die Hämorrhoiden gesetzt, aber nicht nur an die Hämorrhoiden, sondern bei Melancholie auch an Stirn und Nase, und bei beiden Erkrankungen an die Varizen, denen eine ähnliche Wirkung und Ursache zukommt wie den Hämorrhoiden.[274] Schönstes Beispiel für die vielseitige Verwendbarkeit der Blutegel ist ihr Gebrauch bei Phrenitis.[275] Hier treffen alle Formen der Blutentziehung zusammen. Der Blutegel wird an die Hämorrhoiden gesetzt. Damit wird die allgemeine Fülle beseitigt, die im ganzen Körper durch die Unterdrückung von Ausscheidungen entstanden ist, und es wird revulsorisch vom Kopf abgeleitet. Durch das Ansetzen von Blutegeln an die Nase und hinter die Ohren wird zusätzlich deriviert und es wird versucht, direkt aus dem Gehirn Blut hervorzulocken. Dem Blutegel kommt also universelle Verwendbarkeit zu, er kann jede Blutentziehungsfunktion erfüllen, es kommt nur auf den Applikationsort an. Wie schon angedeutet, kann er an den Hämorrhoiden nicht nur allgemein entleerend und revulsorisch wirken, sondern auch derivatorisch,[276]

---

[274] S. Merc. 3, 96: Quod si laborans crurum venas habeat latas, maxime si varicibus similes sint, hirudines ipsis affiges...sic haemorrhoides protinus a sanguinis detractione evocabis, et sanguinem ab ipsis aut varicibus per hirudines fundes.

[275] S. Merc. 3, 34.: Quod sane praeceptum subaudiendum est, cum etiam haemorrhoides suppressae fuerint, aut evanuerint varices: quas si sanguine misso ex talo non revocaveris, teneris iterum eas excitare sanguine per hirudines extracto...mox ad eam, quae ex cerebro sanguinem alliciat, deveniendum est, sic ex venis nasi, maxime infernis, per hirudines aut quovis alio instrumento, bis et ter sanguinem demes... Quo facto, et interim, dum per cucurbitas, aut quovis alio modo humorem divertis, aut derivare studes, hirudinibus post aures affixis.

was sich aus den anatomischen Verhältnissen erklärt. Die Hämorrhoiden stehen mit dem Ramus splenicus und in der Hauptsache mit den Mesenterialvenen in Verbindung, die die inneren Hämorrhoiden bilden. Außerdem empfangen sie Blut aus der Vena cava, aus absteigenden Ästen, die außen am After münden. Durch die Hämorrhoiden stößt die Natur aus, was zuviel ist, insbesondere dickes, melancholisches Blut. Die Art der Ausscheidungen prägt die Form der Hämorrhoiden; haemorrhoides verrucales oder morales deuten beispielsweise auf melancholisches Blut hin. Darüberhinaus muß zwischen blinden und fließenden Hämorrhoiden unterschieden werden. Sind die Säfte zu dick oder sind die Hämorrhoiden unfähig, den Saft zu beseitigen, wegen mangelhafter Ausstoßungskraft, zu starker Zurückhaltungskraft oder Verengung, Härte oder Dichte der Poren der Haut, die sie bedeckt, schwellen sie an, und es besteht die Gefahr, daß Krankheiten durch die Unterdrückung des Flusses entstehen oder begünstigt werden. Blinde Hämorrhoiden müssen darum eröffnet werden. Am besten und häufigsten geschieht das mit Blutegeln. Zu den Krankheiten, die so bekämpft werden können, gehören z.B. Leberzirrhose (Merc.3,332), Milzentzündung (Merc.3,348) und Ikterus aus Verstopfung der Leber (Merc3,355). Die Blutegel können prophylaktisch wirken, indem sie den gewohnten Hämorrhoidalfluß aufrechterhalten, und sie können bei eingetretener Krankheit für Besserung oder Stillstand des Krankheitsprozesses sorgen. Wenn die Hämorrhoiden geschwollen sind, sollte ihrer Er-

---

[276] S. Merc. 2, 77: Dum vero venis ipsis, aut osculis earum ut haemorrhoidibus adhaerent, totius plenitudinem, praesertim melancholicam, omnibus aliis auxiliis praestantius deponunt... etiam revulsionem praestant... Derivant quoque ex eisdem locis, praesertim haemorrhoidibus haerentes, et a mesaereo, ab splene et iecore.

öffnung der Versuch vorausgehen, sie durch Beseitigung der
Fülle durch allgemeine Blutentziehung zu vermindern (Merc.
3,319-322). Die topographische Beziehung legt es nahe,
auch bei Erkrankungen des Uterus Blutegel an die Hämorrhoiden zu setzen.[277] Uneingeschränkt wird diese Therapie
empfohlen bei Uterusschmerzen aus dickem, klumpigem Blut -
hier werden Blutegel außerdem noch an Oberschenkel und
Inguinalgegend gesetzt (Merc.4,498) - und bei szirrhösen
Uterustumoren, die ebenfalls melancholische Ursache haben
(Merc.4,612), und auch bei Gebärmutterkrebs gilt der Blutegel als schnell wirkendes Hilfsmittel (Merc.4,615). Zurückhaltung ist aber geboten bei unterdrückter Menstruation. Nur wenn diese bewirkt wird durch Überfluß an melancholischem, dickem Blut, ist der Blutegel indiziert, weil
dieser Saft an keiner Stelle so gut entleert werden kann.[278]
Grundsätzlich wird jedoch nicht die Eröffnung der Hämorrhoiden gebraucht zur Provokation der Menstruation. Wenn irgendeine andere Ursache als zu dickes Blut besteht oder
wenn sie auf eine andere Weise provozierbar ist, so soll
man dies zuerst versuchen. Und nur wenn alle anderen Mittel versagen, kann man die Blutegel als letzte Möglichkeit an die Hämorrhoiden setzen.[279] Dann muß auch noch

---

[277] S. Merc. 4, 612: nam praeterquam quod hirudines per has
sanguinem foeculentum evacuant, a parte quoque affecta,
saltum a venis utero proximis plurimum derivare natae
sunt.

[278] Ego tamen circa hoc praesidium magni feci semper in
mensium suppressione ex hac caussa concitata, per hirudines ab haemorrhoidibus sanguinem extrahere: nam in
his venis melancholicum sanguinem redundare magis, quam
in reliquo corpore compertum est (Merc.4,492).

[279] S. Merc. 4, 486: At in ea mensium suppressione, quae
curari potest, nefas est, haemorrhoides hirudinibus
evocare.
Zur Verwendung des Blutegels in der Gynäkologie siehe
vor allem: Rodericus a Castro, De universa mulierum medicina. Pars secunda, sive Praxis. Hamburgi 1603. Ca-

die lokale Entleerung aus den Hämorrhoiden genannt werden, mit der man deren Schwellungen und Schmerzen lindert,[280] und schließlich als Beispiel für die allgemeine Entleerung die Verwendung der Blutegel bei Arthritiden (Merc. 3,438) und bei bösartigen, fauligen und pestilentialischen Fiebern, wobei natürlich auch die Ableitung aus den Eingeweiden eine Rolle spielt. Und eine wichtige Besonderheit kommt hier noch dazu: Die Blutegel vermögen der volksmedizinischen Überzeugung entsprechend das Gift, welches die Krankheit verursachen soll, heranzulocken und herauszusaugen.[281]

---

stro verwendet ähnlich wie Mercado die Blutegel bei unterdrückter Menstruation, normalerweise zwei oder drei Tage vor dem erwarteten Beginn der Blutung an Waden und Füßen, vor allem, wenn keine Venen zu finden sind. Wenn die schwarze Galle aber die Ursache ist, werden sie an die Hämorrhoiden gesetzt, weil von hier aus schnell das melancholische Blut aus dem Uterus entleert werden kann (1,4). Ebenfalls wird bei heftigen Menstruationsbeschwerden, wenn das Blut faekulent, dick und klumpig ist, von hier aus mit Blutegeln deriviert (1,7). Blutegel provozieren auch die Menses bei der Melancholie der Jungfrauen und Witwen (2,3) und bei Pulsationen in den Rückenarterien (2,4). Weitere gynäkologische Indikationen sind die uterusbedingte Epilepsie – hier werden die Blutegel bei längerer Dauer des Anfalls ins Gesicht gesetzt (2,2) – und allgemein akute Erkrankungen während der Schwangerschaft, wo die Blutegel als das weniger heftige Mittel den Aderlaß an den Armen ersetzen, das Fieber mildern (3,21). Erwähnenswert ist schließlich noch die Verwendung von Blutegeln gegen die Liebeskrankheit, febris alba oder virgineus morbus (2,5).

[280] S. Merc.2,77: Manifesta etiam utilitate prosunt iis, qui patiuntur haemorrhoidarum tumores, aut dolores.
[281] S. Merc.2,477: Et virus etiam ipsius mali hirudinum suctu ocyssime ad eam partem allicitur, et ob id earum usum summopere in hac febre laudo.

Fernel, Joubert, Houllier

In der führenden galenistischen Summe, der Universa Medicina Jean Fernels, wird die Blutegeltherapie wesentlich zurückhaltender beurteilt.[282] Starke arabistische Einflüsse machen sich bemerkbar. Namentlich werden nur Hautkrankheiten aufgeführt, Skabies, Vitiligo, Impetigo, Pannus, Röte von Gesicht und Nase und Lepraknoten, die typisch arabischen Indikationen. Der Blutegel wirkt schwächer als der Schröpfkopf, er kann normalerweise nichts aus der Tiefe und Entfernung heranziehen, ist nur zur partikulären, oberflächlichen Entleerung brauchbar. Über diesen engsten Rahmen der arabischen Methode geht Fernel nur mit der Applikation an die Hämorrhoiden hinaus, und bei Kindern verwendet er den Blutegel anstelle des Aderlasses in der Ellen-

---

[282] Vgl. Fernel, Therapeutices universalis 2,19:De particulari sanguinis vacuatione. Quum sanguis aliqua in parte ita inhaesit ut nec secta vena, nec medicatione revelli possit, ab ea potissimum parte quae offenditur educendus est remediis quae ei ipsi parti liberandae insideant. Eiusmodi sunt hirudo, scarificatio et cucurbita, quae a parte iam laesa sanguinem manifeste exhauriunt. Hirudo morsu trifidum vulnus infligit, quod non cutem modo, verum altius quoque, si ea tenella ut pueris et infantibus est, penetrat. Exhausta porro exinanitaque et accurate praeparata avidius tutiusque sugit, fereque continenter dum copia turgescat saturaque procidat. Plerumque etiam sublata ea sanguis confertim profluit, si praesertim in prominentem venam erat infixa: et tum pro scalpello et phlebotomia est. Ita quidem ex haemorrhoide tam copiosum interdum sanguinem evocat, ut emplasticis adstringentibusque medicamentis sit opus, et puerorum cubito infixa phlebotomiam exaequet. Quaecunque sic e vena cava haurit, pro universali vacuatione habenda est. Quae vero duriusculae cuti, aut ei parti cui nulla sit amplior vena subjecta adhaerescit, quam solum partem attigerit, evacuat: aut certe minimum e vicinis, nihil vero prorsus ex alto, aut ex distantiore loco prolicit. Quocirca iis duntaxat partium vitiis exugendis adhibetur, quae summa sunt cute, ut scabiei, vitiligini, impetigini, pano, nasi facieique rubori et elephanticorum tuberculis.

beuge, denn die Haut ist bei Kindern zart, die Blutegelwunde kann tiefer reichen als nur bis in die obersten Hautschichten, es können größere Venen eröffnet werden. Eine so weitgehende Synthese zwischen arabischer und europäischer Methode, wie wir sie bei Mercado finden, gelingt Fernel also nicht. Es spielt sicher eine Rolle, daß in Frankreich, in Paris und Montpellier, der Arabismus stärker verwurzelt ist - Brissot weicht ja seinen Gegnern nach Süden aus - aber man sollte doch wohl die Macht des Arabismus nicht überschätzen.

Joubert[283] etwa verwendet in Montpellier die Blutegel in anderer Weise, wenn auch insgesamt nur selten. Hautkrankheiten werden nicht als Indikationen genannt. Wenn Alter oder Eigensinn des Kranken andere Entleerungsverfahren verbieten, können Blutegel zur Beseitigung einer Plethora etwa bei Synocha (Joub.63), Kopfschmerzen (Joub. 123) oder Angina (Joub. 180) dienen. Blutegel ersetzen an allen Stellen im Gesicht, an Nase, Ohren, Kinn, Hals und Zunge die Skarifikation, an Schultern und Gesäß aber auch den Aderlaß, denn sie haben die gleiche Fähigkeit zur Entleerung, und nicht zuletzt können sie natürlich auch an die Hämorrhoiden gesetzt werden.

Zahlreicher sind die Indikationen, die Jouberts Lehrer Houllier[284] aufführt. Bei Kopfschmerz läßt er Blutegel an die Nasenspitze und in die Nase, hinter die Ohren und an die Venen des Schädels setzen (Houll.4 u. 16), bei Phrenitis an Stirn, Schläfen, Nase und Schädel (Houll. 47), bei Apoplexie an den ganzen Körper, wenn der Körper fett,

---

[283] Laurentius Ioubertus, Medicinae Practicae priores Libri tres. Ed.tertia...Lugduni 1577.
[284] Iacobus Hollerius, De morbis internis libri II: Illustrati doctissimis eiusdem auctoris scholiis et observationibus non antea excusus...Francofurdi 1589.

weich und schwach ist und einen Aderlaß nicht verträgt, vor allem unter das Kinn in die Nähe der Jugularvenen und ans Hypochondrium anstelle der Schröpfköpfe (Houll.59 u. 66), bei Epilepsie an die Stirn und auch um den ganzen Kopf herum (Houll. 125), bei Katarakt an die Schläfen (Houll. 2oo), bei Hämoptysis an den Brustkorb (Houll.272), ferner bei Melancholie (Houll. 146), Ophthalmie (Houll. 167 f.), Hämorrhagien (Houll. 2o5), Angina (Houll. 218) und an die Hämorrhoiden (Houll. 579), aber auch Hautkrankheiten sind Indikationen, Ulcerationen, Pusteln und Gesichtsröte verlangen das Ansetzen von Blutegeln an Nasenspitze, Lippen und Kinn (Houll. 66o), bei exanthematischen Erkrankungen werden sie an Rücken, Schultern und Nase appliziert (Houll. 828) und Bubonen können mit ihnen behandelt werden (Houll. 861). Es finden sich also galenistische und arabistische Methode vereint wie bei Mercado. Im Vergleich zu Mercado läßt Houllier jedoch die Begeisterung für diese Therapie vermissen und die ausgefeilte Systematik. Die Blutegel haben in Frankreich noch keine so herausragende Bedeutung wie in Spanien oder gar Italien, die Blutegeltherapie bleibt vorläufig eher die Ausnahme. Bei der Lektüre aller drei Autoren drängt sich immer wieder der Eindruck auf, die Blutegel würden nur der Vollständigkeit halber erwähnt.

Foreest, Krafftheim

Eine ähnlich distanzierte Haltung wie in Frankreich begegnet uns auch in Deutschland und den Niederlanden. Doch liegen hier die Verhältnisse insofern etwas anders, als die Blutegeltherapie frühestens in der zweiten Hälfte des 16. Jahrhunderts überhaupt erst allgemein bekannt wird. Im Mittelalter sind Informationen äußerst spärlich, Hildegard von Bingen z.B. erwähnt den Blutegel weder in ihrer "Naturkunde"[285] noch in der "Heilkunde"[286], und im 16.Jh. berichten etwa Ryff[287] und Dryander[288] ausführlich über Aderlaß, Schröpfen und Skarifikation, schenken jedoch dem Blutegel keinerlei Beachtung. Noch 1585 teilt Wittich in seiner Übersetzung des Rantzovius[289] in der Einleitung zum "capittel von den Wassereglen, so blut außziehen" über diese Therapieform mit: "Der dritte weg, damit das überflüssige blut aus dem leib gezogen wirdt, ge-

---

[285] Hildegard von Bingen, Naturkunde. Das Buch von dem inneren Wesen der verschiedenen Naturen in der Schöpfung. Übers. u. erl. v. Peter Riethe. Salzburg 1959.

[286] Hildegard von Bingen, Heilkunde. Das Buch von dem Grund und Wesen und der Heilung der Krankheiten. Übers. u. erl. v. Heinrich Schipperges. Salzburg 1957.

[287] Gwaltherus H. Ryff, Die groß Chirurgei, oder volkommene Wundtartzenei. Chirurgischen Handtwirckung eigentlicher Bericht, und Inhalt alles so der Wundartznei angehörig. Franckfurt 1545.

[288] Ioan. Dryander, Der gantzen Artzenei gemeyner Inhalt, Wes einem Artzt, bede in der Theoric und Practic zusteht... Franckfurt am Meyn 1545.

[289] Henricus Rantzovius, De conservanda valetudine. Das ist: Von erhaltung menschlicher gesundheit: Ein sehr nützliches Handbuch, allen menschen hohes und niedriges standes, auch den wanders und kriegßleuten gantz dienstlichen. Vor dieser zeit von...Heinrich Rantzoven, in Latein gebracht. Jetzt aber gantz trewlich verdeutschet und mit vielen herrlichen Experimentlein...vermehret... Durch...Iohannem Vvittichium Vinariensem. Leipzig 1585. S. 1o4.

schicht durch das wunderbare und aller blutgirigst wasser würmlein, welches die fleissige erfahrung der alten, auch dem menschen zu gut erfunden hat, und können an stat der laßköpff gebraucht werden. Und ist bey den alten, das Melancholische schwartze geblüt damit außzuziehen und zu mindern, fürnemlich im gebrauch gewesen, aber numehr ist solche gewonheit gefallen, unnd nicht mehr breuchlichen." Und so bekommt dann die anschließende Mitteilung des Rantzovius den Charakter einer Kuriosität: Eine Tante, Äbtissin im Kloster Itzenhofen, habe sich jedes Jahr bis ins hohe Alter hinein Blutegel anstelle der Schröpfköpfe angesetzt, zwischen Pfingsten und Johannis, zuweilen auch um Bartholomaei herum, an Füße, Arme und Schulterblätter, um Blut aus dem Kopf zu ziehen. Auch Pansa kann 1615 noch nicht von einer allgemeinen Verbreitung der Blutegeltherapie berichten: "Heutiges tages aber ob sie zwar nicht also, wie vorzeiten, gebräuchlich sind, sonderlich in Deutschland, so habe ich doch vor gut angesehen, hiervon zu mehrer vollkommenheit dieser Tractetlein den Leser zu unterrichten: Denn sie vielleicht, wo nicht in diesem oder jenem, doch an einem andern ort, im gebrauch seyn mögen."[290] Gebräuchlichstes Blutentziehungsverfahren bleibt in Deutschland lange Zeit das Schröpfen.[291]

---

[290] Martin Pansa, Consilium Phlebotomicum, Das ist, Ein gantz newes, ausführliches und wolgegründetes Aderlaßbüchlein, darinnen angezeiget wird, was vom Aderlassen und Schrepffen eigentlich zuhalten: Deßgleichen wenn, wie und an welchen orten des Leibes...Leipzig 1615. S. 290.
Auch bei Schwenckfeld heißt es: Raro his nostrates Medici utuntur. (Casp. Schwenckfeld, Theriotropheum Silesiae, In quo animalium, hoc est, quadrupedum, reptilium, avium, piscium, insectorum natura, vis et usus sex libris perstringuntur, Lignicii 1603, S. 538).
In ihren weiteren Ausführungen halten sich Rantzovius, Pansa und Schwenckfeld im wesentlichen an arabische

Zu den ersten, die die Blutegeltherapie in ihre eigene
Praxis miteinbeziehen, gehört Peter Foreest, ein hollän-
discher Arzt, der hauptsächlich in Italien studiert hatte
bei Benedictus, aber auch in Paris und Löwen. Aus Italien
brachte er auch wohl Anregungen zur Blutegeltherapie mit
zurück. Sein umfangreiches Werk[292], dessen Ziel nicht eine systematische, theoretische Gesamtdarstellung der Medizin ist und das demzufolge auch eine Systematik der
Blutentziehungen vermissen läßt, besteht aus der Beschreibung zahlreicher in der Praxis beobachteter Fälle, nicht
seltener und kurioser, sondern alltäglich vorkommender.
Diese Fälle werden ausführlich vorgetragen mit genauen Angaben zu Symptomatik, Diagnose, Therapie und Krankheitsverlauf und anschließend kommentiert, wobei Foreests eigene Meinung zurücktritt. Es werden Autoritäten zur Erklärung herangezogen. Meist werden deren widersprüchliche
Meinungen nur referiert, ohne daß Foreest klar Stellung
bezieht. Er läßt arabistische und galenistische Lehren nebeneinander gelten, kritisiert auch gelegentlich einmal
Avicenna oder Galen, wenn auch Kritik selten ist. Er folgt
z.B. Avicenna in der Beschreibung der Schröpfköpfe. Diese
sollen oberflächlich wirken und feines Blut herausziehen,
wodurch sie sich besonders für Hautkrankheiten eigneten.
Dasselbe gelte für Blutegel, nur sei ihre Wirkung etwas

Quellen. Arabistisch geprägt sind z.B. auch die Äußerungen Winther von Andernachs zur Blutegeltherapie.
Vgl. Ioannes Guintherius Andernacus, De medicina veteri et nova tum cognoscenda, tum faciunda Commentarii
duo. Basileae 1571. S. 96-98.

[291] Vgl. auch Thaddaeus Dunus, De curandi ratione per venae sectionem liber quartus. Tiguri 1579. S. 7.

[292] Petrus Forestus, Observationum et curationum medicinalium libri XXXII, Lugduni Batavorum 1590-1606.

tieferreichend (For.Obs.32,71). Diesen Äußerungen widerspricht jedoch die von Foreest geübte Praxis gänzlich. Wie andere Praktiker seiner Zeit lehnt er bei Pleuritis den Aderlaß auf der entgegengesetzten Seite entschieden ab (For.Obs.16,188), folgt aber der arabistischen Auffassung, daß man auch bei Kindern zur Ader lassen dürfe, gegen das Dogma des Galen und der Griechen, wie er ausdrücklich betont (For.Obs.16,195). Da man beobachten könne, daß oft Säuglinge ohne Schaden Nasenbluten ertragen, dürfe man z.B. bei der Synocha zu recht auch kräftige Kinder venaesezieren oder ihnen wenigstens Blutegel ansetzen.[293]

Es fällt auf, daß Foreest gegen seine sonstige Gewohnheit nur selten die großen Autoritäten bemüht, um seine Äußerungen zur Blutegeltherapie zu belegen. Dafür redet er ganz unpersönlich immer wieder von "anderen" Ärzten.[294] Der Grund ist darin zu suchen, daß sein Lehrer Benedictus wohl seine wichtigste Quelle auch für Fragen der Blutegeltherapie ist. Auch Alessandro Benedetti berichtet von eigenen Beobachtungen, aber der größte Teil seines Werkes[295]

---

[293] S. Forestus, Obs.1,1o1: Quinimo saepe lactentes infantes videmus, quibus sanguis e naribus absque noxa ulla effluit, ut iure etiam in pueris validioribus aut tali febre laborantibus venam pertundere aut saltem hirudinem apponere imperemus.

[294] Z.B.: quidam...ad aures hirudines apponunt (For.Obs. 9,37); alii et hirudines applicant circa aures (For. Obs.1o,349); alii et hirudines applicant (For.Obs.11, 22); ...vel hirudines apponunt...ut Neapoli facere consueverunt (For.Obs.14,453); quidam sanguisugis utuntur (For.Obs.16,195); aliqui...et sanguisugas affigunt (For. Obs.16,86); quidam sanguisugas haemorrhoidibus apponunt (For.Obs.32,68).

[295] Alexander Benedictus, De omnium a vertice ad plantam morborum signis, causis, differentiis, indicationibus et remediis tam simplicibus quam compositis lib.XXX. De medici et aegri officio aphorismorum lib.I. De pestilente causis, praeservatione et auxiliorum materia lib.I. ... Basileae 1549.

ist kompiliert aus klassischen Autoritäten, vor allem aus
Galen, Oreibasios, Paulos, Aetius, Alexander und Celsus.
Und diese Autoren kennen noch nicht alle die Indikationen,
bei denen Blutegel im 15. und 16. Jh. in Italien allgemein zu Gebote stehen. Darum heißt es auch schon bei Benedetti immer wieder: Die einen behandeln die Krankheit
auf diese Weise, andere auf jene, und andere schließlich
empfehlen Blutegel.[296]

Wie Mercado verwendet auch Foreest Blutegel für alle
Formen der Blutentziehung, und auch das Spektrum der Einzelindikationen ist ähnlich. Blutegel dienen zur allgemeinen Entleerung, z.B. bei Apoplexie. Man setzt sie zu diesem Zwecke nicht nur an große Venen. Wenn eine Venaesektion wegen Schwäche kontraindiziert oder keine Vene zu
finden ist, kann man entweder Schröpfköpfe benutzen oder
aber - falls eine ausreichende Zahl von Blutegeln vorhanden ist - diese über den ganzen Körper verteilen und so
die Blutfülle mindern. Die Blutegel vermögen so dasselbe
zu bewirken wie die Schröpfköpfe.[297]

---

[296] Vgl.z.B. A.B.6,5: (Zahnschmerzen) Alii...alii...alii
sanguisugas gingivas collocant; A.B.1,18 (Schwindel):
alii post aures sanguisugas exhauriendum sanguinem
collocari docuere; A.B.7,19 (Angina): alii sanguisugas
impactas laudavere; A.B.15,12 (Leberabszeß): quidam
sanguisugas natibus admovent; A.B.21,11 (blinde Hämorrhoiden): alii sanguisugas imponere malunt.
An weiteren Indikationen sind u.a. zu nennen: Phrenitis
(A.B.1,2o), Wahnsinn (A.B.1,29), Amaurosis und Amblyopie (A.B.2,28), Leberentzündung (A.B.14,14), Satyriasis (A.B.24,2o) und pestilentialische Fieber (A.B.
pest.9).

[297] S. Forestus, Obs.1o,568 f.: Si phlebotomia non convenit, cucurbitulae cum scarificatione affigantur...sanguisugae quoq. in debilioribus vicem sanguinis supplent
et idem praestant quod cucurbitulae... ita ut medicus
volens sibi sanguinem detrahere, nullam venam apparentem invenire potuerit, habens autem copiam sanguisugarum penes se, eas quasi per totum corpus apponit, et
detracta sanguinis copia apoplecticus curatus fuit.

Blutegel werden auch zur Revulsion, Derivation und lokalen Blutentziehung gebraucht, allerdings werden diese Formen nicht eindeutig unterschieden. Soweit Foreest die Blutegel bei Erysipel im Gesicht zur Revulsion an die Hämorrhoiden setzt, mag er sich noch in Übereinstimmung mit der Revulsionstheorie befinden, wenn er sie aber auch an die Stirn und um die Ohren setzt, ebenso zum Zwecke der Entleerung wie der Revulsion, dann erscheint es fraglich, ob er sich über die Bedeutung des Begriffes im klaren ist.[298] Es scheint vielmehr so, daß er rein empirisch die Blutegel empfiehlt oder eben nur kompiliert und sich bei diesem "unedlen" Hilfsmittel nicht allzuviel Gedanken macht über die theoretischen Grundlagen.[299]
In diesem Zusammenhang muß darauf hingewiesen werden, daß Foreest den Blutentziehungen keinen so hohen Stellenwert beimißt wie etwa Mercado. Drei Instrumente der Heilung gebe es, so sagt er, der antiken Tradition folgend, das edelste sei die victus ratio, dann folge die medikamentöse Behandlung und zuletzt die handwerklichen Mittel, die Chirurgie. Blutentziehungen werden von Foreest wohl irgendwo zwischen der zweiten und dritten Gruppe einordnet. Die Angaben sind widersprüchlich. In Obs.9,35-37 heißt es, die Blutentziehungen gehörten neben anderen Maßnahmen noch zur zweiten Gruppe, in Obs.1o,135 rechnet Foreest sie der Chirurgie zu.

---

[298] S. Forestus, Obs. 9,92: Sanguisugae vero, revulsionis gratia aliquando venis haemorrhoidalibus apponuntur, vel venis frontalibus aut circa aures tam ratione evacuationis quam revulsionis.

[299] Für die empirische Verwendung spricht auch ihre Zuordnung zu den remedia universalia des Kopfschmerzes (For. Obs.9,87). Im Gegensatz zu vielen anderen Mittel wird ihre Wirkung nicht begründet, es reicht, daß Houllier sie empfiehlt.

Es fällt auf, daß die Begriffe Revulsion und Derivation nur selten auftauchen, in Verbindung mit der Blutegeltherapie fast gar nicht. Wenn wir trotzdem die Begriffe hier verwenden, heißt das, daß wir nur versuchen können, sie sinngemäß auf die Praxis des Foreest zu übertragen. Bei Migräne mit Ophthalmie, wenn der Fluß vorüber ist, werden Blutegel in die Nase gesetzt, wohl zur lokalen Entleerung oder anstelle der derivativen Venaesektion hinter die Ohren, oder revulsiv an die Hämorrhoiden.[300] Diese grundsätzliche Austauschbarkeit von Ohr, Nase und After als Orte für die Blutentziehung im selben Stadium einer Krankheit zeigt besonders deutlich, daß weder Foreest noch sein Vorbild Benedetti in der Praxis konsequent einer medizinischen Theorie folgen. Angesichts der mangelnden Eigenständigkeit ist es unwahrscheinlich, daß Foreest sich bewußt von den herkömmlichen Begriffen löst und lokale Entleerung, Derivation und Revulsion gleichsetzt. Empirie ist die Grundlage seiner Tätigkeit. Die Anwendung der Blutegel bei Ulcera der Nase und Ozaena könnte zunächst den Eindruck erwecken, Foreest sei sich doch im klaren über Revulsion und Derivation, denn er schreibt, man müsse den Fluß hindern, zuerst durch Abwendung zur Gegenseite und Entleerung, dann durch Derivation in der Nähe. Die gemeinsame Bezeichnung aversio aber für die Applikation der Blutegel hinter die Ohren und an das Gesäß zerstört diesen Eindruck wieder.[301]

---

[300] S. Forestus, Obs.9,311: Vide Benedictum Faventinum... qui in inveteratis hemicranicis doloribus materia iam in totum fluxa, venas post aures aperiebat, vel eius loco hirudines admovebat intra nares, cum cautione tamen, ne nares intrant...melius tamen in sede haemorrhoides admotis hirudinibus aperiebat.

[301] S. Forestus, Obs. 13, 349.

Weitere Indikationen für die Blutegeltherapie im Kopfbereich sind die Phrenitis, bei der Blutegel nach vorheriger Entleerung des ganzen Körpers und erst bei fortgeschrittener Erkrankung an Stirn, Schläfen, Nase, Ohren und Schädel gesetzt werden (For.Obs.1o,62), Raserei aus Blutfülle im Kopf (For.Obs.1o,192), schwere chronische Ophthalmie (For.Obs.11,19.22.46), Angina (For.Obs.15,572) und Schwindel (Obs.1o,349). Die Verwendung bei Amaurosis und Amblyopie steht im Widerspruch zu der Behauptung, der Blutegel sauge nur dünnes Blut, denn als Ursachen dieser Erkrankungen werden dicke und zähe Säfte im Auge genannt, die zu einer allmählichen Verringerung der Sehkraft führen. Tritt ein plötzlicher Verlust der Sehfähigkeit ein, so haben ebensolche Säfte den Sehnerv verstopft (For.Obs. 11,157). Und auch bei Melancholie werden Blutegel an den Kopf gesetzt (For.Obs.1o,136,145)! Besonders gut ist allerdings ihre Wirkung an den Hämorrhoiden.[302] Außer bei Melancholie, Kopfschmerz, Ophthalmie, Hirnentzündungen, Nasenulcera, Ozaena und Hämorrhoidalerkrankungen ist die Applikation an die Hämorrhoiden auch bei vielen anderen Krankheiten ein nützliches Mittel, z.B bei Menstruationsstörungen (For.Obs.28,88 f.) oder Lues (For.Obs.32,71).

Foreest entzieht gewöhnlich wenig Blut, nur in Extremfällen wie Synocha bis zu maximal zwei Pfund, meist aber nur einige Unzen. Außerdem teilt er die Blutentziehung auch des öfteren noch auf. Er begründet das damit, daß man in einer sehr kalten und feuchten Region lebe, und daß Germanen einen Blutverlust nicht so gut vertragen wie Italiener und Spanier (For.Obs.1,62). Darum reicht auch ein

---

[302] S. Forestus, Obs. 1o, 148: Sanguisugae appositae venis haemorrhoidalibus, melancholicis egregie prosunt, et propterea si iisdem supervenerint haemorrhoides vel varices nequaquam curanda sunt.

einziger Blutegel aus, wenn er die Venaesektion ersetzen muß, falls es aus der Schnittwunde nicht richtig blutet. Soll eine größere Menge entzogen werden, dann genügt es, einen weiteren Blutegel anzusetzen.[303] Da vor allem bei Kindern, besonders bei fetten, der Aderlaß schwierig ist, wird bei ihnen der Blutegel der Venaesektion vorgezogen, dagegen wird bei Erwachsenen der Aderlaß in der Regel mit dem Phlebotom durchgeführt. Bei Aphthen werden z.B. die Armvenen mit Blutegeln geöffnet (For.Obs.14,453) und auch bei Pleuritis. Hier wird die notwendige stärkere Blutentziehung dadurch erreicht, daß bdellotomiert wird.[304] Welche Blutmenge jeweils entleert wird, bleibt der praktischen Erfahrung überlassen. Ein bestimmtes Maß für die Blutentziehung wird nicht angegeben, denn es wäre Glückssache, weil die Menge von Fall zu Fall verschieden sein muß (For.Obs.9,82). Wenn gesagt wurde, daß Foreest nur sparsam Blut entleert, so ist dies nur relativ zur südländischen Praxis zu sehen. Foreest nimmt eine Mittelstellung ein zwischen den Italienern und den einheimischen Kollegen, denen er vorwirft, ihre äußerst geringfügigen Blutentziehungen verdienten noch nicht einmal die Bezeichnung "Skarifikation" (For.Obs.2,216).

Auch Johann Crato von Krafftheim, Zeitgenosse Foreests, erwirbt sich seine Kenntnisse der Blutegeltherapie während des Studiums in Italien. Von Foreest unterscheidet ihn eine allgemein kritischere Haltung und ein größeres Interesse an der Theorie. So beschränkt er sich auch nicht auf Einzelbeobachtungen und Konsilien, sondern gibt dane-

---

[303] S. Forestus, Obs. 1, 1oo: Ubi vero non fluit, vulneri hirudinem admovemus, ut inde sanguinem trahat, quousque sua sponte excidit; et ubi casus maiorem postulat evacuationem, aliam hirudinem subiungimus.

[304] S. Forestus, Obs. 16, 195: ...decurtata harum cauda, ut vacuationis modus certo finiatur.

ben systematische Überblicke über die Medizin,[305] wobei er sich im wesentlichen an seinem Lehrer und Freunde Montanus orientiert. Auch die Blutentziehungen ordnet er eindeutig in sein galenistisches System ein, gibt klare Auskünfte zu Revulsion und Derivation, bleibt auch in seinen Konsilien dem theoretischen Konzept treu, läßt es im allgemeinen nicht bei bloßer Empirie bewenden. Doch in der Blutegeltherapie unterscheidet er sich kaum von Foreest. Sie ist nur Hilfsmittel bei seltenen Gelegenheiten, gibt keine Veranlassung zu theoretischen Erörterungen. Nur eine Stelle findet sich im Analogismus im Kapitel "De affectionibus capitis laedentibus cerebri actiones et facultatem animalem", wo ihre Applikation an Schläfen und Nase bei Phrenitis erwähnt wird, nur wenige Stellen in den zahlreichen Konsilien. Außer bei Phrenitis werden sie nur noch bei Kopfschmerzen am Kopf angesetzt, zur Derivation hinter die Ohren und an die Nase, vor allem, wenn der Patient von klein auf an häufiges und reichliches Nasenbluten gewöhnt ist (Crato Cons.7,377), denn der revulsive Aderlaß am Arm reicht alleine nicht aus, muß durch Schröpfen und Blutegel ergänzt werden, und bei Kindern ist es nützlich, sie in pestilentialischen Fiebern an Füße und Gesäß zu setzen, besonders bei Fäulnis und nichtkontagiöser Pestilenz und Zeichen der Fülle.[306] Sonst kommen nur

---

[305] Vgl. Iohannes Crato a Krafftheim, Analogismus, sive artificiosus transitus a generali methodo ad exercitationem particulare; und
Isagoge ad artem medicam per erotemata; in:
Johannes Crato a Krafftheim, Consiliorum et Epistolarum medicinalium Libri septem, Francofurti 1671,Bd.VII;
ferner: Ioannes Crato de Crafftheym, Methodus θεραπευτικη, ex sententia Galeni et Ioannis Baptistae Montani, Francofurti ad Moenum (1608).

[306] Vgl. auch Nicolaus Piso, De febribus cognoscendis et curandis liber unus, Francofurti ad Moenum 1580. S. 442 u. 474.

die Hämorrhoiden als Applikationsort in Frage, z.B. bei
Atemnot aus salzigem Schleim, der die Bronchien verstopft
(Crato Cons.6,239), Schmerzen und Blähungen des Magens
(Cons.6,276), Schwindel (Cons.7,18), Melancholie, insbesondere hypochondrischer Melancholie und bevorzugt zu Beginn des Frühlings (Cons.2,87.1o1; 7,3.18), bei Unterschenkelschwellung und Milzverhärtung (Cons. 7,339) und unter
Umständen zur Prophylaxe der Podagra im Herbst, je nach
Alter und Kräften. Normalerweise wird zu diesem Zwecke venaeseziert, in der Regel im Frühling. Fürchtet man aber,
durch einen zweiten Aderlaß im Jahr zuviel spiritus animalis zu entleeren, so sind die Blutegel das geeignete, weniger schwächende Mittel (Crato Cons.4,9o; 7,144 f.). Eine
Äußerung zur Behandlung von Gelenkkrankheiten durch die Eröffnung von Hämorrhoiden ist für uns noch von besonderem
Interesse: Krafftheim schreibt, er wisse nicht, ob es
leicht sei, Blutegel an die verborgenen Hämorrhoiden zu
setzen, auch wenn es nicht schwer sei, sie aus Italien zu
bekommen.[307] Diese Stelle zeigt sehr deutlich, daß die
Blutegeltherapie in Deutschland noch eine Rarität ist. Die
Blutegel sind so wenig bekannt, daß es sich als notwendig
erweist, sie über große Entfernungen aus Italien heranzuschaffen. Gleichzeitig haben wir hiermit die ersten Anzeichen für den Beginn des Blutegelhandels in Europa.

---

[307] S. Crato a Krafftheim, Cons. 7,212: Relinquuntur igitur
nobis sanguisugae, quae haud scio, an possint facile
applicari, etiam si ex Italia habere eas non difficile
sit. Nam si latent tum evertere musculum in quo insident, minime tutum est... Ut autem ferro aperiantur,
non velim consulere.

Cesalpino, Trincavella, Badilius

Zentrum der Blutegeltherapie ist im 16.Jahrhundert zweifellos Italien, was nicht verwunderlich ist, wenn man an die lange Tradition denkt, die sie hier hat, die offenbar ohne wesentliche Unterbrechung bis in die Spätantike zurückreicht. Inzwischen ist die Blutegeltherapie zu einer der verbreitetsten Heilmethoden geworden, ist volkstümlich, wird von weiten Kreisen sogar dem Aderlaß vorgezogen, teilweise unterschiedslos bei allen Krankheiten verwendet, an jedem beliebigen Körperteil gebraucht,[308] sie ist wesentlicher Bestandteil der medizinischen Praxis geworden, über deren theoretische Grundlagen man sich im allgemeinen kaum Gedanken macht. Die völlig unkritische Anwendung nicht nur durch die Chirurgen und Bader, denen meist die eigentliche Durchführung oblag, sondern auch durch viele gelehrte Ärzte dürfte für die Verbreitung dieser Therapie nicht gerade hinderlich gewesen sein. Als Beispiel kann man Andrea Cesalpino nennen. Ganz selbstverständlich gebraucht er die Blutegel zur allgemeinen Entleerung, zur Revulsion und Derivation, setzt sie an die Nase ebenso wie an die Hämorrhoiden, verwendet sie anstelle des Aderlasses und besonders bei Kindern und Schwachen. Kein einschränkender Satz ist zu finden, nirgends wird ihre Wirksamkeit begründet.[309]

---

[308] Vgl. auch Joannes Aktuarios.

[309] Andreas Caesalpinus, Katoptron sive speculum artis medicae Hippocraticum, Frankfurt 1605, S. 138, 230, 309, 321, 344, 370.
Vgl. auch z.B.: Angelo de Contecilli, Practica rationalis de medendis morbis per causas, et signa, libros tres percurrens. Tractatus de differentiis et curatione febrium, ac de sanguinis missione, Romae 1590. 1,11.12. 22.31; 3,16; 6,16; und: Annibale de Niccolini, De Curativis, ac mittendi sanguinem scopis disputationes in genere, Perusiae. S. 78, 112 f., 130 f., 151.

Diese unkritische Haltung kennzeichnet aber keineswegs alle Ärzte dieser Zeit. So wie die Renaissants nicht mehr bedingungslos an die Autoritäten glauben, ihnen Irrtümer zugestehen, sie aber deswegen keineswegs ignorieren, sondern sie nur in wenigen strittigen Punkten zu korrigieren oder sinnvoller zu erklären versuchen,[310] so betrachten sie jetzt auch die Praxis mit kritischen Augen, erheben Zweifel an der Gültigkeit des Gewohnten, Üblichen, vor allem, wenn diese Gewohnheiten nicht mit den anerkannten Autoritäten oder der eigenen Erfahrung im Einklang stehen. Diese kritischen Betrachtungen betreffen auch die Blutegeltherapie. Es wird gegen ihren vermeintlichen Mißbrauch gekämpft, es wird verstärkt auf Nachteile und Gefahren hingewiesen.

---

[310] Ein schönes Beispiel aus dem Bereich der Blutegeltherapie ist die Auseinandersetzung Mundellas (Aloisius Mundella, Epist. 28, in: Epitulae medicinales diversorum authorum nempe, Ioannis Manardi, Nicolai Massae... Lugduni 1556, S. 368 f.) mit der Äußerung Galens, der Blutegel sauge nicht das Blut aus der Tiefe, sondern nur das aus dem Fleisch (s.o. S. 64). Der Satz widerspreche der Erfahrung, da aus den Bißstellen solche Blutmengen hervordringen können, daß Bewußtlosigkeit eintritt. Das Blut könne also nur aus der Tiefe stammen. Mundella rettet dann Galen vor dem Verdacht des Irrtums, indem er erklärt, Galen habe vielleicht gemeint, Blutegel saugten nur das oberflächliche Blut, während sie an der Haut hängen. Damit sei aber nicht gesagt, daß es nicht nach ihrem Loslassen aus der Tiefe nachströmen kann. Mundella folgert aus diesem Beispiel, man müsse alle Lehrmeinungen genau prüfen, um zu wissen, was die Wahrheit ist, um nicht in Irrtümer zu verfallen. Die Medizin müsse eine sichere und unveränderliche Kunst sein, die auf festen Grundlagen ruht.

Trincavella erklärt z.B., daß der Nutzen der Blutegel und Schröpfköpfe bei der Revulsion von zweifelhaftem Wert sei. Sie leerten zwar auch entfernte Teile aus, bewirkten dafür aber eine Fülle der Applikationsorte, denen durch Hitze und Schmerz Schaden bereitet werde, eine Nebenwirkung, von der der Aderlaß frei sei. Darum sei der Aderlaß das bessere Mittel zur Revulsion.[311]

Auch Badilius will den Gebrauch der Blutegel eingeschränkt wissen. Blutegel sind, an die Hämorrhoiden gesetzt, noch weniger zur Entleerung des ganzen Körpers geeignet als Schröpfköpfe. Sie helfen nicht nur nicht gegen die Fülle, bei der partikulären Entleerung ziehen sie sogar weitere Materie in den erkrankten Teil hinein. Die Blutegel haben zweifellos einen Nutzen, aber sie helfen nicht jedem und nicht immer sicher, wenn alle Säfte vermehrt sind, denn nur die schwarze Galle wird durch die Hämorrhoiden ausgeschieden. Außerdem vermögen sie nur die feineren Teile dieses Saftes zu entziehen wegen der kleinen Bißwunde.[312] Es kann ferner unter Umständen mehr entleert werden als erforderlich, weil sich die Blutung nicht ohne weiteres stillen läßt. Aus diesen Gründen ist es vor allem bei Kindern zu gefährlich, sie an die Hämorrhoiden zu setzen, und auch die Applikation an die Armvenen kann nicht immer gebilligt werden.[313]

---

[311] Victor Trincavella („De vena secanda), in: Petrus Brissotus, De vena secanda tum in pleuritide tum in aliis viscerum inflammationibus libellus apologeticus: doctus et elegans. Matthaei Curtii de eadem re libellus. Victoris Trincavellii de eadem re rudimentum. Venetiis 1539, fol. 128 f.

[312] Vgl. Arnald von Villanova. S.o. S. 143.

[313] Valerius Badilius, Tractatus de secanda vena in pueris, Veronae 1606, S. 83-85.

Massaria

Badilius folgt in seiner Beurteilung Massaria, von dem der wohl heftigste Angriff auf die Praxis der Blutegeltherapie seiner Zeit in Italien herrührt.[314] Aber auch seine Polemik ist nicht ein Angriff auf die Blutegeltherapie an sich; im Gegenteil, Massaria betont ihren hervorragenden Nutzen, nur gegen Auswüchse dieser Therapie wehrt er sich, hier speziell gegen die unsachgemäße Applikation an die Hämorrhoiden bei Fieber, eines der drei volkstümlichen Behandlungsverfahren neben Purgieren und Schröpfen.
"Nostrates medici hirudinarii" oder einfach nur "hirudinarii" beschimpft Massaria jene Ärzte, die im Gegensatz zu den "viri docti" unterschiedslos bei jedem Fieber häufig und leichtfertig diese Art der Blutentziehung gutheissen. Und die gelehrten Mediziner scheinen den Blutegelärzten zahlenmäßig weit unterlegen zu sein, denn Massaria beklagt, daß diese Methode aus irgendeinem unerfindlichen Grunde schon seit vielen Jahren äußerst häufig an den meisten Orten, selbst an berühmten, betrieben werde.[315]
Die Venaesektion sei zu Unrecht in Mißkredit geraten, so daß die meisten Kranken, vor allem Frauen, sie ablehnten, schon vor dem bloßen Namen erschreckten. Die Ärzte sähen das zwar ein, seien aber mehr auf ihren Ruf bedacht und nähmen zu anderen Formen der Blutentziehung Zuflucht, wel-

---

[314] Alexander Massaria, Disputationes duae, altera de scopis mittendi sanguinem cum generaliter, tum speciatim in febribus. altera de purgatione principio morborum. Venetiis 1588, S. 136-155.

[315] S. Massaria, Disputationes, S. 137: Quod autem secundo pertinet ad hirudines haemorrhoidibus applicandas, quarum administratio iam multis annis coepit esse in plerisque locis admodum frequens, et celebris, ego quidem prorsus ignoro, quamobrem huiusmodi remedium tantam existimationem fuerit consequutum.

che die meisten Patienten gern auf sich nehmen. Göttliche Strafe beschwört Massaria herauf, schändlich, abscheulich sei es, aus Ruhmsucht und Habgier die Kunst zu verleugnen, unwürdig eines Philosophen und Christen.

Massaria beruft sich auf Galen:[316] Hämorrhoiden entleeren nur das dicke, melancholische Blut und können deshalb auch nur bei Krankheiten helfen, die aus diesem Saft entstehen, keinesfalls aber auch bei anderen. Melancholie ist eine Geisteskrankheit, die sich von der Phrenitis durch das Fehlen von Fieber und von der Manie durch die Ursache unterscheidet; die Manie nämlich entsteht aus heissen Säften, vor allem aus gelber Galle. Varizen und Hämorrhoiden sind besonders geeignet, melancholische Säfte aufzunehmen und durch deren Ausscheidung den Menschen von Melancholie zu befreien. Von gelber Galle aber pflegt die Natur sich nicht auf diese Weise zu reinigen. Finden sich dennoch Hämorrhoiden, so ist das als ein ungeeigneter Versuch der Natur zu werten, der keinen Nutzen bringt. Nur das, was die Natur zu Recht macht, ist nachahmenswert. Man darf bei Krankheiten nur Säfte ausleeren, die auch spontan ausgeschieden werden. Wollte man alle Fieber durch Provokation der Hämorrhoiden behandeln, so müßte man sie durchweg auf schwarze Galle zurückführen können, und selbst wenn man es könnte, müßte es dennoch zweifelhaft bleiben, ob die Blutegel in allen Fällen nützen, etwa wenn die Natur nicht den Vorsatz hat, die Säfte durch die Hämorrhoiden auszustoßen. Wenn die Blutegelärzte wenigstens die Einschränkung gelten ließen, daß Blutegel nur gesetzt werden, wenn die Hämorrhoiden geschwollen sind und die gewohnte Entleerung ausgeblieben ist, könnte man ihnen noch zugute halten, so meint Massaria, sie versuchten, die Na-

---

[316] Vgl. Gal. 18A, 22. 33 K.

tur nachzuahmen, ihr zu helfen; für jene jedoch, die unterschiedslos immer die Hämorrhoiden eröffnen, ließe sich keine Entschuldigung finden. Und sie könnten sich auf keine anerkannte Autorität stützen, wenn sie behaupteten, die Hämorrhoiden seien hervorragend befähigt zur Entleerung des ganzen Körpers, weil sie besonders weit und in der Mitte des Körpers gelegen sind. Wenn sie sich auf Galen[317] beriefen, daß manchmal durch die Hämorrhoiden überflüssige Säfte entleert werden, dann müsse berücksichtigt werden, daß Galen niemals die Eröffnung der Hämorrhoiden an die Stelle der Venaesektion treten läßt. Gegen den Einwand, daß die Hämorrhoiden nur melancholisches Blut entleeren, führten sie zum einen Hippokrates[318] an, der einige Krankheiten nennt, bei denen Hämorrhoiden bestehen können, die aber nicht allein von schwarzer Galle verursacht sind, zum anderen Galen[319], der ausdrücklich schreibt, Hämorrhoiden entstünden nicht nur zu dem Zwecke, von schwarzer Galle zu reinigen, sondern auch, um Fülle zu entleeren. Ferner lobten sie dieses Verfahren, weil es angeblich leicht und merklich Blut entleere, ohne die Kräfte zu mindern, weshalb es sich besonders bei allen Schwachen eignen solle. Massaria will nicht leugnen, daß aus den Hämorroiden wie aus jeder anderen Vene der ganze Körper entleert werden kann, aber er bezweifelt, daß dies schnell und sicher möglich ist. Wenn die Hämorrhoiden manchmal doch andere Säfte entleeren, dann geschieht das gegen die Absicht der Natur, ist gefährlich und unnütz, und es kann auch sein, daß nach der Entleerung melancholischen Blutes gutes Blut nachfolgt. Die Behauptung, daß die Anwendung der Blutegel

---

[317] Vgl. Gal.17A, 898 K.
[318] Vgl. Hipp. 5, 335 L.
[319] Vgl. Gal. 17B. 286 f. K.

völlig gefahrlos sei und keinen Schaden verursache, so
gering die Kräfte auch sein mögen, weist Massaria entschieden zurück. Jede beliebige Blutentziehung setze sonst
Stärke der Kräfte voraus. Es sei nicht einzusehen, warum
dies nicht auch für die Blutegel gelten sollte, warum bei
der gleichen Menge entzogenen Blutes das eine Verfahren
mehr schwächen soll als das andere. Die Venaesektion hat
den Vorteil, daß man jederzeit nach Belieben die Entleerung unterbrechen oder sie auch wieder in Gang setzen
kann. Mit Blutegeln aber ist es nicht möglich, eine ganz
bestimmte, den Kräften angemessene Blutmenge zu entziehen.
Nicht nur unmittelbar nach ihrem Loslassen, auch nach
ein und selbst nach zwei Tagen sei die Wunde nicht so fest
verheilt, daß sie nicht durch Stuhlgang oder aus einem anderen Grunde wieder geöffnet werden könne und weiterhin
Blut vergieße.[320] Wenn auch die Hämorrhoiden melancholisches Blut von Natur aus entleerten, so stehe es doch
nicht fest, daß sie deshalb dieselbe Aufgabe erfüllten,
wenn sie durch Blutegel geöffnet würden. Er selbst habe
in 36 Jahren ärztlicher Tätigkeit niemals gesehen, daß die
Blutegel dickes, schwarzes Blut entzogen hätten, es sei
immer nur gelb oder rot geflossen, also der dünnere Teil
des Blutes gewesen. Dies könne vielleicht daran liegen,
daß die Blutegelwunden zu eng seien, um dem dicken Blut
den Durchtritt zu gewähren.[321] Schon Galen aber habe fest-

---

[320] S. Massaria, Disputationes, S. 151: Contra autem vix
puto fieri posse, ut hirudines congruam, determinatamque sanguinis quantitatem eliciant, quae ad vires habeat proportionem; quando non solum praesenti tempore
illis proxime ablatis, sed etiam post unam, aut alteram
diem, non satis obducta vulneri cicatrice, aut propter
alvi deiectionem, aut propter aliam causam vulnera
quandoque refricantur, et aperiuntur, adeoque tantam
sanguinis copiam profundunt, ut nullis medicamentis
non sine insigni virium iactura possit cohiberi.

gestellt, daß man bei der Entleerung melancholischen Blutes darauf achten müsse, daß das Loch in der Vene weit offensteht. Massaria gibt dem Phlebotom den Vorzug vor den Blutegeln, weil man mit ihm nach Gutdünken die Größe des Loches in der Vene und damit die Qualität des herausfliessenden Saftes bestimmen kann. Für ein unsinniges Unterfangen hält er es, daß einige Ärzte vor dem Ansetzen der Blutegel den Applikationsort erwärmen, damit daß Blut besser fließt. Unsinnig sei es deshalb, weil dort, wo die Hämorrhoiden nicht schwellen, auch kein Saft ist, der verdünnt werden könnte. Und auch wenn die Hämorrhoiden geschwollen sind, nützt eine solche Vorbereitung nichts, weil sie nicht in die Tiefe wirkt. Galen und Avicenna lehrten zwar, daß man den Ort reiben und mit den Nägeln kratzen soll, aber nur zu dem Zwecke, daß die Blutegel besser anbeißen. Und Schröpfköpfe und Bähungen würden nach dem Abfallen der Blutegel nicht gebraucht, um den Blutfluß zu verstärken, sondern um den von der Natur des Blutegels abgekühlten Ort zu erwärmen und das zurückgelassene Gift zu entfernen. Noch eine weitere Gefahr glaubt Massaria beobachten zu können: Die Natur kann sich an diese Ausleerung gewöhnen und lernt, alle Säfte zu den Hämorrhoiden wie zu einer Kloake zu schicken und das mit solcher Kraft, daß man dem Fluß kaum Einhalt gebieten kann.[322]

---

[321] S. Massaria, Disputationes, S. 151: Mihi prorsus non constat, an illae apertae hirudinibus possint hunc ipsum humorem emittere... me numquam vidisse hirudinum opera crassum, et atrum sanguinem fuisse ductum... quod hirudinum vulnera sint angustiora, quam ut crassior ille sanguis possit pertransire.

[322] S. Massaria, Disputationes, S. 153: Nanque fit non raro, ut hinc natura assuescat, et discat transmittere ad eas partes tanquam ad sentinam totius corporis, cunctos humores uaqueadeo violenter, et immoderate, ut eiusmodi fluxio vix cohiberi possit.

Massaria zieht aus alledem den Schluß, die Applikation der Blutegel an die Hämorrhoiden sei nicht so günstig und angemessen bei putriden Fiebern, daß sie so häufig angewandt werden dürften, wie es üblicherweise geschehe.[323] In dieser Feststellung tritt nochmals zutage, was bei aller vorgetragenen Kritik vielleicht übersehen werden könnte, was nicht oft genuf betont werden kann: Massaria wendet sich nur gegen den übertriebenen Gebrauch eines allgemein anerkannten und allseits beliebten Mittels, keineswegs stellt er die gesamte Blutegeltherapie in allen ihren Anwendungsbereichen in Frage.[324]

---

[323] S. Massaria, Disputationes, S. 153: ...non esse adeo commodam, et congruentem, ut tam frequenter, quam vulgo fieri solet, debeat administrari.

[324] Ähnlich wie Massaria argumentiert z.B. auch Silvatico in seiner 46. Kontroverse "An in febre pestilenti cui supervenit delirium, paraphrenitis, aut alius quispiam capitis affectus, sint venis haemorrhoidalibus hirudines applicandae," (Ioan. Baptista Silvaticus, Controversiae Medicae numero centum, Francofurti 1601, S. 220-223).

Fabrizio d'Aquapendente

Wollte man nun aber annehemen, die kritisierte Blutegeltherapie sei nur von ungebildeten hirudinarii betrieben worden, so ginge man an der Wirklichkeit vorbei. Kein geringerer etwa als Fabrizio d'Aquapendente gehört zu jenen Blutegelärzten. Auch er läßt nicht jede Kritikfähigkeit vermissen, doch Gegenstand seiner Kritik an der zeitgenössischen Blutentziehungstherapie sind nicht die Blutegel, sondern z.B. die, wie er meint, unsachgemäße Anwendung der Schröpfköpfe im Rücken bei putriden Fiebern.[325]
Fäulnis entsteht aus verhinderter Transpiration. Darum muß die Therapie mit einer Entleerung der fließenden Saftmengen beginnen, und diese Entleerung muß revulsorisch sein, damit die Säfte nicht von der Leber zum Herzen fliessen, sie muß zu entfernten, entgegegngesetzten Orten geschehen, wie es Galen im zweiten Kapitel seines Blutegelbuches vorschreibt. Entweder müssen die Hämorrhoiden eröffnet werden, wenn sie unterdrückt sind, oder die Menses provoziert werden, wenn sie sistieren, oder es müssen die Knöchel skarifiziert werden, wenn beide Funktionen ungestört sind. Galen habe zwar gesagt, die Hämorrhoiden seien zu eröffnen, wenn sie zurückgehalten sind, so als wolle er darauf hindeuten, sie dürften nicht eröffnet werden, wenn sie nicht retiniert sind, doch die Erfahrung habe anderes erwiesen: Es ist nützlich, anstelle der Venaesektion die Hämorrhoiden zu eröffnen, insbesondere wenn Blutegel dazu verwandt werden. Auf die Gründe, die zu einer Ablehnung der Schröpfköpfe führen, soll nicht näher eingegangen werden. Wichtiger ist es, zu untersuchen, was Fa-

---

[325] Hieronymus Fabricius ab Aquapendente, Opera chirurgica in pentateuchum et operationes chirurgicas distincta, Patavii 1666[25], S. 187-192.

bricius zugunsten der Blutegeltherapie, der übrigens auch
er bescheinigt, sie sei ein allgemein verbreitetes und bei
den Kranken beliebtes Mittel,[326] anführt:

Die Natur mißbraucht häufig die Hämorrhoiden zur Reinigung des Blutes; um zu entfernen, was verdorben oder zuviel vorhanden ist, schafft sie sich gleichsam eine Kloake.
Nach Galen dienen die Hämorrhoiden zur Bewahrung der Gesundheit, weil durch sie überflüssige Säfte ausgeschieden
werden, und Hippokrates sagt, daß sie bei bestimmten
Krankheiten nicht auftreten. Die alten Autoren hatten noch
keine Kenntnis der aus der Vena cava entspringenden Hämorrhoidalvenen, ihnen war nur die Vene bekannt, die vom Ramus lienis zu den Därmen führt, durch die dickes, melancholisches Blut ausgeschieden wird. Sie erwähnen nur aus
Erfahrung manchmal Krankheiten, die durch die Hämorrhoiden
geheilt werden oder denen durch sie vorgebeugt werden kann.
Der Grund dafür war ihnen unbekannt, denn die Portalvenen
haben keine Verbindung mit dem Brustkorb, können nicht bei
Pleuritis oder Peripneumonie helfen oder bei Nierenerkrankungen. Galen ist darum in diesem Punkte zu entschuldigen.
Auch den zeitgenössischen Ärzten ist es nicht möglich, zu
erkennen, wie eine Heilung der Fieber durch die Vena lienis erreicht werden könnte, obwohl die Wirkung durch die
Erfahrung täglich bestätigt wird. Die Erklärung liegt in
der Verbindung, die die Hämorrhoiden, ebenso wie die Varizen, mit der Vena cava haben. Es sind also zwei Arten
von Hämorrhoiden zu unterscheiden, zum einen diejenigen,

---

[326] S. Fabricius, Opera chirurgica, S. 188: attamen, experientia comprobatum est, etiamsi non fluxerint prius haemorrhoides, loco sectionis venae, pro toto evacuando, utiliter posse usurpari, et maxime, si cum hirudinibus aperiantur; immo hoc remedium nunc est in frequenti usu, et aegrotantes illud libentius admittunt, quam malleolorum scarificationem.

die aus Portalgefäßen entspringen, die aus dem Ramus lienis dickes, schwarzes, faekulentes Blut entleeren, die bei melancholischen Erkrankungen nützlich sind und zur partikulären Blutentziehung bei Milzverhärtung dienen. Sie sind nach hinten zum Os coccygis hin lokalisiert und mehr nach innen zum Darm hin. Die anderen Hämorrhoiden, die aus der Cava stammen und mehr seitlich von Anus und oberflächlicher zu finden sind, entleeren mehr aus der Muskulatur, helfen bei den nichtmelancholischen Krankheiten, z.b. bei Nierenerkrankungen, Pleuritis, Peripneumonie, Phrenitis und auch bei äußerlichen Erkrankungen wie Lepra, Furunkeln und ähnlichen. Im Grunde gibt es nur zwei Hauptvenen im Körper, die V.cava und die V.portae. Da beide im Gesäß zusammenlaufen und beide durch die Hämorrhoiden gereinigt werden, kann auch der ganze Körper gereinigt werden. Wählt man bei den zuerst genannten Gruppen von Krankheiten den genauen Applikationsort der Blutegel danach aus, ob die erkrankten Teile von der V.cava oder der V.portae versorgt werden, so wird man bei anderen Krankheiten auch in gleichem oder unterschiedlichem Maße die Blutegel an beide Stellen setzen, z.B. bei Fiebern mit Verstopfungen der Darmvenen, bei Manie und bei Melancholie, wenn im ganzen Körper gleichzeitig Fülle herrscht.[327]

---

[327] S. Fabricius, Opera chirurgica, S. 3o1: Nunc vero cum sciamus duplices esse haemorrhoidas, portae, et cavae, et a portae haemorrhoidibus atrum et crassum sanguinem; a cavae vero rubicundiorem, et tenuiorem fluere; insuper portae haemorrhoidas retro magis dispergi; cavae, vero ad latera utrobique esse; tertio portae, ad interiores magis esse; at cavae exteriores. Ultimo portae haemorrhoidas melancholicis succurrere affectibus, et lieni indurato; cavae vero, febribus renibus, peripneumoniae, et aliis expedit ergo in hirudinibus applicandis distinctionem in loco talem desumere, ut si sanguinem crassum evacuare velimus, ut lieni obdurato succurramus, retro versu spinam, et interius ad intestinum hirudines applicentur. quod si a vena cava sangui-

Fabricius setzt sich auch mit Ärzten auseinander, die sich fürchten, Blutegel zur Blutentziehung an die Hämorrhoiden zu setzen, die sie bei unterdrückten Hämorrhoiden nur selten oder gar nicht verwenden, wenn niemals eine Venenschwellung oder ein Fluß bestand, um eine Gewöhnung zu vermeiden. Aus Sätzen des Galen, wie z.B. dem, daß es schlecht sei, wenn Blut nach oben durch den Mund entleert werde, gut aber, wenn nach unten durch die Hämorrhoiden, führt Fabricius den Beweis, im Körper angehäuftes melancholisches Blut sei durch die Hämorrhoiden zu entleeren. Die Natur pflegt auf diese Weise Blut zu entleeren und den Körper so von verschiedenen Krankheiten zu befreien, was mit anderen Mitteln nicht möglich ist. Darum muß die Natur dazu angeregt werden, eine solche Entleerung zu bewirken. Entleerungen, die von Natur aus vorkommen, sind auch dann gut, wenn der Arzt sie bewerkstelligt. Wenn man die Hämorrhoiden nicht eröffnen dürfte, müßte man aus den gleichen Gründen auch das übliche Aderlassen und Purgieren verbieten. Auf jeden Fall aber wäre die Eröffnung der Hämorrhoiden dem Aderlaß vorzuziehen, denn die Natur öffnet von sich aus bei verschiedenen Krankheiten wohl die Hämorrhoidalvenen, niemals aber Armvenen. Wenn die Natur ganz selten einmal die Venen von Nase und Stirn eröffnet, um Kopfschmerzen zu beseitigen, oder Unterschenkelvarizen bei Melancholie, und wenn man daraus die Berechtigung für die Inzision dieser Venen ableitet, dann muß man das erst recht bei den Hämorrhoiden tun, welche die Natur häufig zu eröffnen pflegt. Und schließlich muß man aus neuen Ent-

---

nem educere consilium sit, ut febri, aut pleuritidi, aut renibus opem feramus, ad latera, et exterius magis applicandae hirudines sunt, quae ab haemorrhoidibus cavae sanguinem eliciunt. Quae omnia etsi nova omnino sunt, probabilia tamen, neque a ratione sunt aliena, imo rationi maxime consentanea.

deckungen auch neue Folgerungen ziehen, nämlich, daß bei
putriden Fiebern die Blutentziehung aus den Hämorrhoiden
mehr nützt als aus dem Arm. Die Fäulnis besteht bei den
bösartigen Fiebern in den großen Venen, und die Hämorrhoiden sind der V.cava näher als die Armvenen.
Auch wenn Galen sagt, man dürfe den Patienten nicht an
die Hämorrhoidalblutung gewöhnen, sieht Fabricius in seiner Autorität kein Hindernis für diese Therapieform. Denn
Galen macht keinen Unterschied zwischen Hämorrhoiden, die
angeboren sind und solchen, die erst künstlich provoziert
werden, und er läßt zwei wichtige Bemerkungen in diesem
Zusammenhang fallen, daß es gut sei, die Hämorrhoiden zu
entleeren, wenn die Natur des Menschen viel dickes, schwarzes, melancholisches Blut angesammelt hat, und daß man ihn
nicht daran gewöhnen soll, wenn die Natur solches nicht angesammelt hat. Aus diesen Sätzen folgert Fabricius, daß
man den Körper gerade an diese Form der Ausleerung zu gewöhnen hat, wenn man annimmt, daß schädliche Materie angehäuft wird. Da Galen keine Kenntnis der Verbindungen zur
V.cava hatte, wollte er nur das melancholische Blut auf
diesem Wege beseitigen, das aus dem Ramus lienis dorthin
geschickt wird. Mit erweiterten anatomischen Kenntnissen
aber muß man die Therapie auch auf Krankheiten ausdehnen,
die aus einem Fehler im Blut der V. cava entspringen,
gleich ob der Fehler qualitativer oder quantitativer Natur ist.

Die doppelte Verbindung der Hämorrhoiden zu den großen
Venen ermöglicht bei Männern eine Reinigung des verdorbenen Blutes, die Fabricius mit der monatlichen Reinigung
der Frauen vergleicht. Er schließt daraus, daß sie hervorragend geeignet sind zur Prophylaxe und Therapie fast
aller Krankheiten.[328] Nur soll man einen übermäßigen Fluß
vermeiden, wenn man den Körper an diese Ausscheidung gewöhnt, damit keine schädlichen Wirkungen wie Oedeme auf-

treten. Natürlich kommt die Eröffnung der Hämorrhoiden nicht nur für Männer, sondern auch für Frauen in Frage. Das Ansetzen von Blutegeln kann insbesondere auch fast alle Frauenkrankheiten heilen, vor allem die unterdrückte Menstruation. Durch die Entleerung der Hämorrhoiden werden die Massen dicken Blutes, die die Uterusvenen verstopfen, herausgezogen, deriviert, und dadurch wird der Weg freigemacht für die Menstruationsblutung.

Die Ursache für ein gelegentliches Versagen der Blutentziehungstherapie sieht Fabricius darin, daß mancher der Gewohnheit der Alten folgt und in Unkenntnis der anatomischen Gegebenheiten nur am Arm zur Ader läßt oder weil diese Venen dem Aderlaß besser zugänglich sind als die Hämorrhoiden; Ursache kann aber auch sein, daß man aus den Hämorrhoiden nicht die gleiche Blutmenge läßt, die man normalerweise am Arm entzieht. Denn um dieses Ziel zu erreichen, muß sich der Kranke über eine Wanne mit heißem Wasser setzen, in der ein Gefäß schwimmt, welches das Blut auffängt. Das Blut wird vom warmen Dampf angezogen und kann in ausreichender Menge hervorströmen. Bei Bettlägerigen werden zu diesem Zwecke Hörnchen verwendet.[329] Als

---

[328] S. Fabricius, Opera chirurgica, S. 295 f.: neque incommodum erit cavae venae haemorrhoidas in viro, menstruis mulierum ... comparare; ita ut, sicuti per menses moderate, et naturaliter fluentes, et uteri haemorrhoidas mulieres sanae degunt, iis autem suppressis, omnibus morbis sunt obnoxiae; sic in viris haemorrhoides se habent.

[329] S. Fabricius, Opera chirurgica, S. 3o1: Primus modus est, ut repletis hirudinibus, et decidentibus, sinamus sanguinem exire, donec ex seipso sistatur; quem modum usurpamus, vel cum tument haemorrhoides, et periculum est ne plus sanguinis exeat, quam oportet; vel cum intentio est modicam sanguinis quantitatem evacuare. Secundus modus est, ut aeger supra solium aquae ferventis desideat, cui vasculum innatet, quod sanguinem

Maße finden sich zwischen sechs und sechzehn Unzen angegeben. Auf das bloße Nachblutenlassen soll man sich nur beschränken, wenn eine mäßige Blutentziehung gewünscht wird, wenn die Hämorrhoiden geschwollen sind und wenn die Gefahr besteht, daß zuviel Blut verlorengeht.

---

percolantem recipiat, interim aeger aquam non attingat, sed vapore calido sanguis attrahitur. Tertius et ultimus est, ut cum aeger non potest surgere, cornicula affigantur, quibus sanguis vi vacui attractus debita copia evacuetur.

Diverso, Theodosius

Begeisterter Anhänger der Blutegeltherapie ist auch Diverso. Gewisse Einschränkungen beachtet er dennoch bei der derivatorischen Verwendung, denn das beste Heilmittel kann schweren Schaden zufügen, wenn es unsachgemäß angewandt wird.[330] Der Fluß muß vollkommen zum Stillstand gekommen und der Körper zuvor gründlich entleert sein. Sonst kann es beispielsweise bei Augenerkrankungen, wenn aus den Vv.lacrimales oder den Nasenvenen Blut gelassen wird, wegen der allzu nahen Nachbarschaft zu neuen Flüssen kommen, die den Zustand möglicherweise verschlimmern. Selbst Blindheit will Diverso als Folge der unangebrachten Blutegeltherapie gesehen haben. Von dieser Einschränkung abgesehen, ist er aber von dem vorzüglichen Nutzen der Blutegel überzeugt, läßt sie besonders gern auch in die Nase setzen, weil so das Blut, im Gegensatz zu anderen Verfahren, sicher und ohne Belästigung für den Kranken entzogen werden kann.[331] Auch bei Apoplexie und Epilepsie aus Blutfülle werden sie in die Nase und auch hinter die Ohren gesetzt.[332] Bei Phrenitis wird diese Methode noch mehr empfohlen als das ohnehin lobenswerte Mittel der Venaesektion der Stirn-

---

[330] S. Petrus Salius Diversus, De febre pestilenti Tractatus et curationes quorundam particularium morborum..., Frankfurt 1586, S. 161: hoc tamen summa ratione fiat, temporeque opportuno, quoniam plurima remedia, licet nobilia, si indiscriminatim et importune adhibeantur, ut plurimum non salutem sed mortem aegrotantibus afferre consueverunt.

[331] S. Petrus Salius Diversus, In Avicennae librum tertium de morbis particularibus, Patavii 1673, S. 58: sed ad hoc sufficiant hirudines, penitioribus narium partibus applicatae, a quibus nulla cum difficultate, nullaque cum molestia aegrotantium certam consequemur evacuationem.

[332] S. Diversus, De febre pestilenti, S. 212 u. 215.

vene.³³³ Der Kopf wird erleichtert, die Krankheit weicht besser den Medikamenten. Selbstverständlich muß auch hier eine allgemeine Entleerung vorausgeschickt werden, vorzugsweise sind die Hämorrhoiden zu eröffnen. Geradezu überschwenglich lobt Diverso auch an anderer Stelle die Blutegel bei Hirnentzündung: "hoc unum maxime laudo, cui potissimum attribuo sanitatem..."³³⁴ Als Axiom betrachtet Diverso es, niemals in pestilentialischen Fiebern zur Ader zu lassen,³³⁵ da nur eine Veränderung der Materie durch Fäulnis vorliegt. Wenn aber doch die Notwendikeit entsteht, die Materie verringern zu müssen, um die Natur zu entlasten und Verstopfungen zu beseitigen, muß Blut entzogen werden, ohne daß die Kraft geschwächt oder spiritus verschwendet werden darf. Die Vene, die zur Entleerung ausgewählt wird, darf darum nicht weit sein, und das Blut darf nicht auf einmal hinausfließen. Diese Forderungen sieht Diverso in idealer Weise in der Blutegeltherapie der Hämorrhoiden erfüllt. Die Hämorrhoiden sind sowieso zur natürlichen Ausscheidung geschaffen, das Blut wird nur tropfenweise aus engsten Venen entleert, und dazu kommt noch, daß von hier aus in besonderem Maße revelliert werden kann aus den inneren Körperteilen, wo der Brand seinen Sitz hat und der Brennstoff der Krankheit; vor allem wird auch vom Gehirn abgeleitet, wo die materia peccans sonst tödliche Symptome hervorbringen kann. Auch durch gute Steuerbarkeit zeichnet sich die Blutentziehung an diesem Orte aus.³³⁶ Aus tausendfacher Erfahrung glaubt

---

³³³S. Diversus, De febre pestilenti, S. 388.
³³⁴S. Diversus, De febre pestilenti, S. 2o4.
³³⁵S. Diversus, De febre pestilenti, S. 158-161.
³³⁶Vgl. Fabricius ab Aquapendente.

Diverso bestätigen zu können, daß die Blutegel das sicherste und nützlichste Mittel sind bei solchen Krankheiten, auch wenn die Kräfte geschwächt sind, solange sie nur nicht völlig darniederliegen.[337] Durch die Ableitung vom Herzen, das von verdorbener, bösartiger Materie bedrängt wird, erholen sich die Kräfte sogar wieder, der kleine, schwache Puls wird sofort kräftiger. Die Blutegel sind bei dieser Indikation den Schröpfköpfen ebenso überlegen wie dem Aderlaß. Schröpfköpfe führen zu einer stärkeren Schwächung des Patienten, denn die Anziehungskraft ist stark, die Säfte werden heftig aufgewühlt, und es wird mit großer Geschwindigkeit entleert. Alle diese Nachteile sind beim Blutegel nicht vorhanden. Die hier unerwünschten Eigenschaften des Schröpfkopfes ermöglichen es aber andererseits, bei anderen Indikationen im Anschluß an die Blutegeltherapie die Blutentziehung aus inneren Organen zu unterstützen, besonders wenn eine revulsive Wirkung beabsichtigt ist. Nicht nur an den Hämorrhoiden ersetzen die Blutegel den Aderlaß, sondern auch z.B. an den Beinen, wenn wegen sistierender Menstruation, wo eine Entleerung aus den Hämorrhoiden nicht angezeigt ist, eigentlich venaeseziert werden müßte. Scheidet diese Möglichkeit aber wegen Mangel an Kräften aus, dann bringen kräftige Blutegel, an dieselben Stellen gesetzt, den gleichen Erfolg.

Unter gewissen Umständen kann sogar die Blutegeltherapie unmöglich werden, jedoch sind die Gründe nicht in den Krankheiten zu suchen. Der Patient kann die Therapie ab-

---

[337] S. Diversus, De febre pestilenti, S. 159: quare talis sanguinis missio maxime conveniens est pro minoranda febris pestilentis materia, a meque pro tutissima et utilissima in huiuscemodi pestilentibus morbis evacuatione celebratur, adeoque tuta est, ut etiam languentibus viribus in tali casu summa cum utilitate a prudenti medico administrari possit, ut millies experientia et felicissimo rei eventu ego expertus sum.

lehnen,oder es können die Blutegel fehlen. Sie sind wohl, auch in Italien, nicht überall und zu jeder Zeit verfügbar. Und noch ein Hindernis ist möglich, das bisher nicht zur Sprache kam, auch wenn es wohl für die meisten Ärzte des 16. Jahrhunderts von Bedeutung gewesen sein dürfte: Es kann ein geeigneter Gehilfe fehlen, der die Blutegeltherapie in die Praxis umsetzt. Diese manuelle Tätigkeit gehört nicht zu den eigentlichen Aufgaben eines Arztes, sondern wird, wie auch meistens das Aderlassen und Schröpfen, den Chirurgen, Badern oder Barbieren zur Ausführung überlassen. Sind die Hilfspersonen nicht geübt im Umgang mit Blutegeln, dann muß ersatzweise an Weichen, Hüften und Gesäß geschröpft und skarifiziert werden. Wenn irgend möglich, ist aber unbedingt der Blutegeltherapie der Vorzug zu geben.[338]

Unfähigkeit der Hilfspersonen stellt auch für Theodosius ein gewisses Problem dar. In seinem 27. Brief[339] verteidigt er die Blutegeltherapie gegen Angriffe anderer Gelehrter. Den Einwand, die Blutegel saugten nur dünnes Blut, will Theodosius nur für die Applikation an Händen, Füßen und Hautstellen gelten lassen, wo die Venen nur kleine Öffnungen haben. Setze man sie aber an die Hämorrhoiden, so könne man sehen, daß sie schwarzes, dickes Blut entleeren, von dem diese Venen voll sind.[340] Galen zufolge sammelt sich in den Hämorrhoiden schwarzgalliges Blut. Die Blutegel können hier also kein dünnes Blut saugen, weil nichts anderes als dickes Blut vorhanden sein

---

[338] S. Diversus, De febre pestilenti, S. 160: Si autem casu detur, ut haec fieri non possint, deficientibus aut hirudinibus aut ministro idoneo, vel renuente aegro, vel impedimento alio existente; succedant cucurbitulae scarificatae, quae partibus superioribus nequaquam applicantur, sed inferioribus tantum, sicuti ad ilia, ad nates et ad coxas...quare ubi haec applicari possint, semper potior: et eligenda magis est harum applicatio, quam cucurbitularum.

kann. Wenn dennoch zuweilen das von den Blutegeln gesogene Blut dünn und rot erscheint, dann muß der Unkenntnis des Gehilfen die Schuld gegeben werden, der die Blutegel nicht genau an die richtige Stelle gesetzt hat, sondern nur in die Umgebung des Anus. Nicht allen Barbieren ist nämlich bekannt, daß man den Anus mit Hilfe eines Schröpfkopfes umstülpen und so die Hämorrhoiden nach außen ziehen muß. Eine Kontrolle des Barbiers ist dadurch möglich, daß man den saugenden Blutegel mit einer Schere einschneidet. Fließt das Blut dünn und rot heraus, dann weiß man, daß der Barbier geirrt hat.[341] Auch die giftige und kalte Natur der Blutegel erkennt Theodosius nicht als Grund an, sie nicht an die Hämorrhoiden zu setzen. Der Kälte wird entgegengewirkt durch die Vor- und Nachbehandlung der Applikationsstelle mit warmem Wasser und durch das Auflegen von warmen Umschlägen, während die Blutegel saugen. Das Gift wird vollständig durch die von Galen vorgeschriebene Vorbereitung der Blutegel entfernt, und Galen weiß nicht einmal bei verschluckten Blutegeln, die aus unsauberem Wasser stammen, Symptome zu berichten, die man auf

---

[339] Io. Baptista Theodosius, Medicinales epistolae LXVII in quibus complures variaeque res ad Medicinam, Physicenque spectantes disertissime traduntur, quibusvis literarum studiosis utiles, nunc primum in lucem emissae, Basileae 1553, 192-198.

[341] S. Theodosius, Med.epist., S 197: Si fortasse extractus per hirudines aliquando subtilis et rubeus apparet, sicuti et ego saepius numero vidi: arbitrabar hoc evenire ex ministri inscitia, qui ad ora venarum eas non applicuerit, sed potius in ani circuitu, ad eius circulum. Necesse est anum inversare, et cum cucurbitulis haemorrhoidas extra, ut eas videas, extrahere, quod sane non omnibus tonsoribus notum est. Cognosco autem ministrum recte egisse, quoties hirudine cum forcipe incisa, sanguinem multum effundit. Sin autem rubeus et subtilis est, scio tonsorem errasse.

[340] Anders Massaria. Vgl.oben S. 186.

ihre Giftigkeit zurückführen könnte. Für unwahrscheinlich
hält Theodosius es, daß Galen angeordnet hat, anschließend
Schröpfköpfe auf die Wunden zu setzen, um Gift herauszusaugen, denn die zeitgenössischen Barbiere gebrauchten
die Schröpfköpfe nur, damit das Blut länger fließt. Wegen
der Gefahr von Fistelbildungen glaubt Theodosius, den
Blutegel unbedingt dem Phlebotom zur Eröffnung der Hämorrhoiden vorziehen zu müssen.

Auffallend ist, wie stark Theodosius in der Blutegeltherapie auf die eigene vierzigjährige Erfahrung pocht, ohne
irgendwelche literarische Quellen angeben zu können, wie
sehr er sich auf die Praxis der ungebildeten Barbiere verläßt; ein weiteres Indiz also für die weite Verbreitung
der Blutegeltherapie, für ihre Verwurzelung in der italienischen Volksmedizin. Ein gewisses Bedauern ist bei Theodosius spürbar, daß er sich bei der modernen Methode der
Blutegeltherapie nicht auf anerkannte Autoritäten stützen
kann. Zwar verwenden auch andere gelehrte Ärzte bei vielen
Krankheiten Blutegel anstelle des Aderlasses, aber Galen
kannte die Blutegeltherapie in dieser Form noch nicht.
Theodosius vermutet, sie sei erst von jüngeren Ärzten erfunden worden, aber er ist sich sicher: Galen würde sie
jetzt nur loben und gern gebrauchen.[342]

---

[342] S. Theodosius, Med.epist., S. 197 f.: Et si Galenus
hoc modo non uteretur, facile suspicari possemus eas
a recentioribus inventas esse. Multa in Methodo medendi et saluberrima reperiuntur: nonnulla et post Gale-
num reperta, quae si ipse nunc videret, et uti posset,
laudaret modum et libenter uteretur.

Botalli

Wenn wir wiederholt auf eine kritische Einstellung hingewiesen haben, insbesondere bei Massaria, dann darf doch dabei nicht übersehen werden, daß die Kritik an der Blutegeltherapie nicht unbedingt Ausdruck einer maßvollen Haltung in der Therapie ist, auch wenn es bei oberflächlicher Betrachtung so scheinen mag. Das Ansetzen von Blutegeln an die Hämorrhoiden lehnt Massaria ja unter anderem auch deshalb ab, weil ihm die Wirkung nicht schnell genug eintritt. Er zieht den Aderlaß vor. Warum aber wird der Aderlaß von so vielen Menschen abgelehnt, warum versetzt er sie in Furcht und Schrecken, warum greift man lieber zu einem Mittel, das eigentlich wohl mehr für eine maßvolle Blutentziehung taugt, wenn man die begrenzte Anzahl der zur Verfügung stehenden Tiere berücksichtigt? – Die Antwort heißt: Leonardo Botalli! Er ist Inbegriff dessen, was einen wichtigen Aspekt der italienischen Medizin des 16. Jahrhunderts ausmacht, er kann als der Begründer des sogenannten Vampirismus gelten. Botalli vertritt die Ansicht, das Blut müsse rein sein, wenn es seine Funktion erfüllen soll. Diese Funktion wird durch Veränderungen in der Qualität und Quantität des Blutes beeinträchtigt. Einzig wirksames Mittel ist der Aderlaß. Für ihn gibt es keine Kontraindikationen, er ist praktisch bei jeder Krankheit anzuwenden. Mit dem Blutlassen verhält es sich wie mit einem Brunnen: je mehr unreines Wasser man schöpft, desto reiner fließt es nach. Die rasche Erneuerung des Blutes durch frische Blutbildung erfordert Aderlässe bis zu fünf Pfund pro Tag. Therapeutische Mißerfolge sind nur auf die unzureichende Anwendung dieses Mittels zurückzuführen.[343]

---

[343] Vgl. Bauer, Geschichte der Aderlässe, S. 138 f.

Es versteht sich von selbst, Daß Botalli bei diesen Grundsätzen dem Blutegel nicht wie seine Zeitgenossen einen erstrangigen Platz einräumen kann, denn für die Entleerung solch gewaltiger Blutmengen ist er weit schlechter geeignet als die Venaesektion. Bei bestimmten Indikationen behält der Blutegel aber auch für Botalli seinen Wert. Drei Mittel sind es, die der Blutentziehung dienen können, der Blutegel, die Skarifikation und der Aderlaß. Der Aderlaß ist die bei weitem wichtigste Form, für ihn bestehen, wie schon gesagt, keine Kontraindikationen, denn durch die Variation des Schnittes läßt er sich allen Erfordernissen anpassen. Ein weiter Schnitt wird gemacht bei dicken Säften, Melancholie, kräftigem Körper und wenn eine schnelle allgemeine Entleerung gewünscht ist; eng muß der Schnitt sein bei Schwachen, wenn das Blut dünn ist und wenn mehr die Ableitung durch Derivation (diversio) oder Revulsion im Vordergrund steht.[344] Für Skarifikation und Blutegel bleibt nur die partikuläre Blutentziehung als Aufgabe übrig, wobei die Skarifikation wirksamer ist. Die Skarifikation soll den Teil, an dem sie ausgeführt wird, entlasten. Sie ist nicht an Wirksamkeit mit der Venaesektion zu vergleichen, hilft nicht an sich durch die Blutentziehung dem ganzen Körper, sondern dadurch, daß mit dem einzelnen Körperteil insofern auch dem ganzen Körper geholfen wird, als z.B. eine Amputation bei Gangrän überflüssig werden kann. Allein angewandt hilft sie bei Gangrän, allen Entzündungen, hartnäckigen Ulcera und Hautkrankheiten. Blutiges Schröpfen an Hals, Schultern und Gesäß kann auch zur Entleerung benachbarter Körperteile gebraucht werden, also zur Derivation. Grundsätzlich wird kein Körperteil von der Skarifikation ausgeschlossen, wodurch die Notwendigkeit entfällt, sie irgendwo unbedingt durch Blutegel ersetzen zu müssen. Die Skarifikation ist auch anzuwenden zur Prophy-

---

[344] S. Leonardo Botalli, De curatione per sanguinis missionem. De incidendae venae, cutis scarificandae, et hirudinum applicandarum modo, Lugduni 1577, S. 169-171.

laxe, etwa wenn nach Bissen oder giftigen Stichen eine Gangrän erwartet wird. Ein Vorteil ist, daß die Skarifikation besser steuerbar ist als die Blutegeltherapie. Je größer der Körperteil, je schwerer die Krankheit, die Tiefe und die Verdorbenheit der Säfte, desto tiefer und häufiger wird geschnitten,und umgekehrt (Bot.2o8-21o). Bei Erkrankungen großer Körperteile sind Blutegel kein genauso gutes Hilfsmittel, wohl aber sind sie bei kleinen Körperteilen hervorragend geeignet zur Prophylaxe und Therapie. Man kann sie mit Erfolg an Ohren, Nase, Finger und Penis setzen. Hier zerteilen sie chronische, verhärtete Entzündunge, lindern Schmerzen und heilen Ulcera. Und an den äußeren wie an den inneren Hämorrhoiden vermögen sie deren Fluß zu provozieren und Schwellungen und Verhärtungen zu zerstreuen und erweichen. Schneller und sicherer ist es zwar, die Hämorrhoiden zu inzidieren, doch kann man den Blutegel auch bei verweichlichten und ängstlichen Menschen verwenden.[345]

Die praktischen Anweisungen Botallis zur Technik der Blutegeltherapie sind vorurteilsfreier als die vieler seiner Kollegen. Er redet nirgends von Gift und läßt auch nicht die Applikationsorte mit Schlamm bestreichen, weil Tiere, die aus dem Schlamm stammen, besser anbeißen, wenn sie Gewohntes vorfinden. Wie in der Antike bereits wird die Haut vorbehandelt, der Zweck wird aber deutlich ausgesprochen, und die Begründung entspricht der Realität: Die Haut muß

---

[345] S. Bot.181: Nonnulli etiam sund emolumenti hyrudines ad sanitatem comparandam, aut tuendam, cum et hae magnam vim habeant veteres et induratas inflammationes dissipare, dolores lenire, scabiosa ulcera resiccare, exedentia et sordida retinere et detergere...; s.auch Bot.21o f.: Hyrudinum usus non est efficax auxilium gangraenis magnorum membrorum, quamvis efficacissime prosit iis, quae parvas corpori partes invadunt, ut aurium, narium, digitorum, penis et haemorrhoidum extrinsecus turgentium aut etiam intrinsecus, quibus adhuc celerius et tutius subveniunt vulnuscula impacta, quam hirudines.

sauber und geruchsfrei sein, damit der Blutegel anbeißt.
Sie muß gründlich gereinigt werden, wenn an der Stelle vorher Öle oder Pflaster angewandt wurden.[346] Die Blutegel sind
jederzeit bereit zur Verwendung, auch am Tage des Fanges,
falls sie nicht kürzlich Nahrung aufgenommen haben oder zu
lange aufbewahrt wurden – Botalli gibt sechs und mehr Monate als übliche Aufbewahrungszeiten an. Besser sei es, sie
nach zwei bis drei Monaten gegen frische auszutauschen. Auch
gebrauchte Blutegel sollte man wegwerfen, da sie ihrer Aufgabe nur noch ungenügend gerecht werden. Im Winter sollen
sie warm aufbewahrt werden, da sie sonst kaum anbeißen. Man
bewahrt sie in einem Glas oder Tongefäß auf, das gut verschlossen sein muß, damit sie nicht entfliehen. Das Wasser
muß mindestens zweimal wöchentlich gewechselt werden.[347]
Ansonsten finden sich keine Unterschiede zu anderen Autoren. Die Bemerkungen zu Aufbewahrung und Pflege der Blutegel machen besonders deutlich, was in den theoretischen
Erörterungen über die Blutegeltherapie nicht so klar zutagetritt: Die Bedeutung des Blutegels in der Medizin dieser
Zeit ist so groß, selbst bei Ärzten, die ihn nur als zweitrangiges Mittel betrachten, daß man sich große Mühe mit der
monatelangen Aufbewahrung macht, damit sie immer zur Verfügung stehen, auch im Winter, wenn man sie nicht im nächsten
Tümpel fangen kann. Ständige Pflege ist erforderlich, ständig müssen sie gewaschen und an einen warmen Ort gestellt
werden, ein Aufwand, den man wohl keinem unwichtigen Mittel angedeihen lassen würde.

---

[346] S. Bot.211: Non agglutinant nisi cutis sit nitida, omnis
sordei et mali odoris expers: quare si qua parte apponendae sunt in qua vel oleum vel emplastrum fuerit usurpatum, sic ibi detergenda cutis est, ut nihil alienum ab
humana carne referat.
[347] S. Bot.211: Hyberno tempore non facile adglutinantur,
nisi loco tepido sint servata. Retinentur in vase vitreo
vel figulino aqua pleno, et recte obturato, ne aufugiant: renovanda est aqua saltem bis in hebdomade.

Argenterio, Cardano, Augenio

Nachdem wir uns bisher nur mit Vertretern der "galenistischen" Methode der Blutentziehungen beschäftigt haben - sie überwiegen im 16. Jahrhundert bei weitem die Vertreter des Arabismus - bleibt uns zum Abschluß noch die Aufgabe, einige eindeutig arabistisch beeinflußte Kritiker des Galenismus vorzustellen.

Zu den bedeutendsten Kritikern gehören Argenterio, Cardano und Augenio. Es wäre sicher übertrieben, sie als Gegner des Galenismus zu bezeichnen, wie es Haeser tut,[348] denn Galenisten sind im Grunde alle Ärzte dieser Zeit, erklärte Arabisten ebenso wie überzeugte Anhänger Galens, denn Galen ist ja auch für die Araber wichtigste Grundlage in der Medizin. Die Arabisten stellen keineswegs die Autorität des Galen grundsätzlich in Frage, aber Avicenna gilt ihnen weiterhin als Princeps medicorum, und die für die Renaissance typische kritische Haltung wendet sich in verstärktem Maße gegen Irrtümer Galens.

Bei Argenterio und Cardano finden sich nur wenige Stellen zur Blutegeltherapie; sie verwenden den Blutegel nur sparsam, vor allem in Ausnahmefällen, wenn die Venaesektion nicht angebracht ist. Bei Pleuritis ersetzt Argenterio z.B. die Venaesektion bei Schwangeren und Kindern durch Applikation von Blutegeln, jedoch nur dann, wenn keine geeigneten Venen für den Aderlaß zu finden sind, denn auch solche Patienten nimmt er keinesfalls von der Venaesektion aus, es muß nur vorsichtiger Blut gelassen werden.[349] An anderer Stelle läßt Argenterio ganz allgemein die Möglichkeit zu, zum Zwecke der Blutentziehung die Venen statt

---

[348] Vgl. Haeser, Lehrbuch, Bd.II, S. 120-124.
[349] S. Iohannes Argenterius, Opera, Hanoviae 1610, Sp. 2162.

mit einem Skalpell durch Ansetzen von Blutegeln zu öffnen. Grundsätzlich besteht kein Unterschied zwischen beiden Verfahren.[350] In der Empfehlung der Blutegeltherapie bei putriden Fiebern schließlich zeigt sich, daß Argenterio nicht die allgemein übliche Praxis in Frage stellt. Einen großen Nutzen schreibt er den Blutegeln zu, wenn man sie an die Analvenen setzt, im Anschluß an das Aufsetzen eines Schröpfkopfes, der die Venen anschwellen läßt. In wunderbarer Weise sollen sie so auch Kopfleiden lindern, Kochungen unterstützen und der unterdrückten Natur zum Sieg verhelfen, ein sicheres Mittel auch bei geschwächten Körpern. Wie sie an den Hämorrhoiden dem ganzen Körper helfen, so dem Kopfe allein, wenn sie in die Nase, unter die Ohren, an Stirn oder Hinterkopf gesetzt werden. Interessant ist vor allem, daß Argenterio uns mitteilt, woher seine Kenntnisse der Blutegeltherapie stammen: Nicht aus Büchern, nicht von anerkannten Autoritäten, sondern von den Ärzten der Toscana hat der große Gelehrte gelernt! [351]

Auch Cardano folgt in der Blutegeltherapie nicht dem Princeps, erwähnt die Blutegel nicht bei Hautkrankheiten, sondern setzt sie z.B. bei Gelenkkrankheiten auf den erkrankten Körperteil oder an nahegelegene Venen. Er glaubt, daß sie nicht allein durch die Blutentziehung den Schmerz lindern, sondern auch durch die Erzeugung einer gewissen Betäubung. Eine Gefahr sieht Cardano darin, daß der Blutegel tiefer wirken soll als das blutige Schröpfen. Er schwächt darum mehr als jedes andere Mittel den erkrankten Körperteil, mehr noch als die Venaesektion. Cardano rät deshalb zur Vorsicht bei diesem Blutentziehungsverfahren, will es bei Gelenkleiden auf verwöhnte und reiche Menschen beschränkt wissen, weil diese nicht so große

---

[350] S. Argenterius, Opera, Sp. 836.
[351] S. Argenterius, Opera, Sp. 641.

Kraft in den Beinen nötig haben.[352] Die angeblich schwächende Wirkung hindert Cardano aber nicht daran, Blutegel bei Kindern zu benutzen, bei denen ein Aderlaß kontraindiziert ist. Bei Fieber setzt er häufig selbst bei Dreijährigen Blutegel an sichtbare Venen, mit gutem Erfolg, denn mit Hilfe dieser Behandlung will er niemals einen Patienten durch den Tod verloren haben.[353] Und auch an die Hämorrhoiden setzt Cardano Blutegel, bei Melancholie, und zwar besonders bei der hypochondrischen Form.[354] Voraussetzung ist aber, daß schon vorher Hämorrhoiden bestanden und spontan faekulentes Blut entleerten und daß diese Reinigung unterdrückt ist. Dann ist es besser, sie mit Blutegeln zu provozieren als in der Ellenbeuge zur Ader zu lassen, weil die Natur die schädlichen Säfte zu den Hämorrhoiden führen will. Andernfalls ist aber der Aderlaß am Arm vorzuziehen, denn die Blutegel können am Anus kein melancholisches Blut saugen, wenn die Natur dort keines angesammelt hat.

Eine sparsame Verwendung des Blutegels kann nicht als typisch für die Arabisten gelten. Augenio verwendet sie gern und häufig, bewegt sich dabei im Rahmen der in Italien gebräuchlichen Methode der Blutegeltherapie, ergänzt um einige arabische Elemente. Augenio hat nicht nur die bei weitem umfangreichste Verteidigung der arabistischen Methode des Aderlassens und damit eine der umfangreichsten Schriften in der Geschichte des Aderlasses verfaßt, in diesem Riesenwerk findet sich auch die bis dahin umfassendste Darstellung der Blutegeltherapie. Immerhin widmet Auge-

---

[352] S. Hieronymus Cardanus, Opera omnia, Lugduni 1663, Neudruck Stuttgart - Bad Cannstadt 1966. 9, 437.
[353] S. Cardanus, Opera omnia, 6, 516.
[354] S. Cardanus, Opera omnia, 9, 75 u. 51.

nio Blutegeln, Skarifikation und Schröpfen ein ganzes von
insgesamt zehn Büchern.[355] Wie schon im Titel des Werkes
zum Ausdruck kommt, will Augenio alle Neuerungen bekämpfen,
die über die Lehre der Alten hinausgehen. Auch im Epilog
des Blutegelbuches macht er deutlich, daß die Autorität
der Alten, Galens und der späteren Griechen, für ihn sehr
wichtig ist; an erster Stelle aber steht für ihn "die ganze Schule der Araber". Im Zweifelsfalle folgt Augenio immer seinen arabischen Autoritäten oder interpretiert sie
so, daß er sich auf sie stützen kann.

Bereits im ersten Kapitel bemängelt er, daß Galen und
die anderen Griechen keine detaillierten Auswahlkriterien
für die Blutegel nennen, vermutlich, weil sie alle für
giftig hielten. Es sei aber nötig, zu unterscheiden, welche giftig und welche ungiftig sind. "Man muß darum die
Araber befragen", fordert Augenio und schließt die Beschreibung an, die Rhazes gegeben hat.[356] Er stellt fest,
daß man keine Blutegel finden kann, die alle von Rhazes
aufgezählten Bedingungen erfüllen - kein Wunder, wenn man
an dessen indische Quellen denkt, die in Europa nicht vorkommende Blutegelarten beschreiben. Augenio mahnt zur Vorsicht. Man sollte alle Blutegel einer Vorbereitung unterwerfen, die das Gift entfernt. In den praktischen Einzelheiten folgt Augenio dann Galen und den Ergänzungen Avicennas, ist aber noch vorsichtiger als sie und begnügt
sich nicht damit, die Blutegel nur einen Tag aufzubewahren,
bevor sie angesetzt werden. Er meint, sie würden um so
besser, je länger man sie aufhebe. Nach dem Fang werden

---

[355] S. Horatius Augenius, De ratione curandi per sanguinis
missionem libri decem. In quibus extirpatis erroneis
opinionibus passim hodie apud novatores Medicos vigentibus, omnia adhoc argumentum pertinentia secundum Galeni doctrinam explanatur. Venetiis 1597, fol.147-162.
[356] Vgl. Rhazes, Continens 28,2,1; vgl. auch o. S. 121.

sie sofort mit einem Schwamm oder einem rauhen Lappen gereinigt und dann in ein weites, mit reinem Wasser gefülltes Gefäß getan. Das Wasser wird häufig gegen frisches ausgetauscht, gelegentlich wird etwas Zucker als Nahrung hinzugefügt. Scharf kritisiert Augenio Mundellas Behauptung, die weit und breit gebrauchten Blutegel enthielten kein Gift und bedürften deshalb keiner Vorbereitung. Avicenna berichtet von Apostemata, Synkopen, Blutfluß, Fieber usw. infolge des Blutegelgiftes, und ebenso will auch Augenio zahlreiche Übel bei der Verwendung ungereinigter Blutegel gesehen haben. Er führt einen Fall als Beispiel an, wo zu seinem Entsetzen nach zwei an die Hämorrhoiden gesetzten Blutegeln vier oder fünf Pfund Blut flossen. Unverständnis äußert Augenio über die Anweisung Galens, der Applikationsort sei vorher einzusalben. Dies nütze nichts, die Blutegel könnten sich nämlich kaum festhalten, würden auch vor dem Öl fliehen. Es sei auch merkwürdig, daß andere Autoren, die Galen folgten, "nicht einen Nagel breit von ihm abweichen", das Einsalben übergingen. Augenio glaubt darum, Galen habe mit "einsalben" gemeint, man solle die Stelle mit warmem Wasser oder Blut einstreichen.[357] Ansonsten läßt auch Augenio allen Schmutz entfernen, damit sich die Blutegel leichter festhängen können, läßt den Applikationsort mit den Fingern kratzen, so daß Blut herausfließt oder die Haut röter und dünner wird, um die Blutegel zum Anbeißen zu reizen. Dem arabischen Vorbild folgt Augenio in dem Versuch, den Ort mit Schlamm zu bestreichen, damit die Blutegel an frühere Gewohnheiten erinnert

---

[357] Eine durchaus richtige Interpretation des Galentextes, vgl. S. 64. Die Mißverständlichkeit ist dadurch entstanden, daß dieser Text eben nur ein unvollständiges Exzerpt ist. Zum καταχριέσθω fehlt das αἵματι ζῴου τινός des Originals.

werden. Dieses Mittel soll auch dann noch Blutegel zum
Saugen verlocken, wenn alle anderen Kunstgriffe versagen.
Kritik übt Augenio auch an der Anordnung Galens, die
Blutegel nur die Hälfte der erforderlichen Menge saugen
zu lassen. Er vermutet, daß diese Empfehlung der Furcht
vor der Giftigkeit des Blutegels oder vor der Gefahr der
zu starken Abkühlung durch die kalte Natur des Blutegels
oder die umgebende Luft entspringt. Man soll aber die Blutegel ruhig saugen lassen, bis sie von alleine abfallen.
Die Furcht vor dem Gift erübrigt sich, wenn sie vorher vorschriftsmäßig gereinigt wurden. Auch die Nachblutung stellt
keine Gefahr dar. Gewöhnlich steht sie von selbst oder
kann jederzeit durch geeignete Mittel gestillt werden. Von
den von Galen und Dioskurides verwendeten Hämostyptica
zieht Augenio Mehl und Kümmel vor, Mehl, weil es eine zupflasternde Kraft haben und auch bei giftigen Stichen helfen soll, Kümmel wegen seiner austrocknenden und zusammenziehenden Fähigkeiten. Damit das Pulver fester auf den
Wunden haftet, wird Wolle daraufgelegt, die in Oliven-,
Rosen- oder Myrtenöl getaucht ist. Andere Hämostyptica verwendet Augenio nur, wenn dieses Mittel versagt. Eine Nachbehandlung mit Schröpfköpfen hält er für überflüssig, obwohl Griechen und Araber in ihrer Empfehlung übereinstimmen. Die Indikation sei ebenfalls mit der Giftigkeit der
Tiere begründet. Zur Förderung der Nachblutung ist der
Schröpfkopf ebenfalls unnötig. Warmer Wasserdampf, der
durch Ausdehnung der Wege den Fluß erleichtert, reicht aus
oder ein in warmes Wasser getauchter Schwamm, wo ein Dämpfen nicht möglich ist. Wenn Galen die Kälte fürchte, dann
könne man zwar annehmen, er wolle die Entleerung nur so
weit gebrauchen, wie es die Kräfte ertragen können, und
im Zweifelsfalle lieber weniger lassen und die Blutentziehung nach einiger Zeit wiederholen. Aber der übliche Aderlaß bis zur Bewußtlosigkeit schwächt mehr, kühlt viel stärker ab als der geringe Blutverlust durch die Blutegel.

Die Gründe, die zu einer Abkühlung führen sollen, hält Augenio zudem nicht für stichhaltig. Die Natur des Blutegels ist zwar kalt, aber der Kontakt ist von so kurzer Dauer, daß keine wesentliche Abkühlung eintritt. Zu kalte Luft aber würde auch zu einer Verminderung des Blutflusses führen und damit einen Wärmeverlust verringern. Man braucht also - gegen Galen - die Kälte nicht zu fürchten. Dennoch kann äußere Kälte ein Hindernis sein für die Blutegeltherapie. Augenio erklärt das damit, daß das Blut nicht zu kalten Orten hinfließt oder daß es bei Kälte unbeweglich, wie erfroren bleibt und nicht ausgesogen werden kann. Zur Vorbeugung soll der Körper warmgehalten werden mit lauwarmem Öl oder mit den zur Zeit des Augenio gebräuchlichen warmen Leinenumschlägen. Das Saugen kann auch durch Bdellotomie gefördert werden, für die Augenio präzise Anweisungen erteilt. Die Blutegel müssen bereits angefangen haben zu saugen, sonst weigern sie sich festzubeißen, sie dürfen aber auch noch nicht zu sehr gefüllt sein, damit sie nicht wieder loslassen. Das bloße Einschneiden des Schwanzes reicht nicht aus, er muß ganz abgeschnitten werden. Ferner müssen die Blutegel häufig ausgestrichen werden, damit das Blut frei durch sie hindurchfließt und sie sich nicht füllen.

Ein Problem ist für Augenio der unterschiedliche Gebrauch der Blutegel bei Galen, Avicenna und in der Praxis des 16. Jahrhunderts. Nach Galen saugen sie nur das Blut aus dem Fleisch, nicht aber das aus der Tiefe des Körpers, werden sie anstelle der Schröpfköpfe gebraucht. Hieraus glaubt Augenio schließen zu können, daß Galen sie bei allen Hautkrankheiten benützt, die einer Schlechtigkeit des Blutes entspringen. Avicenna dagegen verwendet sie ausdrücklich bei subkutanen Krankheiten wie Pusteln und Impetigo, schreibt ihnen jedoch eine größere Tiefenwirkung zu als den Schröpfköpfen (Vgl. aber o. S.115-120). Daß Avicenna wie Galen Blutegel anstelle des Schröpfens gebraucht, meint Augenio aus eben diesem Wirkungsvergleich herauslesen zu müssen. Von Galen und Avicenna abweichend ist schließlich die moderne Praxis, größere Venen mit Blutegeln zu eröffnen, wenn sie schlecht sichtbar sind. Uneinigkeit scheint also zwischen Galen und Avicenna zu bestehen, ob der Blutegel mehr das Blut aus der Haut saugt oder aus dem Körperinneren. Augenio gibt beiden Recht. Bei den alten Ärzten sei der Hauptzweck der Blutegelbehandlung die lokale Entleerung anstelle der Schröpfköpfe gewesen. Setzt man die Blutegel jedoch zur allgemeinen Entleerung an eine größere Vene, so entziehen sie auch Blut aus der Tiefe. Wenn sie bei der lokalen Entleerung wenig saugen, wird das Blut nur wie bei Skarifikationen der Haut entnommen. Überschreitet die Entleerung aber dieses Maß, dann fließt zwar auch zuerst und hauptsächlich das Blut aus der Haut, es folgt aber das aus der Tiefe des Körpers nach. Und das habe Avicenna gemeint. So weit könnte man der Interpretation noch zustimmen, in der Folge verwickelt sich Augenio dann aber in Widersprüche, indem er erklärt, der Schröpfkopf entleere gewaltsamer, heftiger als der Blutegel. Denn anders als Arnald von Villanova (Vgl.o.S. 14o f.) hält er die Anziehungskraft, die durch die Leere ausgeübt wird, für wesentlich stärker als die natürliche Saugkraft des Blutegels.

Zur Frage, ob der Blutegel mehr das dicke oder das dünne Blut saugt, erklärt Augenio, er entleere das Blut, das in dem Teil vorhanden ist, an welchem er anbeißt, dünnes ebenso wie dickes. Wenn Blutegel nur das dünne saugten, könnten sie nicht bei Hautkrankheiten helfen, die aus angebranntem und sehr dickem Blut enstehen, bei Skabies, Vitiligo, Serpigo, Gesichtsröte und Lepraknoten. Wo immer sie auch angesetzt werden, saugen sie also das Blut, welches sie vorfinden. Und es gibt keinen Körperteil, an den man sie nicht setzen könnte, auch wenn sich bei den Alten keine klar definierten Angaben dazu finden. Überall, wo man eine lokale Entleerung für notwendig erachtet, kann man Blutegel dazu verwenden. Für Augenio genügt es, daß die Alten überhaupt die Blutegel zur lokalen Entleerung verwandten. Dadurch fühlt er sich berechtigt, ihre universale Verwendbarkeit festzusetzen, unter der Voraussetzung, daß eine allgemeine Entleerung vorausgeht. So behandelt er dann nicht nur in arabistischer Weise Hautkrankheiten mit Blutegeln, sondern ebenso z.B. Lethargie, Phrenitis, Epilepsie, Schwindel, Ophthalmie, Leberzirrhode, Podagra oder unterdrückte Menstruation.

Zweifel jüngerer Ärzte, ob der Blutegel zur allgemeinen Entleerung tauglich sei, ob er überhaupt in der Lage sei, größere Venen zu eröffnen, weist Augenio entschieden zurück. Er glaubt nicht, daß sie nur das Blut aus den oberflächlichen Hautvenen saugen können. Es sei ganz offensichtlich, daß sie auch große Venen entleeren, denn manchmal strömen aus den Wunden solch gewaltige Blutmengen, daß kleine Venen sie gar nicht fassen könnten. Zwar lassen die Blutegel nur ein kleines Loch zurück, und die Hüllen der Venen scheinen so dick zu sein, daß man es nicht für möglich hält, ein Blutegel könne sie spalten; aber dieses kleine Loch genügt. Augenio zieht einen Vergelich zu Flußdeichen. Wenn der strömenden Flüssigkeit erst einmal ein Weg geöffnet ist, dann erweitert sich das Loch unter ihrem Ansturm. Bei harter Haut, bei Bauern und Greisen, bereitet es den Blutegeln wohl einige Schwierigkeiten, die Venen zu eröffnen, erfahrungsgemäß aber nicht bei Frauen und Kindern. Hier ist der Blutegel auch bei schweren akuten Krankheiten ein vorzüglicher Ersatz für das Skalpell.

Für vorteilhaft hält Augenio auch die Blutegeltherapie an den Hämorrhoiden. Alle Ärzte stimmten darin überein, daß man die Hämorrhoidalflüsse durch Ansetzen von Blutegeln an den Anus provozieren könne, es gebe einfach kein besseres Mittel. Der Aderlaß an den Malleolen wirke nicht mit ausreichender Sicherheit, das Phlebotom werde nur selten verwendet wegen der Gefahr von Fisteln, und das Reiben mit Feigenblättern oder anderen rauhen Gegenständen könne leicht zu Exulcerationen führen. Alle melancholischen Krankheiten kommen als Indikation in Frage. Augenio rechnet dazu unter anderem Epilepsie, Delirien, Milzverstopfung und -entzündung, Quartana, Herzpalpitationen, Ischias, Nephritis und Tumoren. Die übliche Anwendung dieser Methode bei Phrenitis wird jedoch von Augenio scharf getadelt. Blindheit verleite die Ärzte dazu, sie bei allen Fiebern anzuordnen. Erkrankungen wie Phrenitis entstehen nicht aus schwarzer Galle; Phrenitis ist eine cholerische Krankheit. Dünnes, heißes, gelbgalliges Blut wird nicht durch die Hämorrhoiden entleert. Richtig wäre es, Blutegel an die V.cephalica oder die V. frontis zu setzen, wenn der Kranke Angst vor einem Aderlaß hat. Das kalte, melancholische Blut ist gerade das, was am wenigsten entzogen werden darf. Nur bei schwarzgalligen Erkrankungen, wenn die Hämorrhoiden retiniert sind, dürfen diese provoziert werden, müssen sie geöffnet werden. Hier wäre es ein Fehler, die Provokation zu unterlassen, etwa in der Meinung, es bestehe kein consensus zwischen Milz und Hämorrhoiden. Die tägliche Beobachtung, daß die Natur den Körper auf diese Weise vom dicken, schwarzen Blut reinigt, daß melancholische Krankheiten durch den Hämorrhoidalfluß geheilt werden, beweist, daß es Verbindungen geben muß. Schon die gemeinsam Verbindung der Venen mit der V.cava genügt Augenio, um den consensus zu begründen, darüberhinaus fordert er noch die Existenz von gewissen unsichtbaren Gängen und Wegen.

Zusammenfassung

Die europäische Literatur kennt den Blutegel zunächst nur als Parasiten. Von Herodot und Hippokrates wird er in diesem Sinne erwähnt. Auch später finden sich, z.b. bei Nikander, Scribonius Largus, Celsus, Columella, Dioskurides, Plinius, Galen und ebenso bei spätantiken und mittelalterlichen Autoren, zahlreiche Stellen, insbesondere über verschluckte Blutegel. Wirksames Prinzip der empfohlenen Hilfsmittel sind im allgemeinen Säure-, Salz- und Temperaturreize oder auch Rauch. Warum der Blutegel anfangs nicht therapeutisch verwendet wurde, ist unbekannt.

Erste Anfänge einer Blutegeltherapie scheinen in hellenistischer Zeit zu bestehen, möglicherweise infolge indischer Einflüsse. Die in Europa sinnlos erscheinende Warnung vor giftigen Blutegeln könnte ein Indiz für solche Ursprünge sein. In Indien steht der Blutegel gleichberechtigt neben Aderlaß und Schröpfen. Er dient zur lokalen Entleerung verdorbenen, stockenden, in Knoten enthaltenen Blutes. Grundlage der Therapie ist die Dreisäftelehre, nach der der Blutegel wegen seiner süßen Qualität besonders bei galleverdorbenem Blut als wirksam gilt. Für sehr wichtig wird die Unterscheidung zwischen giftigen und ungiftigen Blutegelarten gehalten, da man gefährliche, unter Umständen tödliche Nebenwirkungen erwartet. Dementsprechend werden präzise Auswahlkriterien angegeben. Während bei den Arabern die Abhängigkeit von indischen Quellen in der Frage der Auswahl von Blutegeln eindeutig, die der spärlichen chinesischen Ansätze zu einer Blutegeltherapie in hohem Grade wahrscheinlich ist, müssen die Abhängigkeitsverhältnisse zwischen griechischer und indischer Medizin vorläufig ungeklärt bleiben, da wegen der großen Datierungsschwierigkeiten bei indischen Quellen und wegen der nur vagen Übereinstimmungen zur Zeit keine sicheren Aussagen möglich sind.

In der griechischen Medizin läßt sich eine therapeutische Verwendung der Blutegel erstmals im 2. Jh. v.Chr. nachweisen: Nikander von Kolophon setzt sie an die Bißstellen von giftigen Tieren. Zu wirklicher Bedeutung gelangt die Blutegeltherapie jedoch erst seit der Mitte des 1. Jh. v.Chr. in der methodischen Ärzteschule. Ihr Gründer, Themison von Laodikeia, gebraucht sie bei chronischen Kopfschmerzen, allerdings im Widerspruch zum medizinischen System der Methodiker, wofür ihn spätere Anhänger dieser Richtung tadeln. Nach der von Caelius Aurelianus beschriebenen Lehre, die nur die Unterscheidung der Krankheiten in zwei durch allgemeine sichtbare Symptome charakterisierte Grundformen und die Einteilung des einzelnen Krankheitsfalles in verschiedene Stadien für wichtig hält, ist der Blutegel als relaxierendes Mittel gegen den status strictus zu gebrauchen, nachdem die Krankheit ihren Höhepunkt überschritten hat. Zwar werden für die Blutegeltherapie auch einzelne Indikationen genannt, doch ist sie nicht auf diese beschränkt, weil grundsätzlich jeder status strictus für diese Therapie geeignet ist. Ebenso kommt auch jeder Körperteil als Applikationsort in Frage, wenn er sich in diesem Zustand befindet. Neben der Verwendung als statusveränderndes Mittel ist der Blutegel auch als speciale adiutorium zur symptomatischen Lokaltherapie zu gebrauchen. Die Wirkung des Blutegels ist zu vergleichen mit der des blutigen Schröpfens; er kann dieses ersetzen, wenn es aus irgendeinem Grunde nicht verwendbar ist.

Auch bei pneumatischen Ärzten ist der Blutegel ein beliebtes Mittel, das an die Stelle des Schröpfens treten kann. Theoretische Grundlage ist die Pneumalehre. Da der Zustand des Pneuma abhängig ist von der Beschaffenheit des Blutes, gelten Blutentziehungen als eines der wichtigsten therapeutischen Verfahren, weil sie Verderbnis und

Überfluß des Blutes beseitigen können. Schlechtes Blut wird durch gutes neugebildetes ersetzt. Vor allem akute, fieberhafte Erkrankungen werden durch Blutentziehungen bekämpft. Blutegel und blutiges Schröpfen werden besonders dann gebraucht, wenn Blut lokal entleert werden muß oder wenn ein Patient zu schwach ist, um einen Aderlaß vertragen zu können, niemals aber zu Beginn einer Erkrankung, sondern vor allem, wenn sie chronisch wird. Detaillierte Anweisungen zur Technik der Blutegeltherapie bei Methodikern und Pneumatikern deuten auf eine häufige Verwendung dieser Therapieform hin.

Etwa um die Mitte des 1.Jh.n.Chr. setzt eine erste Blüte der Blutegeltherapie ein, eine Modeerscheinung, die vor dem Hintergrund einer verstärkten Neigung zu magisch-sympathetischen Mitteln in der Medizin zu sehen ist. Der Blutegel findet nun offenbar auch Eingang in die Volksmedizin.

Eine unter dem Namen Galens überlieferte Schrift zur Blutegeltherapie ist zweifellos unecht, ist höchstwahrscheinlich ein Exzerpt aus Antyll. Bei Galen läßt sich kein Hinweis zur Blutegeltherapie finden, Blutegel sind ihm anscheinend nur als Parasiten geläufig. Trotzdem ist Galen auch für die Geschichte der Blutegeltherapie von Bedeutung, zum einen, weil eben diese Schrift mit der Autorität seines Namens versehen ist, zum anderen, weil Galens Lehre den theoretischen Rahmen bildet, in welchem sich bis zum 16. Jh. die gesamte Blutentziehungstherapie abspielt. Grundlage ist die Lehre von den Elementen und Temperamenten. Ziel der Therapie muß es sein, ein gesundes Mittelmaß wiederherzustellen, indem jedes Übermaß korrigiert wird. Es muß entleert werden, was zu viel vorhanden ist. Plethora wird von Säfteverderbnis unterschieden, quantitative Fülle von qualitativer. Plethora wird durch Blutentziehungen behandelt, aber ebenso auch allgemein jede schwere Krankheit. Das Maß wird allein durch die körperlichen Kräfte bestimmt. Alter, Jahreszeit, Umgebung usw. können zwar zur Vorsicht mahnen, sind aber keine absoluten Kontraindikationen. Revulsiv wird mit dem Aderlaß zur Gegenseite abgeleitet, wenn die Säfte noch in Bewegung sind, wobei auf eine direkte Verbindung zwischen dem Ort der Ausleerung und dem leidenden Teil geachtet werden muß. Zu nahegelegenen Teilen wird deriviert, wenn der Fluß nachgelassen hat oder zum Stillstand gekommen ist. Lokal muß man vor allem bei chronischen Krankheiten entleeren.

Die spätantiken Kompilatoren wie Aetius, Theodorus Priscianus und Paulos von Aegina verwenden den Blutegel nicht mehr konsequent im Sinne der medizinischen Schulen. Volksmedizinische Praxis spiegelt sich in der Blutegeltherapie wider. Der Blutegel dient der symptomatischen Lokalbehandlung bei fieberhaften und entzündlichen Erkrankungen, bei einigen wenigen klar definierten Indikationen, vor allem im Kopf- und Genitalbereich.

Wie meistens die spätantike, so bewegt sich auch die arabische Medizin ganz im galenistischen Rahmen. In der Theorie ist Galen beinahe unumstößliche Autorität; in der Praxis der Blutentziehungen jedoch bewahren die Araber eine gewisse Selbständigkeit. Durch gezielte Auswahl und unterschiedliche Gewichtung des Überkommenen ergeben sich im Detail Differenzen zu Galen. Allgemeine Anweisungen Galens werden auf die Praxis angewandt, genauere Handlungsschemata werden für den konkreten Krankheitsfall angegeben. Es dominiert eine vorsichtige Anwendungsweise des Aderlasses, es wird weniger Blut gelassen und der Aderlaß wird häufiger aufgeteilt. Die Forderung Galens nach Revulsion zur Gegenseite und zu einer weit entfernten Stelle wird dahingehend interpretiert, daß die Blutentziehung so weit wie möglich vom leidenden Ort entfernt, an den kleinen Venen der Extremitäten stattzufinden habe.

Eine überragende Stellung innerhalb der Blutentziehungsmethoden nimmt das Schröpfen ein, da es schon vor der Rezeption griechischer Kenntnisse fester Bestandteil der arabischen Medizin war. Der Blutegel ist dagegen nur von untergeordneter Bedeutung; ihm wird nur eine sehr oberflächliche Wirkung zugeschrieben. Die typisch arabische Verwendung für den Blutegel ist das Ansetzen bei Hautkrankheiten, insbesondere bei solchen von melancholischer Natur.

Die Blutegeltherapie der salernitanischen Ärzte ist völlig unabhängig von der arabischen Medizin, ist eine Fortsetzung spätantiker Traditionen. Theoretische Überlegungen spielen wie dort kaum eine Rolle. Es existiert keine einheitliche Meinung zur praktischen Anwendung der Blutegeltherapie. Die Blutegel werden hauptsächlich im Kopfbereich angesetzt und an die Hämorrhoiden, zur Entfernung überflüssiger Säfte, insbesondere von schwarzer Galle. Von Italien aus verbreitet sich die salernitanische Praxis nach und nach über ganz Europa. Jedoch bleibt dort die arabische Methode weiterhin vorherrschend, vor allem bei den Chirurgen, wie z.B. Guy de Chauliac oder später Tagault oder Paré. Daneben finden sich aber selbst in Montpellier, bei Bernard Gordon etwa, salernitanische Einflüsse. Im Werk Arnalds von Villanova wird die Blutegeltherapie nicht einheitlich behandelt: Teile sind rein arabistisch, andere Teile befinden sich ausschließlich in Übereinstimmung mit der Schule von Salerno. Darüberhinaus kommen stärkere volksmedizinische, magische und astrologische Elemente zum Tragen, die überhaupt nicht mehr in Einklang mit der galenischen Lehre stehen.

Im 16.Jh. entzündet sich an der unterschiedlichen Methode des Aderlassens bei Arabisten und galenistischen Renaissants der sogenannte Brissotsche Aderlaßstreit, bei dem sich ziemlich schnell die modernistische Richtung und damit die Lehre von der direkten Revulsion durchsetzt.

Für die Blutegeltherapie bleibt diese Auseinandersetzung ohne große Bedeutung. Es macht sich nur stärker bemerkbar, was sich vorher bereits abzeichnete: In verstärktem Maße werden typisch arabische und traditionelle europäische Anwendungsweise der Blutegeltherapie miteinander verschmolzen, am besten bei Mercado, ansatzweise nur in Frankreich bei Fernel, Joubert und Houllier. Hier ist der Arabismus fester verwurzelt; außerdem ist aber auch die Blutegeltherapie insgesamt noch relativ selten.

In Deutschland spielt der Streit zwischen antiqui und moderni in der Blutegeltherapie gar keine Rolle, weil hier die Blutegeltherapie bis zum Beginn des 17. Jh. noch weithin unbekannt bleibt. Die wenigen vorhandenen Beschreibungen fußen durchweg auf arabischen Quellen. Erst gegen Ende des 16. Jahrhunderts beginnen einzelne Ärzte wie Foreest und Crato von Krafftheim, die Blutegeltherapie und sogar die hierfür benötigten Blutegel aus Italien zu importieren. Damit sind die ersten Anfänge eines Blutegelhandels in Europa gegeben. Es wird die in Italien übliche Praxis übernommen, aber etwas sparsamer und vorsichtiger gehandhabt.

Zentrum der Blutegeltherapie im 16. Jh. ist zweifellos Italien, wo die salernitanische Tradition am längsten wirken und allmählich den Boden bereiten konnte für einen bedeutenden Aufschwung dieser Therapie. Sie ist nun eine der verbreitetsten und volkstümlichsten Methoden überhaupt, meist in den Händen von Chirurgen, Badern und Barbieren. Vielen gilt sie, an den Hämorrhoiden verwandt, geradezu als Universalheilmittel, das unterschiedslos bei allen Krankheiten gebraucht werden kann und anderen Blutentziehungsverfahren vorgezogen wird. Dies ruft aber auch die oftmals sehr polemische Kritik mancher Ärzte hervor, die zwar die Blutegeltherapie nicht ablehnen, sie sogar selber gerne verordnen, die aber glauben, sie müßten sich

gegen Übertreibungen und eine unsachgemäße Anwendung aussprechen. Während der Nutzen der lokalen Entleerung durch Blutegel nur von wenigen angezweifelt wird, die wie Trincavella die Ansicht vertreten, die Blutegel könnten unter Umständen schaden, weil sie weitere Materie in einen erkrankten Körperteil hineinziehen, ist der Hauptstreitpunkt die Applikation der Blutegel an die Hämorrhoiden zur allgemeinen Entleerung, insbesondere bei allen Fiebern. Gegner wie Anhänger dieser Anwendungsweise bemühen in gleicher Weise Galen als Autorität. Als Gegner tritt besonders Massaria hervor mit der Meinung, durch die Hämorrhoiden könne nur schwarze Galle entleert werden; diese könne aber niemals Ursache sämtlicher Fieber sein. Und nur bei von vorneherein vorhandenen Hämorrhoiden dürfe man deren Fluß provozieren, und nur wenn die Hämorrhoiden geschwollen und unterdrückt sind. Dagegen argumentiert Fabricius ab Aquapendente mit anatomischen Gründen: Durch die Gefäßverbindungen der Hämorrhoiden und ihre unmittelbare Nähe zu den beiden großen Hauptvenen des Körpers, zur Vena cava und Vena portae, seien die Hämorrhoiden nicht nur besonders gut geeignet zur Entleerung melancholischen Blutes, sondern auch zur allgemeinen Entleerung des ganzen Körpers, je nach der genauen Applikationsstelle am Anus. Diverso kennt kaum Gründe, die einer Verwendung von Blutegeln hinderlich sein könnten. Der wichtigste ist der, daß eventuell ein kundiger Gehilfe fehlt, der die Anordnung zur Blutegeltherapie in die Tat umsetzen kann, denn diese manuelle Tätigkeit gehört nicht zu den Aufgaben eines Arztes.
Kritik an der Blutegeltherapie ist meistens nicht Ausdruck einer maßvollen Haltung in der Therapie. Ärzte wie Botalli schränken die Blutegeltherapie nur deshalb ein, weil die langsame und vergleichsweise geringfügige Blutentleerung durch Blutegel nicht ihrem "vampiristischen"

Therapiekonzept entspricht. Galenische Großzügigkeit bei der Bemessung der Blutentziehung wird bis zum Extrem strapaziert.

Die Blutegeltherapie bei arabistisch beeinflußten Gegnern des Galenismus und Arabisten in Italien wie Cardano, Argenterio und Augenio unterscheidet sich nicht von der der Galenisten. Sie folgen voll und ganz der abendländischen, der italienischen Tradition, ergänzt um die typisch arabischen Indikationen.

Die Blutegeltherapie stellt sich damit im 16. Jahrhundert als ein allgemein in der Praxis gelehrter Ärzte wie ungebildeter Laienmediziner verbreitetes Heilmittel dar, das überwiegend mündlich tradiert wird, das weitgehend unbeeinflußt bleibt von theoretischen Überlegungen, dessen empirische Verwendung nachträglich theoretisch legitimiert und in das schulmedizinische Lehrgebäude integriert wird.

Literaturverzeichnis

Dieses Literaturverzeichnis kann und soll nicht eine vollständige Bibliographie zur Blutegeltherapie oder gar zu den Blutegeln überhaupt sein; eine derartige Aufgabe wäre unmöglich zu bewältigen. Es wurden nur solche Titel aufgenommen, die Eingang in diese Arbeit gefunden haben. Weitere Literatur zu Blutentziehungen bzw. zu Blutegeln kann man bei C.F.Nopitsch und bei H.Autrum finden.

Achkar, J.N.: Sangsues dans les voies aériennes supérieueures. Journal Médicale Libanaise 14, 1961, 231-233.

Actuarius: Actuarii Ioannis filii Zachariae, Methodi Medendi libri sex, quibus omnia, quae ad medicinam factitandam pertinent, fere complectitur. Cor. Henricus Mathisius nunc primum vertit. Venetiis 1554.

Adler: Art. Klarios. RE 11, 1921, 548-552.

Aetius Amidenus: Libri medicinales I-VIII. Ed. Alexander Olivieri. CMG VIII, 1 u.2. Leipzig und Berlin 1935/1950.

- Aetii Medici Graeci contractae ex veteribus medicinae tetrabiblos, hoc es quaternio...per Ianum Cornarium Latine conscripti. Basileae 1542.

Albach, Erwin: Beobachtungen bei der therapeutischen Blutegelverwendung mit besonderer Berücksichtigung anaphylaktischer Erscheinungen. Diss. Frankfurt. Gelnhausen 1939.

Albucasis: On Surgery and Instruments. A definitive edition of the Arabic text with English translation and commentary by M.S.Spink and G.L.Lewis. Berkeley and Los Angeles 1973.

Alken, Carl-Erich und Jürgen Sökeland: Urologie. Leitfaden für Studium und Praxis mit Schlüssel zum Gegenstanskatalog. Stuttgart 1976[7].

Alpinus Prosperus: De medicina Aegyptiorum Libri IV. Venetiis 1591.

Apáthy, Stefan: Die Halsdrüsen von Hirudo medicinalis L., mit Rücksicht auf die Gewinnung des gerinnungshemmenden Sekrets. Biologisches Centralblatt 18, 1898, 218-229.

Aretaeus: Ed. Carolus Hude. CMG II. Berlin 1958^2.

Argenterius, Iohannes: Opera. Hanoviae 161o.

Aristoteles: Movement of Animals. Progression of Animals. Ed., transl. E.S.Forster. London und Cambridge 1937, rev. u. repr. 1968.

Arnald von Villanova:Arnaldi Villanovani Philosophi et Medici summi Opera omnia. Cum Nicolai Taurelli Medici et Philosophi in quosdam libros Annotationibus. Basileae 1585.

Aschner, Bernhard: Die Krise der Medizin. Lehrbuch der Konstitutionstherapie. 2 Bde. Stuttgart 1932.

- Netzhautablösung und Aderlaß. Münchener Medizinische Wochenschrift 76, 1929, 2135.

- Über eine besonders wirksame Methode der konservativen Behandlung von Adnextumoren. Münchener Medizinische Wochenschrift 76, 1929, 1379-138o.

Augenius, Horatius: De ratione curandi per sanguinis missionem libri decem. In quibus extirpatis erroneis opinionibus passim hodie apud novatores Medicos vigentibus, omnia adhoc argumentum pertinentia secundum Galeni doctrinam explanatur. Venetiis 1597.

Autrum, H.: Literatur über Hirudineen bis zum Jahre 1938. In: Dr. H.G.Bronns Klassen und Ordnungen des Tierreichs, 4.Bd. III.Abt. 4.Buch. Teil 2. Leipzig 1939. S. 539-642.

Avicenna: Liber canonis. Venetiis 15o7, repr. Hildesheim 1964.

- Avicennae Principis, et Philosophi sapientissimi Libri in re medica omnes, qui hactenus ad nos pervenere...recogn.J.P.Mongius u. J.Costaeus. Venetiis 1564.

Badilius, Valerius: Tractatus de secanda vena in pueris vel ante XIV aetatis annum. Veronae 16o6.

Baizeau: Des accidents produits par des sangsues avalées et de leur fréquence in Algérie. Archives générales de médecine 6.ser. 2, 1863, 161-17o.

Barcroft, J. und G.R.Mines: The Effect of Hirudin upon the Gases in Arterial Blood. Journal of Physiology 36, 19o7, 275-282.

Bartholomaeus Anglicus: De genuinis rerum coelestium, terrestrium et inferarum proprietatibus, Libri XVIII. Francofurti 16o1, repr. Frankfurt 1964.

Bauer, Josef: Geschichte der Aderlässe. München 187o, repr. München 1966.

Benedictus, Alexander: De omnium a vertice ad plantam morborum signis, causis, differentiis, indicationibus et remediis tam simplicibus quam compositis lib.XXX. De medici et aegri officio aphorismorum lib.I. De pestilente causis, praeservatione et auxiliorum materia lib. I... Basileae 1549.

Benninghaus, Carolus Robertus Guilielmus: Historia venaesectionis usque ad Corn. Celsum. Diss. Berlin 1856.

Blanchard, Raphael: Hirudinées. Dictionnaire encyclopédique des sciences médicales. 4.ser. 14, 1888, 129-162.

Blobel, Paul: Versuche über Transfusion mit dem von Blutegeln gesogenen Blute und über die Verwendung frisch bereiteten Egeldecoctes zur Transfusion. Diss.Greifswald 1892.

Bloch, Iwan: Bezeihungen der indischen Medizin zur griechischen und arabischen Heilkunde. In: Handbuch der Geschichte der Medizin, begr. v. Th.Puschmann, hrsg. v. Max Neuburger und Julius Pagel. Jena 19o2, repr. Hildesheim 1971. Bd. I, S. 124-129.

Blume, Karl: Der Aderlaß bei Hippocrates. Diss. Würzburg 1931.

Bock, Karl A.: Der Aderlaß einst und jetzt. Theorie und Praxis. Medizinisches Korrespondenzblatt für Württemberg 1o2, 1932, 177-278 u. 292-295.

Bodong, Andreas: Über Hirudin. Nanny Schmiedbergers Archiv für experimentelle Pathologie und Pharmakologie 52, 19o4-19o5, 242-261.

Bolli, Ezio Valeriano: Il metodo Termier nella cura delle flebiti puerperali e postoperatorie: rassegna bibliografica e contributo personale. Archivio di ostetricia e ginecologia 42, 1935, 475-5o4.

Botallus, Leonardus: De curatione per sanguinis missionem. De incidendae venae, cutis scarificandae, et hirudinum applicandarum modo. Lugduni 1577.

Bottenberg, Heinz: Die Blutegelbehandlung. Ein vielseitiges Verfahren der biologischen Medizin. Erläutert durch 71 Krankengeschichten. 2.vollst.umgearb.u.erw. Aufl. Stuttgart 1948.

- Wissenschaftliche Grundlagen für die Wirkung der Blutegelbehandlung. Behandlungsanzeigen. Praxis 24, 1935, 3o2-3o5.

- Handhabung der Blutegelbehandlung. Die Medizinische Welt 9, 1935, 647.

- Aufbewahrung von Blutegeln. Hippokrates 7, 1936, 311.

Bottenberg, Heinz: Wissenschaftliche und praktische Fragen zur Blutegelbehandlung. Hippokrates 7, 1936, 677-685.
- Ausleitung und Umstimmung durch Blutentziehungen, b) die Blutegelbehandlung. Biologische Therapie 1936, 235-244.
- Indikationserweiterung der Blutegelbehandlung. Münchener Medizinische Wochenschrift 83, 1936, 127-130.
- Der Ausleitungsbegriff als fruchtbares Prinzip naturheilerischen Denkens und Handelns. Münchener Medizinische Wochenschrift 83, 1936, 1o46-1o49.
- Indikationsstellung zur Blutegel- und Schröpfbehandlung. Münchener Medizinische Wochenschrift 88, 1941, 312-313.
- Neue Gesichtspunkte für die Blutegelbehandlung. Münchener Medizinische Wochenschrift 9o, 1943, 128-131.

Breuseghem, R. van: Lèpre et sangsues. Annales de la Société belge de médecine tropicale 17, 1937, 237-244.

Brissotus, Petrus: De vena secanda tum in pleuritide tum in aliis viscerum inflammationibus libellus apologeticus doctus et elegans. Matthaei Curtii de eadem re libellus. Victoris Trincavelli Veneti de eadem re rudimentum. Venetiis 1539.
- Apologetica disceptatio, qua docetur per quae loca sanguis mitti debeat in viscerum inflammationibus, presertim in pleuritide. Parisiis 1525, repr. Bruxelles 1973.

Brück, Friedrich: Die Ersatzbehandlungen des Aderlasses. Schröpfköpfe, Cantharidenpflaster, Blutegel. Wiener Medizinische Wochenschrift 93, 1943, 422-426.

Bruns, Hans: Klinische und experimentelle.Untersuchungen zur Frage der Blutegeltherapie. Zeitschrift für die gesamte experimentelle Medizin 1o1, 1937, 484-492.

Bucolici Graeci: rec. A.S.F.Gow. Oxford 1952, repr. 1969.

Butry, Theodorus: De veteriore venaesectionis historia. Diss, Berlin 1863.

Caelius Aurelianus: On acute diseases and on chronic diseases. Ed.u.transl. Israel E.Drabkin. Chicago 195o.

Caesalpinus, Andreas: Katoptron sive speculum artis medicae hippocraticum: spectandos, dignoscendos curandosque exhibens universos, tum universales tum particulares, totius corporis humani morbos, in quo multa visuntur, Quae a praeclarissimis Medicis intacta prorsus relicta erant arcana. Francoforti 16o5.

Cardanus, Hieronymus: Opera omnia. 1o Bde. Lugduni 1663. repr. Stuttgart - Bad Cannstadt 1966.

Cassius Felix: De medicina ex Graecis logicae sectae auctoribus liber translatus. Ed. Valentin Rose. Leipzig 1879.

Castiglioni, Arturo: Der Aderlaß. Ciba-Zeitschrift 66. 6, 1954, 2185-2216.

Castro, Rodericus a: De universa mulierum Medicina Pars secunda, sive Praxis. Quatuor contenta libris, in quibus mulierum morbi universi, tam, qui cunctis foeminis sunt communes, quam, qui virginibus, viduis, gravidis, puerperis, et lactantibus peculiares, singulari ordine traduntur, subindeque variae sterilitatis species, earumque naturae, causae, signa, et curationes, distincta et accurata methodo edocentur. Hamburgi 16o3.

Celsus: Auli Cornelii Celsi quae supersunt. Rec. Fridericus Marx. CML I. Leipzig und Berlin 1915.

Chambron, Prosper: La Sangsue médicinale (Hirudo medicinalis). Conservation en officine. Applications médicales et vétérinaires. Diss. Lyon. Trevoux 1938.

Chavannaz, J. und J.Magnant: A propos du traitement des phlébites oblitérantes par l'hirudinisation. Revue de chirurgie 66, 1928, 462-475.

Christen, Eugene: Considérations sur les facteurs pharmacologiquement actifs de secretions de l'hirudo medicinalis L. Diss. Strasbourg 1955.

Cicero: M. Tulli Ciceronis Epistulae, Vol. II. Epistulae ad Atticum, pars prior libri I-VIII, recogn. W.S. Watts. Oxford 1965, repr. 1978.

Claude, Albert: Spreading Properties of Leech Extract and the Formation of Lymph. Journal for Experimental Medicine 66, 1937, 353-366.

- Spreading Properties and Mucolytic Activity of Leech Extracts. Proceedings of the Society for Experimental Biology and Medicine 43, 194o, 684-689.

Collectio Salernitana: s. Salvatore de Renzi.

Columella, Lucius Junius Moderatus: On Agriculture. Rec., transl. F.S.Forster u. Edward H.Heffner. Vol II res rustica V-IX. Cambridge u. London 1954. rev.u.repr. 1968.

Contecilli, Io. Angelo de: Practica rationalis de medendis morbis per causas, et signa, libros tres percurrens. Tractatus de differentiis et curatione febrium, ac de sanguinis missione. Romae 159o.

Cowie, David Murray: On Hirudin and Hirudin Immnunity.
The Journal of Medical Research 24, 1911, 497-512.

Crafftheym, Ioannes Crato de: Methodus θεραπευτικη,
ex sententia Galeni et Ioannis Baptistae Montani.
Francofurti ad Moenum (16o8).

- s. auch: Krafftheim.

Daems, W.F.: Art. Blutegel, in: Lexikon des Mittelalters
2, 1981, 289.

Dahlhaus, Hermann: Zur Blutegelbahandlung in der Geburtshilfe und Gynäkologie. Diss. Bonn 1935.

Damerau, Gerhard: Ein fast vergessener Helfer, Wissenswertes von der Blutegelbehandlung. Zeitschrift für
ärztliche Fortbildung 54, 196o, 719-721.

Daremberg, Ch.: s. Oribasios.

Denis, Marcel-Abdon: Les sangsues en médecine. Diss. Lille
1933.

Derganc, M. und F. Zdravic: Venous Congestion of Flaps
treated by Application of Leeches. British Journal
of Plastic Surgery 13, 196o, 187-192.

Despotov, B.: Procédés anticuagulants et fibrinolytiques
d'alimentation de la sangsue pharmaceutique et leur
signification thérapeutique dans les thromboses.
Folia Medica 7, 1965, 291-295.

- Sur l'action anticoagulante locale de la sangsue
pharmaceutique dans les atherothromboses et la maladie hypertonique. Folia Medica 7, 1965, 327-332.

- Etat anticoagulant du sang absorbé du réservoir épigastrique de la sangsue pharmaceutique. Folia Medica
8, 1966, 18-22.

Dias, Victor: Le traitement des formes ataxo-adynamiques
de la fièvre typhoide. La Presse Médicale 48, 194o,
76.

Diepgen, Paul: Geschichte der Medizin. Die historische
Entwicklung der Heilkunde und des ärztlichen Lebens.
I.Band: Von den Anfängen der Medizin bis zur Mitte
des 18. Jahrhunderts. Berlin 1949.

Dimitriu, Victor und G.O. Somnea: Action thérapeutique de
l'hirudine dans les phlébites, la septicémie et dans
quelques affections de nature microbienne. La Presse
Médicale 39, 1931, 1359-1362.

Dinand, Frithjof und Heint Bottenberg: Experimentelle Studien zur Blutegelbehandlung. Die Medizinische Welt
9, 1935, 1147-1149.

Dioskurides: Pedanii Dioscuridis Anazarbei De materia medica libri quinque. Ed. Max Wellmann. 3 Bde. Berlin 1906-1914, repr. 1958.

- Pedanii Dioscuridis Anazarbei tomus II. Ed Kurt Sprengel. In: Medicorum Graecorum opera quae exstant, ed. Kühn. Vol. XXVI. Leipzig 1830.

Diversus, Petrus Salius: In Avicennae librum tertium de morbis particularibus totius corporis, et eorum curatione. Patavii 1673.

- De febre pestilenti Tractatus; et curationes quorundam particularium morborum, quorum tractatio ab Ordinariis Practicis non habetur: atque Annotationes in Artem medicam de medendis humani corporis malis. Francofurdi 1586.

Donno, Emanuele de: Sulla terapia delle tromboflebiti puerperali e post-operatorie con la fasciatura con cerotto. La clinica ostetrica e ginecologica 33, 1934, 647-654.

Dorogova, M.V.: O girudine i girudoterapii. Kliniceskaja medicina 13, 1935, 955-961.

Dryander, Ioan.: Der gantzen Artzenei gemeyner Inhalt, Wes einem Artzt, bede in der Theoric und Practic zusteht. Mit anzeyge bewerter Artzneienn, zu allen leiblichen Gebrechenn, durch natürliche mittel, Hiebei beneben des menschen cörpers Anatomei, warhafft Contrafeyt, und beschriben. Allen Artzten und eim ieden zu sein selbs, unnd seins nehsten noturfft dienlich, wol zu haben und zuwissen. Franckfurt am Meyn 1545.

Ducuing, J.: Pourquoi le traitement des phlébites chirurgicales par les sangsues semble-t-il donner de bons résultats. Le Progrès médical 43, 1928, 1787-1792.

- und O. Miletzky: Phlébites et sangsues. Mémoires de l'Académie de chirurgie 64, 1938, 1188-1191.

- et al.: Contribution a l'étude expérimentale de l'hirudinisation. Sang 2, 1928, 240-252.

Dunus, Thaddaeus: De curandi ratione per venae sectionem liber quartus, tribus aliis editis addendus. In quo, revulsionis, derivationis natura penitius inspicienda proponitur, et superiorum librorum loca aliquot cumulatius confirmantur: ad ea vero, quae obiecta fuerunt, respondetur, et de evacuationibus κατ ἕξιν factis, deque occultibus meatibus fusius disputatur. Tiguri 1579.

Dwarakanath, Chandragiri: Die Grundprinzipien der ayurvedischen Heilkunde. Bearb.von Jan-Erik Sigdell u.a., hrsg. v. Institut für Phänomenologie und Ganzheitswissenschaft. Renningen 1977.

Engelen, J.C.: Hirudiniasis. Geneeskundig tijdschrift voor Nederlandsch-Indie 75, 1935, 989-998.

Esser, Hubert Jacob: Die Geschichte des Aderlasses. Diss. Halle 1872.

Evrard, Pierre Leon Marcel: L'extrait des sangsues - ses propriétés thérapeutiques, son utilisation par voie percutanée dans les affections d'origine variqueuse. Diss. Paris 1958.

Fabricius ab Aquapendente, Hieronymus: Opera chirurgica in pentateuchum et operationes chirurgicas distincta. Patavii 1666.

Fåhraeus, Robin: Ur åderlåtningens historia. Nordisk medicinsk tidskrift 9, 1935, 321-329.

Fermond, Ch.: Monographie des sangsues médicinales, contenant la description, l'éducation, la conservation, la reproduction, les maladies, l'emploi, la dégorgement et le commerce de ces annélides, suivie de l' hygiene des marais a sangsues. Paris 1854.

Fernelius, Joannes: Therapeutices universalis, seu medendi rationis, libri septem. Lugduni Batavorum 1644.

Finckenstein, Raphael: Ueber den Brissot'schen Aderlassstreit. Deutsche Klinik 16, 1864, 421-426; 433-437; 445-449.

Forestus, Petrus: Observationum et curationum medicinalium libri XXXII. Lugduni Batavorum 159o-16o6.

Fornari, Giovanni: Su tre casi di sanguisughe in laringe e tre casi di sanguisughe nella rinofaringe. Archivio italiano di otologia 44, 1933, 489-498.

Franz, Friedrich: Ueber den die Blutgerinnung aufhebenden Bestandtheil des medicinischen Blutegels. Diss. Göttingen. Leipzig 19o3.

Frisk, Hjalmar: Le Périple de la Mer Érythrée. Suivi d' une étude sur la tradition et la langue. Diss Göteborg 1927.

Galenus, Claudius: Opera omnia. Ed. Karl Gottlob Kühn. 2o Bde. Leipzig 1821-1833, repr. Hildesheim 1964/5.

Gersdorff, Hans von: Feldbuch der wundartzney. (Strassburg) 1517, repr. Lindau 1976.

Gillmann, Ernst Bruno: Ueber das Kapillarbild beim Blutegelbiß. Diss. Berlin. Bleicherode 1937.

Gonnet, Jeannin und Josserand: De l'usage des sangsues dans les phlébites puerpérales. Lyon médical 138, 1926, 657-661.

Gordonius Bernardus: Lilium medicinae ἕπτα φυλλον: Tractatus nimirum septem foliis sive particulis, accuratissimam omnium morborum, tam universalium, quam particularium, curationem complectens. Cui accesserunt tractatus de methodo curandi affectus praeter nat., de regimine acutorum, de prognosticis, urinis et pulsibus... Nunc vero per Petrum Uffenbachium revisa a quam plurimis mendis correcta et multis annotationibus adaucta. Francofurti 1617.

Guintherius Andernacus, Ioannes: De medicina veteri et nova tum cognoscenda, tum faciunda Commentarii duo. Basileae 1571.

Gut, Herbert: Ueber Granulome nach Blutegelbehandlung. Diss. Marburg 1938.

Guy de Chauliac: Chirurgia Magna Guidonis de Chauliaco olim celeberrimi Medici, nunc demum suae primae integritati restituta a Laurentio Iouberto. Lugduni 1585, repr. Darmstadt 1976 mit einem Vorwort von Gundolf Keil.

Haas, Georg: Über Blutwaschung. Klinische Wochenschrift 7, 1928, 1356-1362.

Haeser, Heinrich: Lehrbuch der Geschichte der Medicin und der epidemischen Krankheiten. 3 Bde. Jena 1875^3, 1881^3, 1882^3, repr. Hildesheim 1971.

Haly filius abbas: Liber totius medicine necessaria continens quem sapientissimus Haly filius abbas discipulus abimeher moysi filii seiar edidit: regique inscripsit. unde et regalis dispositionis nomen assumpsit. Et a stephano philosophie discipulo ex arabica in latinam satis ornatam reductus. (Lugduni) 1523.

Hamm, Albert und Alfred Schwartz: De l'emploi des sangsues dans le traitement des phlébites. Schweizerische Medizinische Wochenschrift 57, 1927, 1125-1132.

Harant, Herve: Essai sur les hirudinées. Archives de la Société des sciences médicales et biologiques de Montpellier et du Languedoc Mediterranéen 1o, 1929, 615-682.

Hata, Masao: Über den Einfluss des Blutegelextraktes auf die durch Adrenalin bedingte Hyperglykämie, Glykosurie sowie Hyperlactacidämie beim Kaninchen. Mitteilungen der medizinischen Akademie zu Kioto 29, 194o, 1281.

Haycraft, John B.: Ueber die Einwirkung eines Secretes des officinellen Blutegels auf die Gerinnbarkeit des Blutes. Archiv für experimentelle Pathologie und Pharmakologie 18, 1884, 2o9-217.

Hecht, G.: Blutegel als Überträger von Krankheitserregern. Hippokrates 3, 1930-31, 624-626.

Heisler, August: Aus meinen Krankenblättern II. (Blutegel). Münchener Medizinische Wochenschrift 83, 1936, 130-131.

Hempel, Curt: Die medizinische Anwendung des Blutegels im Wandel der Zeiten mit neueren Daten aus Zoologie, Physiologie und Pharmakologie. Die Medizinische Welt 8, 1934, 210-212.

Herodot: Historiae. Recogn.Carolus Hude. Oxford 1927^3, repr. 1976.

Herter, Konrad: Deutsche Egel und ihre Beziehungen zum Menschen. Medizinische Klinik 28, 1932, 1o37-1o4o.

Hildegard von Bingen: Naturkunde. Das Buch von dem inneren Wesen der verschiedenen Naturen in der Schöpfung. Übers.u.erläutert von Peter Riethe. Salzburg 1959.

- Heilkunde. Da Buch von dem Grund und Wesen und der Heilung der Krankheiten. Übers.u.erl.von Heinrich Schipperges. Salzburg 1957.

Hippokrates: Oeuvres complètes d'Hippocrate. Traduction nouvelle avec le texte grec en regard. Ed. Emile Littré. 1o Bde. Paris 1839-1861, repr. Amsterdam 1961/62.

Hoeppli, R. und C.C.Tang: Leeches in Old Chinese and European Medical Literature. Chinese Medical Journal 59, 1941, 359-378.

Hollerius, Iacobus: De morbis internis libri II: Illustrati doctissimis eiusdem auctoris scholiis et observationibus non antea excusis...Eiusdem Hollerii De Febribus, De Peste, De Remediis... Francofurdi 1589.

Horaz: Q.Horati Flacci Opera, recogn. Eduardus C.Wickham, ed. altera curante H.W.Garrod. Oxford 19o1, repr. 1975.

Hovorka, Oskar von und Adolf Kronfeld (Hrsg.): Vergleichende Volksmedizin. Eine Darstellung volksmedizinischer Sitten und Gebräuche, Anschauungen und Heilfaktoren, des Aberglaubens und der Zaubermedizin. Stuttgart 19o8/o9.

Huard, Pierre; Zensetsou Ohya und Ming Wong: La médecine japonaise. Paris 1974.

Huber, J. Chr.: Über die Blutegel im Altertum. Deutsches Archiv für clinische Medizin 47, 1891, 522-531.

Hübotter, Franz: Die chinesische Medizin zu Beginn des XX. Jahrhuderts und ihr historischer Entwicklungsgang. Leipzig 1929.

Ichok, G.: El empleo de las sanguijuelas en el tratamiento de las flebitis. Archivos de medicina, cirurgia y especialidades 28, 1928, 747-752.

"Indicazioni del Sanguisugio". Gazzetta degli ospedali e delle cliniche 57, 1936, 225-227.

Ioubertus, Laurentius: Medicinae Practicae priores Libri tres. Editio tertia ab ipso autori recognita, et tertia fere parte adaucta. Accessit eiusdem Isagoge Therapeutices Methodi. De affectibus pilorum et cutis, praesertim capitis, et de Cephalalgia, Tractatus unus. De affectibus internis partium thoracis, Tractatus alter. Lugduni 1577.

Jacob van Maerlant: Naturen Bloeme, ed. Eelko Verwijs. Groningen 1872.

Jakobj: Ueber Hirudin. Deutsche Medizinische Wochenschrift 33, 1904, 1786- 1787.

Johnson, James Rawlins: A Treatise on the Medicinal Leech Including its Medical and Natural History with a Description of its Anatomical Structure; also, Remarks upon the Diseases, Preservation and Management of Leeches. London 1816.

Jolly, Julius: Medicin. (Grundriss der indo-arischen Philologie und Altertumskunde). Strassburg 1901.

Josserand, A. und j. Jeannin: Sur l'action anticoagulante prolongée de l'hirudine et des extraits de Sangsues administrés par la voie sous-cutanée. Comptes rendus hebdomadeires des séances et mémoires de la Société de biologie 97, 1927, 493-495.

Jürgens, Rudolf: Blutstillungsregulationen unter dem Einfluß von Blutegelextrakt. Zeitschrift für die gesamte experimentelle Medizin 63, 1928, 74-89.

Kartje, Franz: Über Baz. Hirudinis und seine Beinflussbarkeit durch Mittel der Sulfonamide und Antibiotica. Diss München 1952.

Keil, Gundolf: s. Guy de Chauliac.

Keller, A.: Krampfadern, Venenentzündung und Hämorrhoiden. Ursachen, Verhütung und Naturheilung der Krampfadern, Venenentzündung und Hämorrhoiden. Gelnhausen 1963,

Kenel, Ch.: Les sangsues, l'hirudine, leurs applications en ophthalmologie. Annales d'oculistique 179, 1946, 296-305.

Klapp, R.: Beseitigung von Blut und Lymphe bei Stauungszuständen. Zentralblatt für Chirurgie 59, 1932, 840-844.

Kluge, C.: Versuche über die medicinische Wirksamkeit des sogenannten ungarischen Blutegels im Verhältnisse zum deutschen. Medicinische Zeitung 6, 1837, 5-7; 11-14.

Kollesch, Jutta: Untersuchungen zu den pseudogalenischen Definitiones medicae. Berlin 1973.

Konings, J.: Application des sangsues. Le Scalpel 74, 1921, 1o23-1o24.

Konrad von Megenberg: Das Buch der Natur. Die erste Naturgeschichte in deutscher Sprache. Hrsg. Franz Pfeiffer. Stuttgart 1861, repr. Hildesheim 1962.

Krafftheim, Johannes Crato a: Consiliorum et Epistolarum Medicinalium Libri Septem, ed. Laurentius Scholzius. Francofurti 1671.

- S. auch: Crafftheym.

Kretter, Kazimierz: Wartośź lecznicza hirudynizacji przy zakrzepach. Polska gazeta lekarska 14, 1935, 796-798.

- und M.Seidler: Zmiany fizykochemiczne krwi przy zakrzepach i leczenie tychze pijawkami. Polska gazeta lekarska 1o, 193o-31, 661-664.

Kristeller, Paul Oskar: The School of Salerno. Its Developement and its Contribution to the History of Learning. Bulletin of the History of Medicine 17, 1945, 138-194.

Krüger, Gottfried: Der Aderlaß im neunzehnten Jahrhundert. Diss. Berlin 1886.

Kudlien, Fridolf: Art. Pneumatische Ärzte. RE Suppl. 11, 1968, 1o97-11o8.

- Untersuchungen zu Aretaios von Kappadokien. Akad. Mainz, Abh.d.Geistes- u. Sozialwiss. Kl. 1963, 11.

Kuppe, Karl-Otto: Der Blutegel in der ärztlichen Praxis. Stuttgart 1971^2.

Landsberg: Ueber das Alterthum des Aderlasses. Ein Beitrag zur Geschichte der Medicin. Janus 1, 1851, 161-192; 2, 1853, 89-141.

Langguth, Georgius Augustus: Ad loc. Hippocr. Praedict. II, xxvii pauca praefatus. Wittenbergae 1766.

Lauber, H.J.: Beitrag zur Behandlung des malignen Gesichtsfurunkels. Zentralblatt für Chirurgie 66, 1939, 748-753.

Lehfeldt, Hans: Technik der Blutentziehung durch Blutegel. Therapie der Gegenwart 72, 1931, 536-539.

Leuze, A.M.: Technik der Blutegelbehandlung. Münchener Medizinische Wochenschrift 83, 1936, 315-317.

- Die Blutegelbehandlung in der Heilstätte. Münchener Medizinische Wochenschrift 84, 1937, 643-645.

Lichtenthaeler, Charles: Geschichte der Medizin. Die Reihenfolge ihrer Epochen-Bilder und die treibenden Kräfte ihrer Entwicklung. Ein Lehrbuch für Studenten, Ärzte, Historiker und geschichtlich Interessierte. Köln-Lövenich 1974.

Loeffler, Lothar: Vergleichende Untersuchungen über Hirudin und Novirudin. Klinische Wochenschrift 5, 1926, 2o93.

Lucas, Constantinus: In Avicennae caput De Phlebotomia expositio. Ticini 1584.

Ling Kü King: Klassische Akupunktur Chinas. Ling Kü King (Ling-Shu Ching). Des gelben Kaisers Lehrbuch der inneren Medizin, 2.Teil. Übersetzt von Dr.med.Claus C.Schnorrenberger und Kiang Ching-Lien mit Kommentar von Frau Kiang und Claus C.Schnorrenberger. Stuttgart 1974.

Luzzatto, R.: Ricerche sul pricipio attivo anticoagulante dell'Hirudo medicinalis. Biochimica e terapia sperimentale 6, 1919, 11-21.

Macciotta, Massimo: L'irudinizzazione nelle flebiti e nelle forme infiammatorie ginecologiche. La clinica ostetrica e ginecologica 36, 1934, 36-47.

Magenc, Louis-Jean: Contribution a l'étude du traitement des phlébites oblitérantes par l'hirudination. Diss. Bordeaux 1934.

Mahorner, Howard R. und Alton Ochsner: The Use of Leeches in the Treatment of Phlebitis and Prevention of Pulmonary Embolism. Annals of Surgery 98, 1933, 4o8-421.

Marcellus: De medicamentis liber post Maxim. Niedermann iteratis curis ed. Eduard Liechtenhan, in linguam Germanicam transtulerunt J.Kollesch et D. Nickel. CML V.2 Bde. Berlin 1968.

Margulies, Jakob: De l'Emploi des Sangsues dans Le Traitement des Phlébites puerpérales. Diss. Paris 193o.

Marshall, E.K.: The Toxicity of Certain Hirudin Preparations. Journal of Pharmacology and Experimental Therapeutics 7, 1915-16, 157-168.

Massaria, Alexander: Disputationes duae altera de scopis mittendi sanguinem cum generaliter, tum speciatim in febribus. Altera de purgatione principio morborum. Venetiis 1588.

Mercatus, Ludovicus: Opera omnia, In Quatuor Tomos divisa... Francofurti 1608.

Meulenbeld, Gerrit Jan: The Mādhavanidāna and its Chief Commentary. Chapters 1-1o, introduction, translation and notes. Diss. Utrecht, Leiden 1974.

Meyer, Ernst: Die Blutegelbehandlung von Thrombosen und Thrombophlebitiden. Therapie der Gegenwart 76, 1935, 18-2o.

Meyer, Otto: Latente Phlebitis in den Halsvenen als Ursache von Taubheit. Therapie der Gegenwart 78, 1937, 286.

- Ein neues Behandlungsprinzip der idiopathischen Trigeminusneuralgie. Münchener Medizinische Wochenschrift 84, 1937, 971; 85, 1938, 827-828.

Meyer, Theodor: Theodorus Priscianus und die römische Medizin. Jena 19o9, repr. 1967.

Meyer-Steineg, Theodor: Das medizinische System der Methodiker, eine Vorstudie zu Caelius Aurelianus "De morbis acutis et chronicis". Jenaer medizin-historische Beiträge 7/8. Jena 1916.

Mezler, Franz Xaver: Versuch einer Geschichte des Aderlasses. Ulm 1793.

Mironow, P. und B. Despotov: Traitement de l'infarctus du myocarde par sangsue pharmaceutique. Folia Medica 8, 1966, 273-277.

Moebius, P.G.: Wann und Wie der Blutegelbehandlung. Zeitschrift für ärztliche Fortbildung 32, 1935, 687-688.

Mootz, R.: Über den "Blutegelbazillus". Die Medizinische Welt 1o, 1936, 1552.

Moquin-Tandon, A.: Monographie de la famille des hirudinées. 2 Bde. Paris 1846^2.

Moreau, Renatus: De Missione Sanguinis In Pleuritide. Ubi demonstratur ex qua corporis parte detractus ille fuerit a duobus annorum millibus, ex omnium pene Medicorum Graecorum, Latinorum, Arabum, Barbarorum exacta enumeratione, iuxta temporum quibus floruere seriem instituta. Aiuncta est Pet. Brissòti Doctoris Medicis Parisiensis vita et Apologia. Parisiis 163o.

Mouzon, J.: Le traitement des phlébites thrombosantes par les sangsues. La Presse Médicale 35, 1927, 677-679.

Mühling, Paul: Die Uebertragung von Krankheitserregern durch Wanze und Blutegel. Diss. Königsberg 1899.

Müller, Reinhold F.G.: Grundlagen altindischer Medizin. Nova Acta Leopoldina, n.F. 11, 74. Halle 1942.

Mundella, Aloisius: Epist.28., in: Epistolae medicinales
diversorum authorum nempe, Ioannis Manardi, Nicolai
Massae... Lugduni 1556.

Muresano, B.: Consideratiuni clinice asupra tratamentului
cu lipitori in flebitele postoperatorii. Revista de
chirurgie 21, 1929, 592-599.

Nadkarni, K.M.: The Indian Materia Medica. Bombay 1927.

Nebel, Christel: Erfahrungen mit der Behandlung des Herpes
zoster. Hippokrates 30, 1959, 789-791.

Nicander: The poems and poetical fragments, ed. A.S.F.Gow
und A.F.Scholfield. Cambridge 1953.

Niccolini, Annibale de: De Curativis, ac mittendi sanguinem scopis disputationes in genere. Perusiae 1591.

Nickl, Hans: Über die Wirkungen der Blutegeltherapie auf
die Gerinnung im peripheren Kreislauf bei lokaler
Applikation. Diss. München 1953.

Nopitsch, Carl Friedrich: Versuch einer Chronologie und
Literatur nebst einem System der Blutentziehungen,
in besonderer Beziehung auf das physiologische und
pathologische Verhältniss des Blutes so wie dessen
Berücksichtigung in gerichtlichen Fällen. Nürnberg
1833.

Oberheid, Liselotte: Ueber Blutegelbehandlung. Münchener
Medizinische Wochenschrift 87, 1940, 942-944.

Oden, H.G.: Zur Blutegeltherapie der Thrombophlebitis.
Die Medizinische Welt 7, 1933, 273-274.

Oostheer, Richerd: Leeching. South African Medical Journal
44, 1970, 678.

Oribasius: Collectionum medicarum reliquiae, ed. Johannes
Raeder. CMG VI,1-2. 4 Bde. Leipzig und Berlin 1928-33,
repr. Amsterdam 1964.

- Synopsis ad Eustathium. Libri ad Eunapium. Ed. Johannes Raeder. CMG VI,3. Leipzig und Berlin 1926, repr.
Amsterdam 1964.

- Oeuvres, ed. u. transl. Ch.Daremberg und C. Bussemaker. 6 Bde. Paris 1851-1876.

Orth, Hermann: Der Afrikaner Cassius Felix - ein methodischer Arzt? Sudhoffs Archiv 44, 1960, 193-217.

Pace, Ignazio di: La irudinizzatione delle flebiti. Gazzetta degli ospedali e delle cliniche 49, 1928, 73-77.

Pansa, Martin: Consilium Phlebotomicum, Das ist, Ein gantz
newes, ausführliches und wol gegründetes Aderlaßbüchlein, darinnen angezeiget wird, was vom Aderlassen
und Schrepffen eigentlich zuhalten: Deßgleichen wenn,

wie und an welchen orten des Leibes die Adern und
Haut, in- und ausserhalb der Leibs gebrechen frucht-
barlich zu öffnen seyen. Wie auch beydes Gesunde und
Krancke, vor und nach dem lassen sich zu verhalten
haben: In zwey unterschiedene Tractätlein und gewisse Capitel gefast Sampt 5o. zu ende angehengten schö-
nen Fragen vom Blut und Blutlassen: Zu langwieriger
erhaltung und wiederbringung Menschlicher gesundheit,
gantz nützlich, jedermänniglich zu lesen und zu gebrauchen. Leipzig 1615.

Paré, Ambroise:Oeuvres. Paris 1585^4, repr. Lyon 1962.

Patrono, Vito: Influenza del sanguisugo sulla situazione
colloidale del siero. Rassegna di fisiopatologia clinica e terapeutica 11, 1939, 329-352.

Paulus Aegineta: Ed. I.L.Heiberg. CMG IX,1-2. Leipzig und
Berlin 1921/24.

- Paulos' von Aegina des besten Arztes sieben Bücher.
Übersetzt und mit Erläuterungen versehen von I. Berendes. Leiden 1914.

Petri, Charles: Blutegel bei Peritendinitis und verwandten
Beschwerden. Schweizerische Medizinische Wochenschrift
69, 1939, 371-372.

Piening, Johannes: Die Anwendung des Blutegels in der Geri-
atrie. Hippokrates 31, 196o, 593-595.

Piso, Nicolaus: De febribus cognoscendis et curandis liber
unus, ex scriptis classicorum medicorum tum veterum,
tum recentium plurima ex parte selectus. Francofurti
ad Moenum 158o.

Plautus: T. Macci Plauti Comoediae, recogn. W.M.Lindsay.
Oxford 19o4, repr. 1968.

Plinius: C. Plinii Secundi Naturalis Historiae libri
XXXVII post Ludovici Iani obitum recogn. et scriptu-
rae descrepantia adiecta ed. Carolus Mayhoff. 6 Bde.
Leipzig 1892-19o9, repr. Stuttgart 1967.

Poirier: Fausses hémoptysies observées chez des Sénégalais
ayant dégluti des sansues. Bulletin de la Société de
pathologie exotique 35, 1942, 213-215.

Priscianus: Theodori Prisciani Euporiston libri III cum
physicorum fragmento et additamentis pseudo-theodo-
reis, ed. Valentin Rose. Leipzig 1894.

Rantzovius, Henricus: De conservanda valetudine. Das ist:
Von erhaltung menschlicher gesundheit: Ein sehr nützliches Handbuch, allen menschen hohes und niedriges
standes, auch den wanders und kriegßleuten gantz

dienstlichen. vor dieser Zeit...von Heinrich Rantzoven, in Latein gebracht. Jetzt aber gantz trewlich verdeutschet und mit vielen herrlichen Experimentlein...vermehret...Durch...Iohannem Vvittichium Vinariensem. Leipzig 1585.

Remijnse, J.G.: De behandling met bloedzuigers. Nederlands tijdschrift voor geneeskunde 83, 1939, 37-42.

Renzi, Salvatore de (Hrsg.): Collectio Salernitana ossia documenti inediti, et trattati di medicina appatenenti da G.E.T.Henschel, C.Daremberg, e S.de Renzi; premessa la storia della scuola. 5 Bde. Napoli 1852-1859.

Rhazes: Continens Rasis ordinatus et correctus per Clarissimum artium et medicine doctorem magistrum Hieronymum Surianum. (Venetiis 15o9).

- Abubetri Rhazae Maomethi, ob usum experientiamque multiplicem, et ob certissimas ex demonstrationibus logicis indicationes, ad omnes praeter naturam affectus, atque etiam propter remediorum uberrimam materiam, summi medici opera exquisitiora...per Gerardum Toletanum medicum Cremonensem, Andream Vesalium Bruxellensem, Albanum Torinum Vitoduranum, latinitate donata... Basileae (1544), repr. Bruxelles 1973.

Riebes, Wilhelm: Die Wirkung von Blutegelextrakten auf die Gerinnbarkeit und die Zellen des Blutes. Freiburg und Leipzig 19o9.

Riegler: Art. Blutegel. HWDA 1, 1927, 1442-1444.

Rimann, H. und W.Wol: Experimentelle Untersuchungen über den gerinnungshemmenden Einfluß des Hirudins im lebenden Tierkörper. Deutsche Zeitschrift für Chirurgie 97, 19o9, 177-189.

Romano, Gino: Utilità del sanguisugio. Policlinico 33, 1926, 728-729.

Rosales, J. Canton: Sobre la utilidad clinica de las sanguijuelas. Medicina Clinica 5, 1945, 38o-381.

Rouhier, G.: A propos de l'utilisation des sangsues comme préventif des phlébites postopératoires. Mémoires de l'Académie de chirurgie 64, 1938, 356-363.

Rüdiger: Zur Blutegelbehandlung. Münchener Medizinische Wochenschrift 83, 1936, 1276.

Ryff, Gwaltherus H.: Die groß Chirurgei, oder volkommene Wundartzenei. Chirurgischen Handtwirckung eigentlicher Bericht, und Inhalt alles so der Wundartznei angehörig. Mit künstlicher Fürmalung, klarer Beschreibung, und Anzeyg vilfalttıger nutzbarkeyt und gebrauchs, allen hierzu dienlicher Instrument oder Ferrament. Franckfurt 1545.

Sahli: Über den Einfluss intravenös injicirten Blutegelextraktes auf die Thrombenbildung. Centralblatt für innere Medizin 15, 1894, 497-5o1.

Schaal, H.: Vom Tauschhandel zum Welthandel. Bilder vom Handel und Verkehr der Vorgeschichte und des Altertums. Leipzig und Berlin 1931.

Scharfbillig, Christian: Der rote Aderlaß. Der Aderlaß in der heutigen Medizin. Hannover 1953.

Schipperges, Heinrich: Arabische Medizin im lateinischen Mittelalter. Sitzungsber. Heidelberg Math.nat.Kl. 1976,2. Berlin, Heidelberg, New York 1976.

Schittenhelm, A.: Blutegeltherapie. Münchener Medizinische Wochenschrift 83, 1936, 46o.

Schneider, Peter Joseph: Die Haematomanie des ersten Viertels des neunzehnten Jahrhunderts oder der Aderlaß in historischer therapeutischer und medizinisch - polizeilicher Hinsicht. Tübingen 1827

Schreiner, Karl: Die Blutegelbehandlung der Epididymitis gonorrhoica und anderer entzündlicher Krankheitszustände. Deutsche Medizinische Wochenschrift 61, 1935, 1955-1958.

Schuhmacher, Alexander: Blutegel in der Augenheilkunde. Hippokrates 7, 1936, 1o9o-1o91.

Schultze, Erich: Ueber die Verwendung von Blutegelextrakt bei der Transfusion des Blutes. Diss.Greifswald 1891.

Schulze, Konrad: Der Blutegel, seine Behandlung und medizinische Anwendung. Deutsche Apotheker-Zeitung 1935, 1o57-1o58.

Schweizer, Georg: Bacillus hirudinis, ein spezifischer Symbiont des Blutegels. Archiv für Mikrobiologie 7, 1936, 235-24o.

Schwenckfeld, Casp.: Theriotropheum Silesiae, In quo animalium, hoc est, quadrupedum, reptilium, avium, piscium, insectorum natura, vis et usus sex libris perstringuntur. Lignicii 16o3.

Scribonius Largus: Conpositiones. Ed. Georgius Helmreich. Leipzig 1887.

Seckendorf, Ernst: Der Brissotsche Aderlaßstreit. Ein Wendepunkt in der Geschichte therapeutischer Ansichten. Die Medizinische Welt 6, 1932, 1485-1488.

Serenus: Quinti Sereni liber medicinalis, ed. Fridericus Vollmer. CML II,3. Leipzig und Berlin 1916.

Seyfarth, Carly: Tropische und subtropische Süsswasserblutegel als Parasiten im Menschen. Centralblatt für Bakteriologie, Parasitenkunde und Infektionskrankheiten 79, 1917, 89-96.

Shchegolev, Grigorij Grigorievich i M.S.Fedorova: Medicinskaja pijavka i ee primenenie. Moskwa 1955.

Shipley, Arthur E.: Historical Preface, in: W.A.Harding and J.Percy Moore, Hirudinea. London 1927.

Silvaticus, Ioan. Baptista: Controversiae Medicae numero centum. Francofurti 16o1.

Simon, Friedrich Alexander: Der Vampirismus im neunzehnten Jahrhundert oder über wahre und falsche Indikation zur Blutentziehung nicht mit Beziehung auf Ernst von Grossi's tragischen Tod nach neunmaligen Aderlässen innerhalb sechs Tagen. Hamburg 183o.

Skinner, George A.: Leeches as Possible Disease Vectors. Clinical Medicine 51, 1944, 39-4o.

Soucek, Wolfgang: Eine neue Indikation für die Blutegelbehandlung: die rheumatische periarthrale Schwellung. Diss. Berlin 1941.

Steffenhagen, Karl und Paul Andrejew: Untersuchungen über die Haltbarkeit von Mikroorganismen und Immunkörpern in Blutegeln. Arbeiten aus dem kaiserlichen Gesundheitsamte 36, 191o, 221-238.

Stern, Guilelmus: De sanguinis missione quid veteres medici censuerint. Diss. Berlin 1849.

Sushruta Samhita: An English Translation of the Sushruta Samhita Based on the Original Sanskrit Text, with a full and comprehensive introduction, additional texts, different readings, notes, comparative views, index, glossary and plates (in three volumes), translated and edited by Kaviraj Kunjalal Bhishagratna Vol.I. The Chowkhamba Sanskrit Studies Vol.XXX. Varanasi 1963.

Tagault: Ioannis Tagaultii Ambiani Vimaci, Parisiensis medici excellentis, De Chirurgia institutione libri quinque, quibus totum Guidonis Cauliaci Chirurgicum volumen continetur, sed multo copiosius, et pro barbaro obscuroque iam Latinum, elegans et expeditum. In: Chirurgia. De Chirurgia scriptores optimi quique veteres et recentiores, plerique in Germania antehac non editi, nunc primum in unum coniuncti volumen. Tiguri 1555, repr. Bruxelles 1973, fol. 1-124.

Talbot, Charles H.: Medicine. In: David C. Lindberg (hrsg.), Science in the Middle Ages. Chicago und London 1978. 391-428.

Termier: Traitement abortif des phlébites chirurgicales avec lever précoce. 31.Congrès français de Chirurgie 1922, 949.

- Du traitement abortif des phlébites chirurgicales et obstétricales par l'hirudinisation (piqûres de sangsues). 34.Congrès français de Chirurgie 1925, 434-436.

- Hématologie dans les phlébites, application au traitement par l'hirudinisation. 36.Congrès français de Chirurgie 1927, 883-886.

Theodosius, Baptista: Medicinales epistolae LXVII. in quibus complures variaeque res ad Medicinam, Physicenque spectantes disertissime traduntur, quibusvis literarum studiosis utiles, nunc primum in lucem emissae. Basileae 1553.

Theokrit: s. Bucolici Graeci.

Theophanes Nonnos: Epitome de curatione morborum, graece et latine, rec. Io.Steph. Bernard. 2 Bde. Gothae et Amstelodami 1794/5.

Thomas Cantimpratensis Liber de natura rerum, ed. H.Boese. Berlin 1973.

Thorndike, Townsend W.: A History of Bleeding and Leeching. Boston Medical and Surgical Journal 197, 1927, 473-477.

Tibbles, Sydney: The Use of Leeches in Eye Diseases. British Medical Journal 2, 1935, 785.

Trincavellius: s. Brissotus, P.

Ullmann, Manfred: Die Medizin im Islam. Handbuch der Orientalistik, Abt. I, Ergänzungsband VI,1. Leiden und Köln 1970.

Vagbhata: Vāgbhata's Astāngahrdayasamhitā. Ein altindisches Lehrbuch der Heilkunde. Aus dem Sanskrit ins Deutsche übertragen mit Einleitung, Anmerkungen und Indices von Luise Hilgenberg und Willibald Kirfel. Leiden 1941.

Vera, Miguel und Leo Loeb: Immunization Against the Anticoagulating Effect of Hirudin. Journal of Biological Chemistry 19, 1914, 315-321.

Viard, Jean: L'extrait de sangsues dans le traitement des ulcéres de jambe et les troubles trophiques postphlébitiques anciens. Diss. Paris. Langres 1954.

Vidal: Traitement par des applications de sangsues d'une cas de phlébite puerpérale à début embolique. Bulletin de la Société d'obstétrique et de gynecologie de Paris 17, 1928, 33-38.

Vorster, Reinhard: Über die Behandlung mit Blutegeln. Hippokrates 7, 1936, 228-229.

Walbaum, Io. Iulius: De venae sectione veterum ac recentiorum. Diss. Göttingen 1749.

Weil, Emile und G. Boye: Recherches physiologiques sur les applications de sangsues en clinique humaine. La semaine médicale 29, 1909, 421-422.

Wellmann, Max: Die pneumatische Schule bis auf Archigenes in ihrer Entwicklung dargestellt. Berlin 1895.

- Philumenos. Hermes 43, 1908, 373-404.

Wendelstadt, H.: Ueber einen Antikörper gegen Blutegelextract. Archives internationales de pharmacodynamie et de thérapie 9, 1901, 407-421.

Westfall, Paul Peter: On the Leech and its Use in Medicine. Diss. Basel 1949.

Whitman, C.O.: The Leeches of Japan. Quarterly Journal of Microscopical Science, n.s. 26, 1886, 317-416.

Wimhöfer, H.: Die Bedeutung der Blutegelbehandlung in der Therapie und Prophylaxe der postoperativen Thrombose. Zeitschrift für Geburtshilfe und Gynäkologie 117, 1938, 397-405.

Winther von Andernach: s. Guintherius.

Wittich, Johannes: s. Rantzovius.

Wong, Pierre und Ming Wu: Chinesische Medizin. München 1968.

Wurzler, Ruth: Veränderungen des Blutbildes durch die Einwirkung von Blutegeln auf den menschlichen Organismus. Diss. Tübingen 1938.

Zick, Karl: Merkblatt über Aufbewahrung, Pflege und Gebrauch des Medizinischen Blutegels. Marburg 1950.